全国中医药行业高等教育"十三五"创新教材

中医经典医籍研读

朱西杰　主编

U0335516

中国中医药出版社

·北　京·

图书在版编目（CIP）数据

中医经典医籍研读 / 朱西杰主编 . —北京：中国中医药出版社，2018.12
全国中医药行业高等教育"十三五"创新教材
ISBN 978-7-5132-4759-7

Ⅰ.①中…　Ⅱ.①朱…　Ⅲ.①中医典籍—研究生—教材　Ⅳ.① R2-5

中国版本图书馆 CIP 数据核字（2018）第 014372 号

中国中医药出版社出版

北京市朝阳区北三环东路 28 号易亨大厦 16 层
邮政编码　100013
传真　010-64405750
山东百润本色印刷有限公司印刷
各地新华书店经销

开本 787×1092　1/16　印张 18.5　字数 352 千字
2018 年 12 月第 1 版　2018 年 12 月第 1 次印刷
书号　ISBN 978-7-5132-4759-7

定价　59.00 元
网址　www.cptcm.com

社 长 热 线　010-64405720
购 书 热 线　010-89535836
维 权 打 假　010-64405753

微信服务号　zgzyycbs
微商城网址　https://kdt.im/LIdUGr
官 方 微 博　http://e.weibo.com/cptcm
天猫旗舰店网址　https://zgzyycbs.tmall.com

如有印装质量问题请与本社出版部联系（010-64405510）

编写说明

本书是根据宁夏医科大学对中医学硕士研究生的培养目标和要求，结合卓越中医药人才培养的需求，组织有多年教学及临床经验的教师编写而成。本书包含《黄帝内经》《伤寒论》《金匮要略》及温病学四部分内容。

《黄帝内经》部分从哲学思想及"和"文化、修辞特点及其英译研究、理论探微、临床应用发微、类证等方面全面阐述了《黄帝内经》的学术特点及临床应用价值。

《伤寒论》部分从辨证思路与方法研究、诊断思路与方法研究、临证治则治法研究、方剂研究等几个方面，就《伤寒论》的临床指导作用做一全面阐述。

《金匮要略》部分从版本及注家研究、辨证方法研究、方药学研究及常见病证研究几个方面，结合原文阐述了张仲景对杂病的证治特点及用药特色。

温病学部分包含温病学的源流、概念及特点，温病的病因及发病机制、温病的特色诊法及辨证理论、常见温病的辨证论治等内容，就中医在温病学方面的研究做一分析。

全书在中医经典的讲解分析方面既注重学生中医理论功底的夯实，又具有鲜明的临床应用特色，对于中医研究生的培养是一本较好的教材。

鉴于本书是宁夏医科大学中医学院第一次编写的研究生教材，加上编写水平有限，不足之处敬请提出宝贵的意见和建议，以便再版时进一步完善，更好地提升研究生的培养质量。

朱西杰

2018 年 7 月

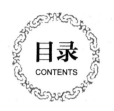

目录
CONTENTS

第二篇

《伤寒论》

第三篇

《金匮要略》

第四篇
温病学

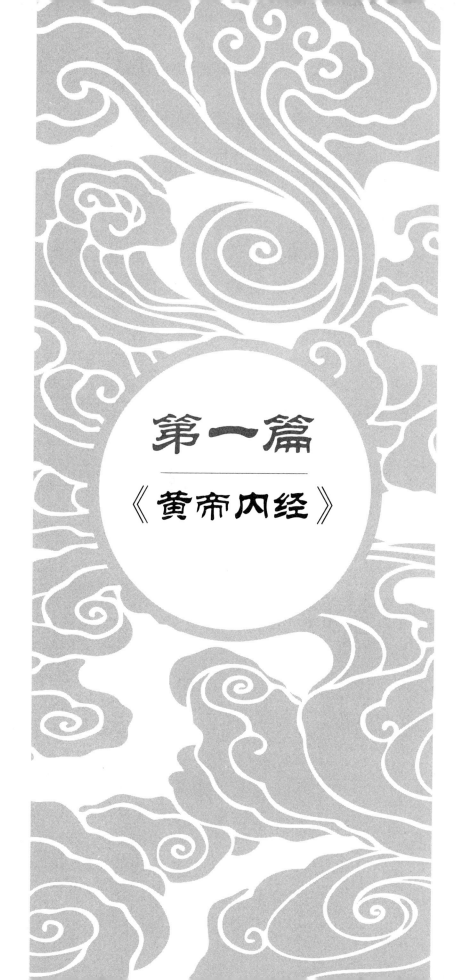

第一篇

《黄帝内经》

第一章　《黄帝内经》哲学思想及"和"文化

中国哲学是中华优秀传统文化的灵魂，而中医学是在中华传统文化的大背景下产生的，春秋战国时期"诸子蜂起，百家争鸣"，各家理论对中医学现存最早的经典文献《黄帝内经》的学术思想产生了不可磨灭的影响。正如哲学家任继愈先生说："《黄帝内经》中某些有价值的思想，和当时的唯物主义哲学发展经常是血肉相连的。科学不断丰富和巩固唯物主义哲学，而唯物主义哲学也经常对科学的发展起着促进作用。"故了解《黄帝内经》的哲学思想、方法论及其思想源流，有益于追寻《黄帝内经》学术理论的真相。

第一节　《黄帝内经》的天人观

《汉书·司马迁传》说："究天人之际，通古今之变，成一家之言。"北宋哲学家邵雍强调："学不际天人，不足以谓之学。"中国古代的"天人合一"思想是中国哲学乃至中国文化中最古老、最广泛的概念，也是中国传统文化中儒家、道家、佛家、法家、阴阳家、兵家、农家、医家等的出发点和归宿点。《黄帝内经》的天人观集中体现在对"天人合一"思想的继承与发展。

一、《黄帝内经》人与天地相应观

《黄帝内经》中多篇言及"人参天地"，最具代表性的如《灵枢·刺节真邪》云："请言解论，与天地相应，与四时相副，人参天地，故可为解。下有渐洳，上生苇蒲，此所以知形气之多少也。"指出中医学中"以形测气"理论，就是运用"人参天地"的方法。

1. 探讨生命本源

《素问·宝命全形论》云:"天覆地载,万物悉备,莫贵于人。人以天地之气生,四时之法成。"说明生命的起源与延续,和天地二气是息息相关的。《黄帝内经》还认为天地是生命之母,而作为天地之子的人必然在人体构造上与自然界的构成存在诸多相似之处。如《灵枢·邪客》说:"天圆地方,人头圆足方以应之。天有日月,人有两目。地有九州,人有九窍。天有风雨,人有喜怒。天有雷电,人有音声。天有四时,人有四肢。天有五音,人有五脏。天有六律,人有六腑。天有冬夏,人有寒热……"

可见,从生命形成到形体构造,人体都与天地自然具有同道、同构的关系,"天地大人身,人身小天地"就成了天人合一思想的高度概括。

2. 人赖天地以生

自然界为人类生存提供了物质条件。《素问·六节藏象论》明确指出:"天食人以五气,地食人以五味。五气入鼻,藏于心肺,上使五色修明,音声能彰;五味入口,藏于肠胃,味有所藏,以养五气。气和而生,津液相成,神乃自生。"

五气指臊、焦、香、腥、腐。五味指酸、苦、甘、辛、咸。五气五味入脏腑及肌表,营养各器官,而五气五味之源则在天地之间。《素问·脏气法时论》还讲了"五谷为养,五果为助,五畜为益,五菜为充",这样的饮食结构才是合理均衡的。大自然为人类提供了赖以生存的物质条件。

3. 解释生理活动

《灵枢·岁露论》明确指出:"人与天地相参也,与日月相应也。"足以说明,人类的生命活动是不断适应自然、认知自然、改造自然的过程。

《灵枢》中的《营气》和《脉度》两篇把人体之气的运行与天地的运动规律相参照,得出"气不得无行"的推断。《灵枢·脉度》:"气之不得无行也,如水之流,如日月之行不休,故阴脉荣其脏,阳脉荣其腑,如环之无端,莫知其纪,终而复始。"《灵枢·营气》:"营气之道,内谷为宝。谷入于胃,乃传之肺,流溢于中,布散于外。精专者,行于经隧,常营无已,终而复始,是谓天地之纪。"《素问·六节藏象论》亦提出心"通于夏气",肺"通于秋气",肾"通于冬气",肝"通于春气",说明五脏与四时相应。《素问·四时刺逆从论》说:"春气在经脉,夏气在孙络,长夏气在肌肉,秋气在皮肤,冬气在骨髓中。"说明四时与机体功能状态的相应关系。《灵枢·五癃津液别》描述道:"天暑衣厚则腠理开,故汗出……天寒则腠理闭,气湿不行,水下留于膀胱,则为溺与气。"说明人类在生理功能上能对自然环境做出相应的调适。

《黄帝内经》观察到人体物质代谢过程与自然界云雨升降规律颇为相似。如《素问·阴阳应象大论》云：“故清阳为天，浊阴为地。地气上为云，天气下为雨；雨出地气，云出天气。故清阳出上窍，浊阴出下窍；清阳发腠理，浊阴走五脏；清阳实四肢，浊阴归六腑。”

不同的地理环境决定着不同的气候。如《素问·阴阳应象大论》云：“东方生风……南方生热……中央生湿……西方生燥……北方生寒……”不同区域的不同气候或多或少地影响到人的生理、肤色、形质。《素问·异法方宜论》对此早有认识，如“东方之域……其民皆黑色疏理……南方者……其民皆致理而赤色……”

《灵枢·卫气行》把人体内卫气循行与天体运行的宿度相比较，总结得出卫气昼行于阳二十五周，夜行于阴二十五周：“天周二十八宿，而一面七星，四七二十八星，房昴为纬，虚张为经。是故房至毕为阳，昴至心为阴，阳主昼，阴主夜。故卫气之行，一日一夜五十周于身，昼日行于阳二十五周，夜行于阴二十五周，周于五脏。”

4. 推断病理变化

从临床流行病学角度来看，四季的更迭会产生相应的多发病和流行病。如《素问·金匮真言论》：“春善病鼽衄，仲夏善病胸胁，长夏善病洞泄寒中，秋善病风疟，冬善病痹厥。”

不同区域的人因自然环境、生存条件、生活习惯等的不同，也会产生相应的常见病和多发病。《素问·异法方宜论》总结为：“东方之域……其病皆为痈疡……西方者……其病生于内……北方者……脏寒生满病……南方者……其病挛痹……中央者……其病多痿厥寒热……”

自然界晨昏变化对疾病也会产生影响，如《灵枢·顺气一日分为四时》：“夫百病者，多以旦慧、昼安、夕加、夜甚……朝则人气始生，病气衰，故旦慧；日中人气长，长则胜邪，故安；夕则人气始衰，邪气始生，故加；夜半人气入藏，邪气独居于身，故甚也。”人体阳气随着早晨、中午、黄昏、夜半四个不同时段，出现生、长、收、藏的变化，病情随之存在旦慧、昼安、夕加、夜甚等变化。

5. 指导治疗与养生

《黄帝内经》中曾反复强调治疗疾病时首先应考虑如何与大自然相适应，如《素问·疏五过论》说：“圣人之治病也，必知天地阴阳，四时经纪。”《素问·五常政大论》说：“必先岁气，无伐天和。”讲的都是这个道理，在此基础上，达到“法天则地，随应而动，和之者若响，随之者若影”（《素问·宝命全形论》）的境界。具体给药时还要依据四时气候的变迁而"用凉远凉，用热远热，用寒远寒，用温远温"（《素问·六元正纪大论》）。

我们养生的目的在于维持生理阴阳状态的平衡。《素问·宝命全形论》云："人能应四时者，天地为之父母。知万物者，谓之天子。"《灵枢·逆顺肥瘦》指出："圣人之为道者，上合于天，下合于地，中合于人事。"《黄帝内经》依据天人合一规律，提出了"和于阴阳""顺四时而适寒暑""合人形以法四时五行而治"等一系列养生原则。《素问·上古天真论》云："其知道者，法于阴阳，和于术数……故能形与神俱，而尽终其天年，度百岁乃去。"这里的"阴阳"，指天时、地利等生存环境，即指人若要健康长寿，就必须使自己的生活方式适应所处的环境。那人们应如何适应四季的变化呢？《素问·四气调神大论》有云："春三月，此谓发陈，天地俱生，万物以荣。夜卧早起，广步于庭，被发缓形，以使志生……此春气之应，养生之道也……夏三月，此谓蕃秀，天地气交，万物华实。夜卧早起，无厌于日，使志无怒……此夏气之应，养长之道也……秋三月，此谓容平，天气以急，地气以明。早卧早起，与鸡俱兴，使志安宁……此秋气之应，养收之道也……冬三月，此谓闭藏，水冰地坼，无扰乎阳。早卧晚起，必待日光，使志若伏若匿……此冬气之应，养藏之道也。"又云："贼风数至，暴雨数起，天地四时不相保，与道相失，则未央绝灭。唯圣人从之，故身无奇病。"《灵枢·本神》指出："故智者之养生也，必顺四时而适寒暑，和喜怒而安居处，节阴阳而调刚柔。如是则僻邪不至，长生久视。"点睛之笔在《素问·生气通天论》中："夫自古通天者，生之本，本于阴阳。天地之间，六合之内，其气九州、九窍、五脏、十二节，皆通乎天气。"

人的生存须臾不能脱离自然环境，所以人们掌握了天人合一的道理，就可以利用它来养生保健并预防疾病。

二、《黄帝内经》天人观的含义

受"天人合一"思想的影响，《黄帝内经》提出"人与天地相参"（《灵枢·岁露论》），阐释了天人合一的原理和天人相互影响的表现，奠定了中医学的整体观。《黄帝内经》天人观主要反映在人与自然界的同源、同构、同律等方面。

1. 人与自然同源

天地是人类生命进化之基，还为生命延续提供了保障。构成天地的元素为气，《素问·阴阳应象大论》云："清阳为天，浊阴为地。"人则由天地阴阳之气的交互而成，

《素问·宝命全形论》云："夫人生于地，悬命于天，天地合气，命之曰人。"足以说明人与天地自然同源于气。《素问·天元纪大论》有深刻阐述："太虚寥廓，肇基化元，万物资始……生生化化，品物咸章。"其认为世间充满着具有生化能力的元气，它是构成宇宙的本源，明确阐释了世间万物均由元气生成。除此之外，人类生存在自然界，自然界包含着人类赖以生存的物质基础。如《素问·六节藏象论》谓五味五气入脏腑，达肌表，使得脏腑的功能协调、气血旺盛，人体生命活动方能生生不息。

2. 人与自然同构

受"天人合一"思想影响，《黄帝内经》认为人与自然有着相似的结构。如《素问·金匮真言论》云："阴中有阴，阳中有阳。平旦至日中，天之阳，阳中之阳也；日中至黄昏，天之阳，阳中之阴也；合夜至鸡鸣，天之阴，阴中之阴也；鸡鸣至平旦，天之阴，阴中之阳也。故人亦应之。"说明人体与自然界具有相同的阴阳时空结构。该篇还论证了"五脏应四时，各有收受"的问题，阐述人体与自然界还具有相同的五行时空结构。如《素问·生气通天论》云："自古通天者，生之本，本于阴阳。"《灵枢·通天》亦云："天地之间，六合之内，不离于五，人亦应之，非徒一阴一阳而已也。"因此，人与自然万物、阴阳五行之同律并相互通应，"心为阳中之太阳，通于夏气；肺为阳中之少阴（原作太阴），通于秋气；肾为阴中之太阴（原作少阴），通于冬气；肝为阳中之少阳，通于春气；脾为至阴之类，通于土气（长夏）"（《素问·六节藏象论》）。

3. 人与自然同律

人与自然界之间还具有相同的阴阳消长及五行生克制化规律。就一日而言，正常人的阳气会随日出日落而变化。如《素问·生气通天论》云："故阳气者，一日而主外，故平旦人气生，日中而阳气隆，日西而阳气已虚。"就四季而言，正常人的脉象亦会随季节阴阳而变化。如《素问·脉要精微论》云："四变之动，脉与之上下。"脉象表现出春弦、夏洪、秋浮、冬沉之象。就疾病而言，病情会随昼夜阴阳而进退。如《灵枢·顺气一日分为四时》云："朝则人气始生，病气衰，故旦慧；日中人气长，长则胜邪，故安；夕则人气始衰，邪气始生，故加；夜半人气入脏，邪气独居于身，故甚也。"表述了人与自然具有同步节律的思想。

参考文献

[1] 刘光华.论《黄帝内经》"天人合一"的科学性［J］.成都中医学院学报，1987，

10 (2)：14 – 16.

[2] 干祖望.《黄帝内经》里有两套天人合一观 [J].江苏中医，1997，18 (9)：28 – 29.

[3] 刘霞，崔勿骄.《周易》与《黄帝内经》天人合一整体观 [J].中国中医基础医学杂志，1997，5 (7)：9 – 10.

[4] 陆广莘.中医学的基础研究问题 [J].中国中医基础医学杂志，2000，6 (1)：3 – 6.

[5] 吴奇.难治性老年病与中医天人太极合一共振扶正 [J].天津中医，2002，19 (5)：63 – 66.

[6] 费国斌.《黄帝内经太素》论天人合一与人体内环境 [J].中医文献杂志，2002，3 (3)：17 – 18.

[7] 邢玉瑞.论天人合一观与《黄帝内经》理论的建构 [J].陕西中医学院学报，2003，26 (5)：1 – 5.

[8] 胡涛."天人合一"观念与中国古典美学思想 [J].华中师范大学研究生学报，2006，13 (1)：44 – 47.

[9] 管小五.人与环境——如何重新解读中国哲学的"天人合一"理念 [J].湖南涉外经济学院学报，2006，6 (1)：59 – 65.

[10] 李炬蒙.孔子"天人合一"观中的和谐思想管窥 [J].湖南农业大学学报，2007，8 (2)：113 – 114.

[11] 林培明.内经的天人合一观 [J].辽宁中医药大学学报，2007，9 (1)：17 – 18.

[12] 周晋香，田合禄.天人合一论 [J].山西中医学院学报，2007，8 (2)：2 – 4.

[13] 张其成.中医哲学基础 [M].北京：中国中医药出版社，2004.

第二节　《黄帝内经》的"和"文化

　　"和"是中国传统文化重要理念，包括万物和谐、天人和谐、社会和谐、心身和谐各个层面，形成"和合""中庸""中和"的基本理念，是中国古代哲学家、社会学家及自然科学家所持的基本思想，也是中医学重要思想，是奠定中医学理论体系"和"与"和法"的思想基础。早在《黄帝内经》就有"和"理论与应用。为了明晰中医药中"和"产生的思想基础、医学原理及临床意义，我们从中国传统"和"文化含义入手，整理《黄帝内经》有关"和"的条文，进行分析、探讨，以进一步理解和明确"和"的思想基础、发展源流及应用要点。

一、"和"文化溯源

"和"的思想早在《周易》《道德经》《论语》《管子》《春秋繁露》等经典中就有详细论述。《彖传·乾卦》曰："乾道变化，各正性命。保合大和，乃利贞。"用阴阳和合的观念揭示天、地、人之间的内在联系。《道德经·第四十二章》曰："道生一，一生二，二生三，三生万物。万物负阴而抱阳，冲气以为和。"《道德经·第五十六章》曰："塞其兑，闭其门，挫其锐，解其纷，和其光，同其尘，是谓玄同。"均说明"和"是产生万物的宇宙哲学，要求人们要以豁达的心胸与平和的心态去看待一切事物。《礼记·中庸》曰："喜怒哀乐之未发，谓之中；发而皆中节者，谓之和。中也者，天下之大本也；和也者，天下之达道也。致中和，天地位焉，万物育焉。"强调"中和"是天下根本大道，是自然界和人类社会追求的最高境界。《管子·内业第四十九》曰："凡人之生也，天出其精，地出其形，合此以为人，和乃生，不和不生。"说明天人和谐是生命产生的基础，天精地形和合为人，人要与自然天地和谐。《春秋繁露·第七十七卷》曰："是故能以中和理天下者，其德大盛；能以中和养其身者，其寿极命。"强调养生防病必须要遵循天地规律，不违时令，不失中和，以达到天人和谐，健康无病。

二、"和"之于《黄帝内经》

《黄帝内经》秉承中国传统文化"和"的理念，广泛运用到自然、生命、疾病、治疗及养生等各个领域，成为中医"和"的思想源头，主要有"顺应""协调""和缓""温和""和合""交会""交媾""安和""淳和之气"等含义。"和""平"具有以下医学蕴意和思想原则。

1. 人与自然和谐

《黄帝内经》基于"天人合一"的整体观念，重视人与自然的和谐关系，认为人的生命构成与功能活动，源于自然并顺应自然，即"人禀天地之气生，四时之法成"。"气相得则和，不相得则病""从其气则和，逆其气则病"，说明人违背自然，阴阳失和为病，养生与治疗都要顺应自然，以达平和。

2. 人与社会和谐

《黄帝内经》强调人的社会属性，注重生活习惯、民俗民风、经济条件、社会地位等因素，受传统文化"礼之用，和为贵"影响，推崇人与人的和谐。养生要"美其食，任其服，乐其俗，高下不相慕"，诊病要"入国问俗，入家问讳，上堂问礼，临病人问所便"。把"从容人事""不失人情"作为调治准则，即了解社会知识，明白人情事理，准确把握每个人的性情喜怒不一、贫富贵贱差异、年龄性别不同，实现"顺其志也"。

3. 人体自身和谐

《黄帝内经》不仅强调人与自然、社会的整体和谐，更重视人体本身形神、心身、精气神、脏腑形体、营卫气血等的和谐，认为平和是健康的标志，失和是疾病的根源。《灵枢·天年》曰："血气已和，荣卫已通，五脏已成，神气舍心，魂魄毕具，乃成为人。"《素问·六节藏象论》曰："五味入口，藏于肠胃，味有所藏，以养五气，气和而生，津液相成，神乃自生。"《素问·调经论》曰："阴阳匀平，以充其形，九候若一，命曰平人。"指出健康标志是阴阳匀平，精气神和谐。

4. 疾病与人体失和

《黄帝内经》以"阴阳不和"作为疾病发生的根本条件，提出气候、精神、饮食、劳逸、刚柔、脏腑、气血等不和均可致病。《素问·调经论》曰："五脏之道，皆出于经隧，以行血气，血气不和，百病乃变化而生。"强调阴阳、刚柔、气血的不和，好比四季春夏秋冬缺失不全，脏腑经脉气血失调是百病之根源。《素问·举痛论》提出"百病生于气"，张介宾注曰："气之在人，和则为正气，不和则为邪气。凡表里虚实，逆顺缓急，无不因气而致，故百病生于气。"《素问·经脉别论》提出"生病起于过用"，《素问·逆调论》提出"胃不和则卧不安"，《灵枢·脉度》提出"五脏不和，则七窍不通；六腑不和，则留为痈"，说明疾病的发生在于各种因素过用，五脏六腑之气失和。

5. 养生以和为贵

《黄帝内经》基于"生之本，本于阴阳""阴平阳秘，精神乃治"的生理尺度，以及"阴阳匀平，命曰平人"的健康标准，提出养生总则是阴阳"因而和之，是谓圣度"，要求做到"陈阴阳""节阴阳"，即调和阴阳，节制阴阳的偏盛偏衰，做到和五味、和喜怒、和术数、和时序。《素问·上古天真论》曰："法于阴阳，和于术数，食饮有节，起居有常，不妄作劳，故能形与神俱。"《灵枢·本神》曰："故智者之养生也，必顺四时而适寒暑，和喜怒而安居处，节阴阳而调刚柔。"《素问·生气通天论》曰："谨和五味，骨正筋柔，气血以流，腠理以密，如是则骨气以精，谨道如法，长有天命。"综上，《黄帝内经》养生理念以顺为养、以和为养，通过精神、饮食、起居、运动的调和及与自然的和谐，达到心身和谐、形与神俱的养生境地。

6. 治疗以平为期

《黄帝内经》根据疾病发生的机制——阴阳不和与五行失调，视调整人体阴阳五行太过和不及为首务，强调"治求中和"，实现"以平为期"。《素问·至真要大论》曰："谨守病机，各司其属，有者求之，无者求之，盛者责之，必先五胜，疏其血气，令其调达，而致和平……谨察阴阳所在而调之，以平为期。"《素问·三部九候论》曰："无问其病，以平为期。"张介宾注疏："适其中外，疏其壅塞，令上下无碍，气血通调，则寒热自和，阴阳调达矣。"平和中正，是中医治疗所追求的最高标准，也是中国传统文化所追求的最高境界。

如何做到阴阳平和，《黄帝内经》提出了许多调和的方法。如《素问·至真要大论》曰："燥司于地，热反胜之，治以平寒，佐以苦甘，以酸平之，以和为利……夫五味入胃，各归所喜……久而增气，物化之常也。气增而久，天之由也。"自然气候有五运六气之规律，可以药食之气味调和运气之偏为病，做到"以和为利"。《灵枢·终始论》曰："阴盛而阳虚，先补其阳，后泻其阴而和之。"提出阴阳偏盛偏衰的针刺治疗，以调和为要。《素问·六微旨大论》曰："亢则害，承乃制，制则生化。"反映了五气、五脏胜复，导致脏气偏颇失和时，治疗当抑有余，补不足，协调脏腑，维持平和。叶庆莲认为《黄帝内经》中的"和法"表现在调和经络、脏腑、营卫、津液、神志、五味等六个方面。对阴阳、脏腑、气血等各种失和，《黄帝内经》采取偏倾者求其平，盈亏者求其匀，相争者求其和，逆乱者求其顺，突出了求"和"的理念，为"和法"理论与实践的发展，奠定了重要的理论基础。

参考文献

[1] 姚魁武，薛燕星，熊兴江，等.中医学"和合"思想渊源探析 [J].世界中西医结合杂志，2011，6（2）：94.

[2] 刘永升.全本黄帝内经 [M].北京：华文出版社，2010.

[3] 南怀瑾，徐芹庭.周易今注今译 [M].重庆：重庆出版社，2011.

[4] 老子.道德经 [M].欧阳居士 注.北京：中国画报出版社，2012.

[5] 子思.中庸全集 [M].徐枫 译解.北京：煤炭工业出版社，2015.

[6] 张世亮，钟肇鹏，周桂钿.全本全译全注丛书：春秋繁露 [M].北京：中华书局，2012.

[7] 郭蔼春.黄帝内经词典 [M].天津：天津科学技术出版社，1991.

[8] 张燕婴.中华经典藏书：论语 [M].北京：中华书局，2006.

[9] 戴圣.礼记 [M].北京：北京联合出版公司，2015.

[10] 陈新宇，陈青阳.谨熟阴阳，以平为期 [J].湖南中医药大学学报，2013，33（1）：53.

[11] 陈硕，鞠宝兆."和"文化理念与《黄帝内经》[J].实用中医内科杂志，2016，30（6）：82-83.

第二章 《黄帝内经》的修辞特点及其英译研究

2011 年 5 月 27 日，在英国曼彻斯特召开的联合国教科文组织会议上，我国医学古籍《黄帝内经》经过专家投票推荐，成功入选《世界记忆名录》。《黄帝内经》全书 23 万余言，文简趣深，气韵相调。其修辞手法，精妙绝异，几达至善，几近至美。除现今较为流行的比喻、比拟、借代、对偶等手法外，还广泛使用了诸如联珠、辟复、互文、讳饰等卓异修辞之法。

第一节 比喻

比喻，有明喻和隐喻之分。明喻一般由本体、喻体和喻词组成，常用的喻词有如、若、犹、譬、似、像等。而隐喻则常常以貌似判断句的方式出现，但实际上却体现是比喻之法，只是这种比喻不似明喻那么直接。《黄帝内经》常用明喻和隐喻的方法来阐述医理、医法。这其实与中国古代学者认识事物和分析事物的基本方法有着密切的关系。中国古代人们在进行理论探讨或思想论辩时，常常借助于比喻之法来阐明事物的原理和揭示问题的本质。这种论述的方式在诸子百家著作中，可谓屡见不鲜。

《黄帝内经》中属于明喻的例子很多，举例如下：

例 1：目窠微肿，如卧蚕起之状，曰水（《素问·平人气象论》）。

这句话的意思是说，眼睑微肿，如卧蚕之状，即为水病。将眼睑之肿比喻为"卧蚕"，可谓形象之至。美国人 Ilza Veith 将其译作：When within the eye there is a minute swelling, as though a dormant silkworm were beginning to take shape, it is said to have been caused through water. 美籍华人吴连胜、吴奇父子将其译作：When the eyelid is swelling like the silkworm lying torpid, it is also the disease associated with water. 两者均采用"化比喻为比喻"之法翻译"卧蚕"，大致符合原文之意。但就整句话的理解和翻译来看，

二者均似未尽其善。如所谓"曰水",就是"水病"（edema）的意思,不是什么 caused through water 或 associated with water。

例2:夫善用针者,取其疾也,犹拔刺也,犹雪污也,犹解结也,犹决闭也(《灵枢·九针十二原》)。

在论述针刺治疗疾病的神奇疗效时,原文以"犹"为喻词,一连使用了四个比喻,说明了针刺治病的效果。吴氏父子将其译为:A physician who is good at acupuncture can cure the disease, even it is a protracted disease, just like pulling a sting, removing a stain, untie a knot or clear away the silt in the river flow. 译文的意思是清楚的,但句式结构似乎不够简洁明了。若调整为:Those who are good at acupuncture treat diseases just as simple as pulling a sting, removing a stain, untying a knot or clearing away silt in a river, 似乎更为紧凑一些。

《黄帝内经》隐喻的例子亦很多,举例如下:

例1:太阳为开,阳明为阖,少阳为枢(《素问·阴阳离合论》)。

在这句话中,以"为"作隐喻词,一共使用了三个隐喻。Veith 将其译作:The Great Yang acts as opening factor, the "Sunlight" acts as covering factor, and the Lesser Yang acts as axis or central point. 将"为"译作 act as,可谓达旨。"太阳""阳明"和"少阳"现多音译为 taiyang, yangming, shaoyang, 也有的将其分别译作 greater yang, bright yang, lesser yang, 但使用范围远不及音译者广泛。此外,"开""阖"和"枢"现一般多译作 opening, closing, pivoting。

例2:阴阳者,血气之男女也(《素问·阴阳应象大论》)。

本例貌似判断句,实际上却是隐喻,即以"男女"比喻"血气"的阴阳属性。若对此判断不明,则必然释义含混。Veith 将其译为:Yin and Yang [the two elements in nature] create desires and vigor in men and women. 可谓南辕北辙矣。另一位海外译者 Maoshing Ni 将其译为:The masculine and feminine principles, the qi and the blood, all reflect the interplay of yin and yang. 显然释义不明。吴氏父子将其译为:For human being, those who draw support from Yang energy abundantly are men and are of vital energy, those who draw support from Yin energy abundantly are women and are of blood, so the Yin and Yang are the man and woman of energy and blood. 更是毫厘之失,千里之谬。

实际上这句话的意思是:以阴阳来区分血气的属性,则血为阴,气为阳。所以这句话的恰当释义应该是:If yin and yang are used to differentiate the nature of blood and qi, blood pertains to yin while qi to yang.

第二节 借喻

所谓借喻，即以彼作此，只言喻体，不言本体。此修辞手法虽然新颖，但若不解其本体之实，便难晓其实际所指。

例1：开鬼门，洁净府，精以时服，五阳已布，疏涤五脏（《素问·汤液醪醴论》）。

在本例中，"开鬼门""洁净府"就是借喻，借"鬼门"和"净府"来比喻"汗孔"和"膀胱"。不了解这个借喻，便难明其实。Veith 在翻译这句话时，因不解其喻，便信笔曲意旁解。其译文如下：

One should restore their bodies and open the anus so that the bowels can be cleansed, and so that the secretions come at the proper time and serve the five viscera which belong to Yang, the principle of life, One should put in order the five viscera which were remiss and cleanse and purify them.

在这个译文中，译者将"鬼门"（sweating pores）理解为 anus（肛门），将"净府"（bladder）理解为 bowels（肠道），乃指鹿为马。所谓"开鬼门"，即 inducing sweating；所谓"洁净府"，即 promoting urine discharge。其他人对内容的理解和翻译，也颇为南辕北辙，不合原意。如"精以时服"指"水精得以正常运行"（normal flow of water essence），不是 the secretions come at the proper time；"五阳已布"指"五脏的阳气得以敷布"（distribution of yang from the five zang – organs），而不是什么 serve the five viscera which belong to Yang，因为以阴阳分"脏腑"，则"五脏"从来都属阴而不属阳；"疏涤五脏"指"五脏郁积得以疏通涤除"（removing stagnation in the five zang – organs），而不是 put in order the five viscera which were remiss and cleanse and purify them。

例2：论言治寒以热，治热以寒，而方士不能废绳墨而更其道也（《素问·至真要大论》）。

"绳墨"指木工测量木材时所使用的线绳和墨斗，本例借以比喻规则和原则。吴氏父子将这句话译为：It was stated in the treatise that one should treat cold disease with the hot medicine, treat hot disease with the cold medicine and a physician must not annul this rule to treat in some other ways. 译文虽然略嫌逶迤，但基本意思还是明确的。

第三节　比拟

比拟，有拟人和拟物之分。所谓拟人，就是将自然事物按照人的情态予以刻画描述，从而使所描述对象显得生动活泼。所谓拟物，就是以物拟物的修辞方式。拟人和拟物这两种修辞手法在《黄帝内经》中都比较常见，这也是《黄帝内经》语言生动活泼的原因之一。

例 1：肝恶风，心恶热，肺恶寒，肾恶燥，脾恶湿，此五脏气所恶也（《灵枢·九针论》）。

"恶"（音 wù），是厌恶、憎恶的意思，常用来表示人的情态感受。这里用"恶"表述五脏的生理特点，就属拟人之用，可以译为 detest 或 dislike。吴氏父子在翻译这句话时，即采用了这一译法，其译文如下：

The liver detests the wind, the heart detests the heat, the lung detests the cold, the kidney detests the dryness, the spleen detests the wetness. These are the five detestations of the viscera to the various energies.

译文中的 wind, heat, cold, dryness, wetness 之前似不必加定冠词，因其属泛指。此外，"湿"译作 wetness 有程度太过之虞，现一般多译为 dampness。"五脏气"即"五脏"，"气"暗含"功能"之意，译作 five zang – organs 或 five viscera 即可，不必强译为 the viscera to the various energies。

例 2：谷味酸，先走肝；谷味苦，先走心；谷味甘，先走脾；谷味辛，先走肺；谷味咸，先走肾（《灵枢·五味》）。

用"走"来描述五味的趋向，颇有拟人之味。所谓"走肝""走心"等，就是"入肝""入心"的意思。这里的"走"可以译为 enter，吴氏父子之译就是如此。其译文如下：

The sour taste tends to enter into the liver first; the bitter taste tends to enter into the heart first; the sweet taste tends to enter into the spleen first; the acrid taste tends to enter into the lung first; the salty taste tends to enter into the kidney first. 译文与原文之意基本吻合。但 enter 宜取其及物之用，删去 into 似乎更为妥当。

第四节 对偶

对偶是汉语特有的修辞方式，这种修辞方式可使文句形式上工整，结构上匀称，视觉上醒目，听觉上悦耳，有很强的感染力。这种修辞格式在六朝时发展到极致，从而形成了重视声韵和谐、辞藻华丽的骈体文。《黄帝内经》中对偶修辞法的运用则比较灵活多样，不似六朝骈体那样讲究辞藻。

例1：拘于鬼神者，不可与言至德；恶于针石者，不可与言至巧（《素问·五脏别论》）。

本例是一则典型的对偶句式，字数相同，结构一致，表述一体。这里的"拘"是"拘守"的意思，所谓"拘于鬼神者"（those who are superstitious and believe that diseases are caused by ghosts or spirits）就是迷信鬼神的意思，认为疾病是由鬼神作祟而引起的；"至德"（abstruse theory of medicine）指"至深的道理"，所谓"不可与言至德"（it is improper to talk about the abstruse theory of medicine with them），就是不能与之讨论至深的医学道理；"至巧"（excellent therapeutic methods）指精巧的医疗技术，所谓"不可与言至巧"（it is improper to discuss excellent therapeutic methods with them），就是不可以与之讨论精巧的医疗技术。

一些翻译人员不了解此句之寓意，翻译时按字释义，往往使译文文理浑漫不清。Veith 将这句话翻译为：Those who would restrain the demons and the gods（good and evil spirits）cannot attain virtue by speaking about it；and those who dislike acupuncture cannot achieve ingenious results by speaking about them. 比较原文和译文，未尽之意不言自明矣。

例2：草生五色，五色之变，不可胜视；草生五味，五味之美，不可胜极（《素问·六节藏象论》）。

本例既使用了对偶，也使用了联珠的修辞格式。关于联珠修辞格，下文将另作讨论。这里所谓"不可胜视"（unable to observe all）指看也看不尽的意思；所谓"不可胜极"（unable to taste all）指尝也尝不尽。海外译者对此之理解，常有悖于原意。Veith 将其译为：Grass and herbs bring forth the five colors；nothing that can be seen excels the variations of these five colors. Grass and herbs also produce the five flavors；nothing excels the deliciousness of these five flavors. 整个译文的意思还是比较清楚的，但对"不可胜

视"和"不可胜极"的翻译，却不大符合原文之意，因之颇值商榷。

Ni 将其翻译为：In the plant kingdom there are the five colors. Within the five colors there are variations in tone. The plants have five flavors. Though distinct, there are also variations of the flavors. 比较原文，译文的意思似乎更加难以琢磨。

第五节　联珠

联珠，也叫顶真或顶针，就是用前一句话的结尾词作为后一句话的开首词，使两句话首尾相贯，丝丝入扣，从而加强语气。有人统计，《黄帝内经》中使用联珠修辞手法的有两百多处，这为《黄帝内经》物理与医理的论述，增色不少。联珠还分直接蝉联、间接蝉联和交错蝉联等不同形式。

例1：寒气化为热，热胜则腐肉，肉腐则为脓，脓不泻则烂筋，筋烂则伤骨，骨伤则髓消（《灵枢·痈疽》）。

本例属典型的联珠修辞格，各分句首尾用词完全一致。由于中英语言的差异，中文这种独特的修辞格一般都很难在译文中得以保持。吴氏父子的译文，就很能说明问题。其译文如下：

The cold – evil can turn into heat, and when heat is excessive it will corrupt the muscle, and when the muscle is corrupted, it will change into pus, when the pus is not eliminated, it will corrupt the tendon, when the tendon is corrupted, it will injure the bone, when the bone is injured, it will consume the marrow.

整个译文的意思还是比较清楚的，但结构似乎不够精练。若采用分号对有关内容进行分割处理，各部分之间的关系会更加清晰，整个句子的逻辑关系也将更加明确。

例2：东方生风，风生木，木生酸，酸生肝，肝生筋，筋生心（《素问·五运行大论》）。

本例亦属典型联珠修辞格，每一分句和下一分句之间首尾相贯，密切相关。本句谓语虽只用一个动词"生"，但其意却各有不同，不能一概译作 generate 或 produce。"东方生风，风生木，木生酸"之"生"可以译作 generate 或 produce。但"酸生肝，肝生筋，筋生心"之"生"却不宜译作 generate 或 produce，而应译作 nourish 或 promote。

Veith 将本例翻译为：The East creates the wind；wind creates wood；wood creates the sour flavor；the sour flavor strengthens the liver；the liver nourishes the muscles；the muscles strengthen the heart.

Veith 对本例的翻译，无论从结构和内涵上看，都和原文比较接近，十分难得。特别是对"生"一字的翻译，更是可圈可点。虽然本例一连使用了六个"生"，以表达相关概念之间的关系。但 Veith 却使用了三个不同的英语单词进行翻译，如将"筋生心"和"酸生肝"之"生"译作 strengthen，将"肝生"筋之"生"译作 nourish，皆属可取。但将"东方生风""风生木""木生酸"之"生"一概译作 create，却颇值推敲。其实"风生木"之"生"，含有 promote 或 invigorate 或 resuscitate 之意。

《黄帝内经》虽然成书于秦汉之际，但其修辞手法不但至善至美，而且灵活多样，丰富和发展了我国古代修辞学。限于篇幅，这里仅举数例以示其貌，从而更好地理解其实际内涵并将其以较为贴切的方式传达到译文之中。

参考文献

［1］河北医学院.灵枢经校释［M］.北京：人民卫生出版社，1982.

［2］山东中医学院，河北医学院.黄帝内经素问校释［M］.北京：人民卫生出版社，1982.

［3］李照国.译海心语——中医药文化翻译别论［M］.上海：上海中医药大学出版社，2006.

［4］李照国.译海心悟——中国古典文化翻译别论［M］.上海：上海中医药大学出版社，2007.

［5］钱超尘.内经语言研究［M］.北京：人民卫生出版社，1990.

［6］吴连胜，吴奇 译.黄帝内经［M］.北京：中国科学技术出版社，1997.

［7］Ilza Veith. The Yellow Emperor's Classic of Internal Medicine［M］. Los Angeles：University of California Press，2002.

［8］Mashing Ni. The Yellow Emperor's Classic of Medicine［M］. Boston and London：Shambahala Publications，1995.

［9］李照国.《黄帝内经》的修辞特点及其英译研究［J］.中国翻译，2011，(5)：69-73.

第三章　《黄帝内经》理论探微

中医学能历经千百年而不衰，是因为其具有确切的疗效，也因为它拥有一整套独特的理论体系，而《黄帝内经》是中医理论体系的奠基之作。

第一节　《黄帝内经》藏象理论探微

藏象是中医理论的重要组成部分之一。《黄帝内经》对人体生理、病理、诊断、治疗的论述都是建立在藏象理论的基础上，并将人体脏腑的功能联系、表现形式等用一种抽象归纳的方法来阐释，于是就形成了藏象理论，既概括了脏腑各自的生理功能，也反映各个系统间的关联。

一、脏腑的性质与功能特点

藏象是藏于体内的脏腑及其表现于外的生理病理现象。《素问·五脏别论》将藏于体内的脏腑分为五脏、六腑和奇恒之腑三大类，并指出它们的性质和功能特点："脑、髓、骨、脉、胆、女子胞，此六者，地气之所生也，皆藏于阴而象于地，故藏而不泻，名曰奇恒之腑。夫胃、大肠、小肠、三焦、膀胱，此五者，天气之所生也，其气象天，故泻而不藏，此受五脏浊气，名曰传化之府……所谓五脏者，藏精气而不泻也，故满而不能实。六腑者，传化物而不藏，故实而不能满也。"

1. 脏腑的性质

五脏、奇恒之腑其气象地；六腑其气象天。天、地，即指阴阳。五脏、奇恒之腑为阴气所生，属阴；六腑为阳气所化，属阳。《素问·金匮真言论》明确指出："肝、心、脾、肺、肾五脏皆为阴；胆、胃、大肠、小肠、膀胱、三焦六腑皆为阳。"然而阴阳具有无限可分性，故五脏中还可继续分阴阳，心肺居高为阳，肝、脾、肾居下为阴。

脏腑之性象分阴阳，脏腑之质象分刚柔。按其阴阳、五行及生理特性来划分：心与小肠属阳属火，故质象为刚；肝与胆属阳属木，故质象为刚；脾属阴土，故质象为柔；胃属阳土，故质象为刚；肺与大肠属金性燥，故质象为刚；肾与膀胱属水性寒，故质象为柔。如脾胃两脏，脾为阴土喜柔润，胃为阳土喜刚燥，二者在生理上刚柔燥润相济，在病理情况下，脾胃的刚柔燥润失济，就会出现各种临床病证。又如心火下降及肾温肾水，肾水上升于心制约心火，水火相交，刚柔相济，若心肾水火失济，病理上称为心肾不交，治宜滋肾水、泻心火，交通心肾。

2. 脏腑的功能特点

《黄帝内经》认为六腑之气象天，按《周易》，天行健，则运转不息，故六腑法天阳的运转不息之象，主水谷的消化、吸收、排泄，而不留藏，故其特点为"泻而不藏"。五脏之气象地，按《周易》，地势坤，则静藏不动，故五脏法地阴的静藏之象，主藏精气而不致妄泻，故其特点为"藏而不泻"。如肝藏血，心藏神，脾藏营，肺藏气，肾藏精。一旦五脏藏守功能失常，精气外泄，就会产生各种虚性病证，就以补精气为要；一旦六腑失于传化，水谷内停而致各种实证，就需泻腑通实为本。

二、人体之本

【原文】

心者，生之本，神之变也。其华在面，其充在血脉，为阳中之太阳，通于夏气。肺者，气之本，魄之处也。其华在毛，其充在皮，为阳中之太阴，通于秋气。肾者主蛰，封藏之本，精之处也。其华在发，其充在骨，为阴中之少阴，通于冬气。肝者，罢极之本，魂之居也。其华在爪，其充在筋，以生血气，其味酸，其色苍，此为阳中之少阳，通于春气。脾、胃、大肠、小肠、三焦、膀胱者，仓廪之本，营之居也，名曰器，能化糟粕，转味而入出者也。其华在唇四白，其充在肌，其味甘，其色黄，此至阴之类，通于土气。（《素问·六节藏象论》）

由以上条文可见藏象理论是以五脏为中心的，五脏是人身立命之本。

1. 心者生之本

心藏神、主身之血脉，为人体生命活动的根本。"神之变"及"心者，君主之官，神明出焉"（《素问·灵兰秘典论》），充分说明心主神明。若心主神明功能正常，则其他脏腑功能正常，若心神失养，则其他脏腑功能失常，即"主明则下安""主不明则十二官危"的道理。心主全身血脉，血脉循行通畅，营养脏腑四肢百骸。五脏是人体的根本，但心是主体，具有统领其余诸脏的职权，心为人体生命的根本。

2. 肺者气之本

肺主一身之气，"气聚则生，气散则死"。心主血，肺主气，血液的运行，有赖于气的调摄；心主神，肺主气，神明主宰全身且有赖于气血的输布。肺能助心调节全身的功能，如《素问·灵兰秘典论》云："肺者，相傅之官，治节出焉。"人体与自然界气体交换依赖于肺，肺是人体一身之气的基本。

3. 脾为仓廪之本

仓廪是指储藏粮食的仓库，脾胃具有受纳、运化水谷，供应人体各种精微物的作用。《素问·六节藏象论》云："脾、胃、大肠、小肠、三焦、膀胱者，仓廪之本，营之居也，名曰器，能化糟粕，转味而入出者也。"《素问·灵兰秘典论》云："脾胃者，仓廪之官，五味出焉。"谷藏曰仓，米藏曰廪。人从出生之日，直至一生，均有赖于后天饮食水谷精微源源不断地滋养，而水谷精微来源于脾胃等脏腑，因此，脾胃是生成、储存、运化水谷精微之源，为仓廪之本。

4. 肝为罢极之本

"罢极之本"的含义解说众多。王冰注："夫人之运动者，皆筋力之所为也，肝主筋……故曰：肝者罢极之本。"吴崑云："罢，音皮。动作劳甚，谓之罢极。肝主筋，筋主运动，故为罢极之本。"这一注解，为多数医家所认可。《黄帝内经词典》注："罢，通疲；软弱，松弛。极，通急；刚强，紧张。罢极，软弱刚强，松弛紧张……罢极之本犹刚柔之本，缓（松弛）急（紧张）之本，喻肝和筋的生理表现。"上述注家都认为肝是主司人体运动的根本。但人体的运动，还有赖于精神思维活动的支配，"魂之居也"的"魂"，是指精神思维活动。故肝是主司人体运动的刚柔之根本。

5. 肾者封藏之本

肾是人体守藏精气的根本，而精气是产生生命和促进人体生长发育的重要物质基础，不可妄泄。人体先天后天之精气，均归藏于肾。《素问·上古天真论》云："肾者，主水，受五脏六腑之精而藏之。"《灵枢·本神》云："生之来谓之精……肾藏精。"《灵枢·经脉》云："人始生，先成精，精成而脑髓生。"故肾是人体封藏精气的根本。

三、肾气平均

【原文】

岐伯曰：女子七岁，肾气盛，齿更发长。二七而天癸至，任脉通，太冲脉盛，月事以时下，故有子。三七，肾气平均，故真牙生而长极。四七，筋骨坚，发长极，身体盛壮。五七，阳明脉衰，面始焦，发始堕。六七，三阳脉衰于上，面皆焦，发始白。七七，任脉虚，太冲脉衰少，天癸竭，地道不通，故形坏而无子也。

丈夫八岁，肾气实，发长齿更。二八，肾气盛，天癸至，精气溢泻，阴阳和，故能有子。三八，肾气平均，筋骨劲强，故真牙生而长极。四八，筋骨隆盛，肌肉满壮。五八，肾气衰，发堕齿槁。六八，阳气衰竭于上，面焦，发鬓颁白。七八，肝气衰，筋不能动。天癸竭，精少，肾脏衰，形体皆极。八八，则齿发去。肾者主水，受五脏六腑之精而藏之，故五脏盛，乃能泻。今五脏皆衰，筋骨解堕，天癸尽矣，故发鬓白，身体重，行步不正，而无子耳。（《素问·上古天真论》）

1. "肾气平均"的内涵

肾气即肾中精气。对于"平均"的理解，后世学者见仁见智。《说文解字》谓："平，语平舒也。"是语气自然平和舒顺之意；"均，平徧也"，是平匀调和之意。在《现代汉语字典》中解释为"没有轻重或多少的分别"。结合《黄帝内经》原文，"平均"有以下几种意思：

（1）充满、充足之意。对于"肾气平均"中的"平均"，后世诸多医家多依据张介宾的注解，认为是充满、充足之意。如清代高士宗《黄帝内经素问直解》解释为"平均，平满均调，无太过无不及也。肾气平均，故真牙生而长极，齿根尖深者名牙，牙之最后生者，名真牙。言七岁肾气始盛，至三七而充足也"。清代张隐庵《黄帝内经素问集注》注曰："平，足也。均，和也。""肾气者，肾脏所生之气也。气生于精，故先天癸至，而后肾气平。肾气足，故真牙生。"王洪图注《黄帝内经素问白话解》云："女子到了二十一岁左右，肾气充满，表现为智齿长出，身高也已经增长到最大的限度；男子到了二十四岁左右，肾气已经充满，表现为筋骨坚实有力，智齿长出，身高也已达到了最大限度。"其注解"平均"亦为充满之意。

（2）平均、均衡之意。有学者谓"平均"即今义之"平均、均衡"。明代吴崐注《黄帝内经素问吴注》解释"平均"为"阴阳平均，无有余不足之谓也"。由于肾中精气是机体生命活动的基本物质，所以肾阴和肾阳亦是各脏腑阴阳的根本，促进和调控着各脏腑的功能活动，维持机体整体阴阳平衡。故《景岳全书·传忠录》说："五脏之阴气，非此不能滋；五脏之阳气，非此不能发。"有学者亦从肾中阴阳平衡理论来理解："女子三七、男子三八之肾气平均，是在机体各个方面全面成熟的基础上，肾气各个方面的全面充盛，它们之间相互制，使肾中阴阳五脏之精处于动态平衡状态，此时生多少，化多少，故'真牙生而长极'。"

（3）"按需分配"之意。总结诸家的解释，结合《素问·上古天真论》原文，将"肾气平均"解释为"按需分配"更为妥帖。中医认为肾藏精，为先天之本。《灵枢·决气》曰："两神相搏，合而成形。"肾所藏的"先天之精"，为脏腑阴阳之本，生命之源，因此，脏腑的生理功能依靠先天资助促进和调控。但因人体的每一脏腑的生理功能不同，其能量代谢各异，需肾中之精所化多少也非等同，而是需多少则化多少。另一方面，《黄帝内经》很早就有关于时辰和脏腑相关性的记载，认为时辰与脏腑有着密切的关系，每一脏腑之气，都在一天中特定的时辰内表现出相对的旺盛。肾中精气也是按照每一脏腑运行所需多少而化生，并非对每一个脏腑都所化均等。另外，当邪气侵入某一部位，肾气作为正气的一部分，就会聚集在该处，给予该处较平时更多的资助以抗邪。如心火上炎则肾水上济于心，以资心阴，使心火不上亢；肺阴亏虚则肾阴上资于肺，以润肺金；脾主运化，脾阳虚弱则依赖于肾阳的温煦；肝藏血，肾藏精，精血互化等。

2. 古代医家对天癸的认识

中医古代文献中，天癸可粗略分为六类。

（1）壬癸之水与天真之气相结合的产物。王冰说："癸，谓壬癸，北方水干名也。任脉冲脉，皆奇经脉也。肾气全盛，冲任流通，经血渐盈，应时而下，天真之气降，与之从事，故云天癸。"

（2）元阴、元精之物质。《景岳全书》有云："元阴者，即无形之水，以长以立，天癸之也。强弱系之，故曰元精。"

（3）肾水本体之物。《陈素庵妇科补解》有云："癸，北方之水，足太阳膀胱属壬，足少阴肾癸。（女子）七岁肾气盛，二七即天癸至，是天癸乃肾水也。"

（4）二火合于一水之物。《竹泉生女科集要》云："水交于君火，入心而成血，以灌溉百骸，交于命火，入肾而成精。精者，水之源而命火之根也。是二者，皆养身之本，人无是不生……逮夫男子十六，女子十四，则君相二火相会，入于胞宫，而合交于一水矣。二火合交于一水，于是乎始成天癸。"

（5）男精女血。《保命歌括》中阐释："在男子为精，在女子则为血，皆曰天癸。"

（6）月经之源，先天天癸为肾间动气，来自父母。《妇科心法要诀》："先天天癸始父母，后天精血水谷生，女子二七天癸至，任通冲盛月事行。"

四、五脏系统理论

在整体观的指导下，《黄帝内经》以五脏为中心，广泛阐述五脏与自然界、五脏与组织器官及五脏之间的联系。

1. 五脏与自然界之间的联系

五脏与自然界的方位、时节、气候、五行类、畜类、谷类，以及色、味、嗅、星、数等，有着内在的气化联系。

如《素问·阴阳应象大论》云："东方生风，风生木，木生酸，酸生肝。""南方生热，热生火，火生苦，苦生心。""中央生湿，湿生土，土生甘，甘生脾。""西方生燥，燥生金，金生辛，辛生肺。""北方生寒，寒生水，水生咸，咸生肾。"《素问·金匮真言论》云："帝曰：五脏应四时，各有收受乎？岐伯曰：有。东方青色，入通于肝，开窍于目，藏精于肝，其病发惊骇。其味酸，其类草木，其畜鸡，其谷麦，其应四时，上为岁星，是以春气在头也。其音角，其数八。是以知病之在筋也。其臭臊。南方赤色，入通于心，开窍于耳，藏精于心，故病在五脏。其味苦，其类火，其畜羊，其谷黍，其应四时，上为荧惑星，是以知病之在脉也。其音徵，其数七，其臭焦。中央黄色，入通于脾，开窍于口，藏精于脾，故病在舌本。其味甘，其类土，其畜牛，其谷稷，其应四时，上为镇星。是以知病之在肉也。其音宫，其数五，其臭香。西方白色，入通于肺，开窍于鼻，藏精于肺，故病在背。其味辛，其类金，其畜马，其谷稻，其应四时，上为太白星，是以知病之在皮毛也。其音商，其数九，其臭腥。北方黑色，入通于肾，开窍于二阴，藏精于肾，故病在溪。其味咸，其类水，其畜彘，其谷豆，其应四时，上为辰星，是以知病之在骨也。其音羽，其数六，其臭腐。"

2. 五脏与组织官窍的气化联系

五脏与五体、五窍、五志、五声的生理病理有着内在的联系。

如《素问·阴阳应象大论》中有："东方生风，风生木，木生酸，酸生肝……在体为筋，在脏为肝，在色为苍，在音为角，在声为呼，在变动为握，在窍为目，在味为酸，在志为怒……南方生热，热生火，火生苦，苦生心……在体为脉，在脏为心，在色为赤，在音为徵，在声为笑，在变动为忧，在窍为舌，在味为苦，在志为喜……中央生湿，湿生土，土生甘，甘生脾……在体为肉，在脏为脾，在色为黄，在音为宫，在声为歌，在变动为哕，在窍为口，在味为甘，在志为思……西方生燥，燥生金，金生辛，辛生肺……在体为皮毛，在脏为肺，在色为白，在音为商，在声为哭，在变动为咳，在窍为鼻，在味为辛，在志为忧……北方生寒，寒生水，水生咸，咸生肾……在体为骨，在脏为肾，在色为黑，在音为羽，在声为呻，在变动为栗，在窍为耳，在味为咸，在志为恐……"

3. 五脏之间的联系

五脏之间有着相生相胜的关系，从而维持脏腑功能的协调。如《素问·阴阳应象大论》云"肝生筋，筋生心""心生血，血生脾""脾生肉，肉生肺""肺生皮毛，皮毛生肾""肾生骨髓，骨髓生肝"，此乃五脏相生也。《素问·五脏生成》云："心……其主肾也。肺……其主心也。肝……其主肺也。脾……其主肝也。肾……其主脾也。"此乃五脏相胜也。五脏的相生、相胜关系是：肝生心，心生脾，脾生肺，肺生肾，肾生肝；肺胜肝，肾胜心，肝胜脾，心胜肺，脾胜肾。当然，这种相生和相胜的关系并不是指物生物，或消物，而是指五脏之间功能所具有的相互扶助和制约调节的关系。

五脏系统的理论，归纳简表如表1。

表1 五脏系统理论简表

子系统要素	肝系统	心系统	脾系统	肺系统	肾系统
五方	东	南	中	西	北
五时	春	夏	长夏	秋	冬
五行	木	火	土	金	水
五星	岁星	荧惑星	镇星	太白星	辰星
五气	风	火	湿	燥	寒
五色	青	赤	黄	白	黑
五味	酸	苦	甘	辛	咸
五谷	麦	黍	稷	稻	豆
五畜	鸡	羊	牛	马	彘
五数	八	七	五	九	六
五腑	胆	小肠	胃	大肠	膀胱
五体	筋	脉	肉	皮毛	骨
五窍	目	舌	口	鼻	耳
五志	怒	喜	思	忧	恐
五华	爪	面	唇	毛	发
五音	角	徵	宫	商	羽
五声	呼	笑	歌	哭	呻

参考文献

[1] 李本聚，许素兰."肾气平均"小释 [J].中医杂志，1999，40（9）：572.

[2] 张云晶，张景明."肾气平均"内涵及其临床指导意义浅述 [J].甘肃中医药大学学报，2016，33（2）：46-47.

[3] 李勤，祁冰，郝松莉，等.浅议张景岳《景岳全书·妇人规》的调经特色 [J].中医杂志，2011，（9）：729-730.

[4] 宋词，王天龙.从《黄帝内经》探讨天癸的本质 [J].黑龙江中医药，2015（6）：2-3.

第二节　《黄帝内经》养生理论发微

【原文】

昔在黄帝，生而神灵，弱而能言，幼而徇齐，长而敦敏，成而登天。乃问于天师曰：余闻上古之人，春秋皆度百岁，而动作不衰；今时之人，年半百而动作皆衰者，时世异耶？人将失之耶？岐伯对曰：上古之人，其知道者，法于阴阳，和于术数，食饮有节，起居有常，不妄作劳，故能形与神俱，而尽终其天年，度百岁乃去。今时之人不然也，以酒为浆，以妄为常，醉以入房，以欲竭其精，以耗散其真，不知持满，不时御神，务快其心，逆于生乐，起居无节，故半百而衰也。

夫上古圣人之教下也，皆谓之虚邪贼风，避之有时，恬惔虚无，真气从之，精神内守，病安从来。是以志闲而少欲，心安而不惧，形劳而不倦，气从以顺，各从其欲，皆得所愿。故美其食，任其服，乐其俗，高下不相慕，其民故曰朴。是以嗜欲不能劳其目，淫邪不能惑其心，愚智贤不肖，不惧于物，故合于道。所以能年皆度百岁而动作不衰者，以其德全不危也。（《素问·上古天真论》）

"和"，《说文》曰："相应也。"唱和之义。"和于术数"就是以术数相和应，其所应的是阴阳，是道。篇文从"道"说起，"道"是养生应遵循的最高层面法则。"法于阴阳，和于术数"句式相同，结构一致，是并列的内容，同属于养生的中间层面法则。"阴阳"是"道"的体现，法则阴阳以守道，在《汉志》中阴阳的内容大多包涵于术数之中。"术数"是依"道"之理，运用阴阳之说指导生活。术数研究天地之道，人和之就是效法了阴阳，遵循了天道。所以这一层面沟通天人，是养生法则中不可或缺的内容。"食饮有节""起居有常""不妄作劳"是养生法则的最底层，属于具体的养生方法。调节食饮、起居、作劳是基于"道"，按照阴阳的规律，遵循术数所言，产生的具体养生行为。后文剖析"今时之人"半百而衰的原因"以酒为浆，以妄为常，醉以入房"，恰与此三条养生方法相对，却未见有关术数、阴阳、道的内容，进一步说明"和于术数"与"知道""法于阴阳"一样，都不是具体的养生方法。

《素问·上古天真论》讨论的养生内容包涵了三方面：一是求长寿，即前文所讨论的"知道者"的作为；二是求健康不生病；三是求老而能生育。在后二者中亦见术数的应用。如求健康，原文仅是列出了基本原则："虚邪贼风，避之有时；恬恢虚无，真气从之；精神内守，病安从来。"虚邪贼风是发病的外因，精神真气是发病的内因，其中虚邪贼风就属于术数的内容。《灵枢·九宫八风》称之为虚风。八方之虚风、实风，由太一九宫占盘判定，太一居于叶蛰、天留等不同宫时，风从相对方位来为虚风，从所居方位来为实风。由于太一冬至四十六日居于叶蛰之宫，第四十七日移居于天留之宫，如是一年分居于八宫，这样一年就分为八节，每节各有其实风、虚风，所以当按时节避虚风，即"避之有时"。这属于术数中的风角之术和式占之术。在求老而能生育中，女子以七七、男子以八八为周期，七与八本身就有着术数的意味。

《素问·上古天真论》对真人、至人、圣人、贤人四个养生境界的描述，也体现出前述的养生三层面。真人者，"提挈天地，把握阴阳，呼吸精气，独立守神，肌肉若一，故能寿敝天地，无有终时，此其道生"，是养生的最高境界，掌握了道、阴阳、精气、神、形五个方面的养生之术。至人者，"淳德全道，和于阴阳，调于四时，去世离俗，积精全神，游行天地之间，视听八达之外"，是养生的第二个境界，其掌握了阴阳、术数、精、神、形五个方面的养生之术，故其德全，也属于得道者，故亦归于真人。其中，"和于阴阳，调于四时"与"法于阴阳，和于术数"有着对应关系。"调于四时"就需要了解四时的节气变化，这与《汉志》术数类中历谱类内容密切相关。圣人者，"处天地之和，从八风之理，适嗜欲于世俗之间，无恚嗔之心，行不欲离于世，被服章，举不欲观于俗，外不劳形于事，内无思想之患，以恬愉为务，以自得为功"，是养生的第三个境界，其遵循天道，掌握了术数、神、形的养生方法。其中，"处天地之和"是与天地阴阳相谐；"从八风之理"是占八风、知吉凶、趋吉避凶，都属于术数的内容。贤人者，"法则天地，象似日月，辩列星辰，逆从阴阳，分别四时"，是养生的第四个境界。贤人所为的事，基本上就是《汉志》术数类中的天文、历谱、五行、形法等内容。从养生所追求的这四个境界来看，境界越高，与道和阴阳的契合就越深，精神肉体各个层面与道的契合就越密切，而掌握术数则是成为"知道者"的最基本要求。

参考文献

[1] 李海峰，陈正，丁媛."和于术数"与《黄帝内经》养生的三个层面 [J].中国中医基础医学杂志，2016，22（9）：1182.

第三节　《黄帝内经》病机十九条理论发微

【原文】

帝曰：愿闻病机何如？岐伯曰：诸风掉眩，皆属于肝；诸寒收引，皆属于肾；诸气𫸩郁，皆属于肺；诸湿肿满，皆属于脾；诸热瞀瘛，皆属于火（心）；诸痛痒疮，皆属于心（火）；诸厥固泄，皆属于下；诸痿喘呕，皆属于上；诸禁鼓栗，如丧神守，皆属于火；诸痓项强，皆属于湿；诸逆冲上，皆属于火；诸胀腹大，皆属于热；诸躁狂越，皆属于火；诸暴强直，皆属于风；诸病有声，鼓之如鼓，皆属于热；诸病胕肿，疼酸惊骇，皆属于火；诸转反戾，水液浑浊，皆属于热；诸病水液，澄澈清冷，皆属于寒；诸呕吐酸，暴注下迫，皆属于热。故《大要》曰：谨守病机，各司其属，有者求之，无者求之，盛者责之，虚者责之，必先五胜，疏其血气，令其调达，而致和平，此之谓也。

病机十九条出自《素问·至真要大论》，是中医诊断和治疗疾病的基本准则。如将原文顺序进行适当调整，并归纳为：五脏病机五条；上下病机二条；风、寒、湿病机三条；火病机五条；热病机四条，则便于记忆。其口诀是：五脏上下风寒湿，火五热四要记清。

一、对"诸""皆""属""胕"的解释

对"病机十九条"理解产生争论者，主要集中于对"诸""皆""属""胕"的解释。

对"诸""皆""属"的研究有两种意见，一种主张从字面意思上来理解。如徐荣斋认为，"诸，作'凡是'解；皆，指大多数"。李继永等认为，"以'凡'解'诸'，

以'都'论'皆'，在这样的字义环境下辩证地理解火、湿、风等，十九条病机要旨才能名副其实"。王尧认为"皆"字作为肯定副词"都"贯穿于经文之中，起承上启下作用，其执简驭繁之功显而易见。另一种主张结合临床实际来理解。任应秋认为对十九条中"诸""皆""属"三字，要灵活变通地理解，不能太死板："'诸'，众也，仅表示不定的多数，不能释为'凡'字。'凡'者，为统计及总指一切之词，以此释之，未免失之太泛。'皆'者，乃'同'字之义，与'诸'字正成相对应的词。'属'，近也，犹言'有关'，不必解释为'隶属'之'属'。"瞿岳云同意任氏观点，认为其原文之"诸"字，乃"众"之义，表示不定之多数，非"凡是""所有"之义；"皆"，乃"大都"之意；"属"为"有关"之意，不能解释为"统属"。张珍玉认为不能简单地从字面上认为"诸"就是"凡是""所有的"；"皆"就是"全""都"的意思，应该根据实际情况，"诸"释为"多种"，"皆"释为"一般地"。目前任应秋的观点已逐渐为广大医家所接受，但任氏只是提出在特定语境下对这三个字的理解，并未考究源流，辨明字义，故仍有提出异议者。

对"胕"的研究有三种认识，一释为"浮肿"，如张介宾云："胕肿，浮肿也。"一释为"足背"，如唐容川云："胕，同跗，足背也。"苏鑫等赞同此观点，认为原文可释为足背痛肿酸楚疼痛，面部表情时现痛苦之象。一释为"溃腐"，如明广奇等认为"胕"通"腐"，"胕肿"即是指皮肤肿胀溃烂。俞济人亦认为"胕肿"可解释为溃腐红肿之义，与后面"疼酸惊骇"一句较为符合。如解释为"足胕肿"，则局限了证治的范围，如解释为"肤肿"，则其义不通。对于古文献中词语的解释，应当参考上下文义及在同一篇章中重复出现时的含义，这样更贴近于理解词语的真实含义。上述三种解释或从字义理解，或从临床强释，故致议论纷争，终难使人信服。

二、"病机十九条"中疾病谱的特点

"病机十九条"除讨论五脏病机的五条与病变部位的两条以外，讨论邪气致病的共十二条。对这十二条我们稍加分析即可发现，其中"火""热"病因共九条，占去了十二条的四分之三，而"风""寒""湿"病因仅各有一条，可见《素问·至真要大论》在对病因的讨论中，对"火"与"热"情有独钟；就"风""寒""湿"而言，其中"风"也近于"火""热"，因《黄帝内经》中之所谓"风"，实际上是指"温"而言，如《素问·阴阳应象大论》说："东方生风，风生木。"这里的"风"就是指春天温暖的气候；在《素问·风论》中又有"风之伤人也，或为寒热，或为热中，或为寒中，或为疠风"之说，可见"风""火""热"三者，本是同一类致病因素的三种不同程度与形式的表现。这样看来，致病因素中"风""火""热"乃是主体因素，所致疾病谱的变化也自然是阳、热性病种占主要位置，也就是说阳、热性病种在所有疾病中将占到五分之四。所以，病机十九条中描述的疾病谱是以热性病种为重点和特点的。

参考文献

[1] 徐荣斋."病机十九条"的临床应用 [J].赤脚医生杂志，1980 (4)：24 - 25.

[2] 李继永，李玉琴.病机十九条之我见 [J].山东中医杂志，1982 (4)：196 - 198.

[3] 王尧.病机十九条中"皆"字析义 [J].山西中医，1997，13 (5)：37 - 38.

[4] 任应秋.病机临证分析 [M].上海：上海科学技术出版社，2009.

[5] 瞿岳云.《黄帝内经》"病机十九条"别论 [J].辽宁中医杂志，1983 (12)：7 - 9.

[6] 张珍玉."病机十九条"临床应用 [J].山东中医学院学报，1977 (3)：18 - 31.

[7] 张介宾.类经 [M].北京：人民卫生出版社，1980.

[8] 唐容川.中西汇通医经精义 [M].太原：山西科学技术出版社，2013.

[9] 苏鑫，孙大中.病机十九条火邪为因的理法辨析 [J].中华中医药杂志，2015，30 (3)：677 - 678.

[10] 明广奇，冯俊志.《黄帝内经》病机十九条六气病机案例解析 [J].福建中医药，2009，40 (5)：51 - 54.

[11] 俞济人.试论病机十九条和证治法则 [J].江苏中医，1964 (9)：5 - 14.

[12] 徐荣鹏.《黄帝内经》"病机十九条"研究 [J].国医论坛，2016，4 (31)：60 - 61.

[13] 柴瑞震.《黄帝内经》"病机十九条"的研究 [J].中医学报，2010，25 (148)：421 - 422.

第四节　《黄帝内经》对药物运用的理论发微

【原文】

肝苦急，急食甘以缓之……心苦缓，急食酸以收之……脾苦湿，急食苦以燥之……肺苦气上逆，急食苦以泄之……肾苦燥，急食辛以润之……肝欲散，急食辛以散之，用辛补之，酸泻之……心欲耎，急食咸以耎之，用咸补之，甘泻之……脾欲缓，急食甘以缓之，用苦泻之，甘补之……肺欲收，急食酸以收之，用酸补之，辛泻之……肾欲坚，急食苦以坚之，用苦补之，咸泻之。(《素问·脏气法时论》)

从《黄帝内经》中可以看出，酸味药既可以补肺，又可以泻肝。补肺的酸是指成熟的果实，因为只有成熟的果实才具有补的作用，如五味子、山茱萸等；没成熟的果实，如乌梅、木瓜、青皮等，或者是一些偏酸性的根、种仁则偏于泻肝。同是苦味药，但只有《神农本草经》上记载的中、上品药，如天冬、熟地黄、黄精、女贞子、墨旱莲等可坚筋骨、强骨髓、安五脏的药物方可补肾，在《神农本草经》中属于下品的药，如黄芩、黄连、黄柏、防风、厚朴、大黄诸药方可泻脾。概括说，凡是酸、苦性味的中药，不具有天地精华的都是泻药，具有天地精华的都是补药，其他性味药以此类推。

参考文献

[1] 刘修超.《黄帝内经》对药物运用的指导意义 [J]. 中医研究，2016，29 (10)：4-6.

第五节 《黄帝内经》针灸疗法理论发微

【原文】

夫心藏神，肺藏气，肝藏血，脾藏肉，肾藏志，而此成形。志意通，内连骨髓而成身形五脏。五脏之道，皆出于经隧，以行血气。血气不和，百病乃变化而生，是故守经隧焉。(《素问·调经论》)

其中"守经隧"理论可用于诊断脏腑疾病。

一、经隧循行与五脏六腑相关

从生理上看，五脏六腑、四肢百骸都是通过经隧运行的气血来濡养的。《灵枢·营气》曰："精专者，行于经隧，常营无已，终而复始，是谓天地之纪。"《素问·调经论》曰："人之所有者，血与气耳。"《灵枢·本脏》曰："故血和则经脉流行，营复阴阳，筋骨劲强，关节清利矣。"经隧通畅、气血调和是维持正常生理活动的必备条件。王冰在谈到"守经隧"时说："血气者，人之神，邪侵之则血气不正，血气不正，故变化而百病乃生矣。然经脉者，所以决死生，处百病，调虚实，故守经隧焉。"所以，经隧通利调和则身体康健，隧道不利则疾病从生。在《黄帝内经》中，经隧所指即经络，多指经脉，后者有时以"大经隧"表示，如《灵枢·脉度》在论述十二经脉各经长度和跷脉、督脉、任脉长度时指出："凡都合一十六丈二尺，此气之大经隧也。经脉为里，支而横者为络，络之别者为孙。"可见，经隧包括了十二经脉、络脉、奇经八脉等所有经络，其中最主要、最关键的是十二经脉。《灵枢·海论》最早提出："夫十二经脉者，内属于腑脏，外络于肢节。"机体十二经脉与十二脏腑密切相关，十二经脉中每一条经脉均属络于一对脏腑，如手太阴肺经属肺络大肠、足太阴脾经属脾络胃。此外，十二经脉在循行过程中除络属脏腑之外，还经过其他脏腑，如足太阴脾经"注心中"，足少阴肾经"络心"。因此，以十二经脉为主的经络系统将互为表里的脏与腑，本经与他经的五脏六腑、五官九窍、体表内外通过纵横交错的经隧网相互联系起来，形成了一个循环往复的动态的脏腑气血运行系统。由此可见，《黄帝内经》之所以强调"守经隧"的重要性，是因为五脏六腑与经隧息息相关。

二、脏腑病理变化可反映于经隧

经隧是机体气血运行之通路，内联五脏六腑，外络四肢百骸，机体脏腑出现的病理变化可以反映在相应的经隧上。凡外邪犯人，可通过经隧而由肢节内传脏腑；脏腑的病变也可波及经隧。《灵枢·经脉》论述肺经的病候时提出："是动则病肺胀满膨膨而喘咳，缺盆中痛，甚则交两手而瞀。"指出肺脏疾病可反映于肺经所过的部位。《灵枢·邪客》云："肺心有邪，其气留于两肘。肝有邪，其气流于两腋。脾有邪，其气留于两髀。肾有邪，其气留于两腘。"说明五脏发生病变均可在其经隧循行的相应部位出现病理反应。又如《诸病源候论》所说："其入经脉，行于五脏者，各随脏腑而生病焉。"五脏的疾病可反映在相应经隧的穴位上，尤其以原穴最具特征性，《灵枢·九针十二原》指出："五脏有疾，应出十二原。"如肺系患病可在手太阴肺经的原穴太渊上有反应，脾系患病可在原穴太白上有反应。西医学研究表明，当一些内脏器官患病时，往往在相关部位皮肤出现感觉异常，如过敏、迟钝、压痛、硬结或色泽改变，如胃部疾患主要在足三里、中脘、阳陵泉等穴处出现压痛和条索状物。此进一步说明了经隧与脏腑病理反应有密切的联系。

三、用经隧—脏腑相关理论诊断疾病

由于脏腑疾病常反映于经隧上，因此，临床上可根据经隧的循行部位，以及联系脏腑的生理和病理特点来分析各种临床症状，以判断其病位、传变和发展趋势，从而指导疾病诊断。张仲景《伤寒杂病论》之六经辨证法即来源于此。此外，《灵枢·经水》中"审切循扪按，视其寒温盛衰而调之"也是通过对体表部位的审查、切取、循摸、扪触、按压来获取经隧部位的阳性反应点，从而判断病变的脏腑及病变的性质。由于经隧循行有一定的规律，因此，可以根据病变发生的部位来推测病变所在的经隧与脏腑，如《素问·脏气法时论》曰："肝病者，两胁下痛引少腹。"因为肝经循环于胁肋、少腹，所以胁痛、痛引少腹可用于诊断肝之病变。根据经隧的分布部位可知，心前区疼痛多为心脏疾病，缺盆疼痛多为肺系疾病，腰部疼痛多与肾相关；又如，头痛可根据疼痛的部位确定所在的经隧，前额及眉棱骨疼痛为阳明经头痛，两侧连耳根疼痛为少阳经头痛，后枕部疼痛为太阳经头痛，巅顶部疼痛为足厥阴肝经之头痛。因此，临床可根据相关证候，运用经脉辨证的方法来诊断相关疾病。

参考文献

[1] 周天寒.《黄帝内经》"守经隧"探析 [J].甘肃中医学院学报，1989，3（3）：18 - 20.

[2] 赵京生."经隧"概念术语研究 [C] // 中国针灸学会.针灸经络研究回顾与展望国际学术研讨会暨中国针灸学会文献专业委员 2010 年会论文集.中国中医科学院，2010：102 - 104.

[3] 周逸平.经脉 - 脏腑相关是经络理论的核心 [J].针刺研究，1999，24（3）：238 - 241.

[4] 邹婷婷，诸毅晖，陈星宇，等.探析《黄帝内经》"守经隧"理论对针灸临证的指导 [J].中医研究，2016，29（10）：2 - 4.

第四章　《黄帝内经》临床应用发微

第一节　《黄帝内经》齿病理论探讨

齿，甲骨文中象形为口腔中上下相对的门牙。古人称口腔前部上下相对的两排咀嚼器官为"齿"，称口腔后部上下交错的咬嚼器官为"牙"。现在一般将"牙""齿"通用，是指人类口腔中咀嚼食物的器官。齿病是人类发病率极高的疾病，可以说伴随着人类的出现而产生。甲骨卜辞不仅载有"疒齿"（甲骨文中疾病被广泛称之为"疒"，在甲骨文中记述各种疾病最常见的方式是在"疒"后面加上表示躯体某一部位或功能的字），并且已有龋齿的记载。甲骨文中的"龋"字是牙齿生虫的象形，这是世界医学史上有关齿病的最早记载，非常有意义。然而查阅资料发现，中医古籍中对于齿病并没有系统的阐述，有关齿病的记载散见于各部医学著作之中。故仅就《黄帝内经》对齿病的记述进行整理、总结，发现《黄帝内经》对齿与脏腑经络的联系、齿病的发病机制及其治疗方法已经进行了较为详尽的论述。

一、齿与脏腑经络的联系

《素问·上古天真论》和《灵枢·经脉》从生理角度分别以藏象理论和经络理论阐述了人体脏腑经络与齿的密切联系。从藏象理论来说，《素问·上古天真论》记载："岐伯曰：女子七岁，肾气盛，齿更发长……丈夫八岁，肾气实，发长齿更"。指出乳牙更换是人生长到七八岁时肾中精气开始充盛的标志。随着年龄增长，女子"三七肾气平均，故真牙生而长极"，男子"三八肾气平均，筋骨劲强，故真牙生而长极"，此时肾中精气达到高峰并处于稳定状态，其标志是"真牙生而长极"。"真牙"即智齿，是生长最迟的第三臼齿。之后到了人生中老年时期，即"五八肾气衰，发堕齿槁……八八则齿发去"。随着肾中精气的衰减，人体出现的标志性改变是牙齿开始出现松动，甚至枯槁、脱落。《素问·上古天真论》这段文字论述了齿和肾在生理上的密切联系，即肾藏精主骨，齿为骨之余，由肾中精气所充养，故牙齿的生长和脱落与肾中精气的盛衰密切相关。从经络理论来说，《灵枢·经脉》记载："大肠手阳明之脉，起于大指次指之端……其支者，从缺盆上颈贯颊，入下齿中，还出挟口，交人中，左之右，右之左，上挟鼻孔。"这段文字就已经明确指出手阳明大肠经的分支循行入下齿中。随后又指出足阳明胃经主脉循行经过上齿："胃足阳明之脉，起于鼻之交頞中，旁纳太阳之脉，下循鼻外，入上齿中，还出挟口环唇，下交承浆。"除此之外，《灵枢·经脉》中还记载了手阳明大肠经的经别络齿，指出"手阳明之别，名曰偏历……其别者，上循臂，乘肩髃，上曲颊偏齿"。这段文字证明了人体经络中手阳明大肠经、足阳明胃经及手阳明大肠经经别与齿的密切联系。

二、齿病的病因病机

关于引发齿病的原因，从经文记载可以大致归纳为两大类。其中一类可由感受热邪所致。《素问·痿论》曰："有所远行劳倦，逢大热而渴，渴则阳气内伐，内伐则热舍于肾……肾热者，色黑而齿槁。"指出由于大热伤津，热舍于肾，故其病变可以表现为牙齿枯槁。其理论依据是肾主骨，齿为骨之余。《灵枢·五味论》曰："齿者，骨之所终也。"另一类可由感受寒邪所致。《素问·奇病论》曰："当有所犯大寒，内至骨髓，髓者以脑为主，脑逆故令头痛，齿亦痛，病名曰厥逆。"此段经文指出感受寒邪，寒邪上逆脑髓，可致牙齿疼痛的病变。手足阳明经的循行均经过牙齿，故经络受邪，邪气亦可循经上行而影响到牙齿，从而发生齿病。如《素问·缪刺论》指出："邪客于足阳明之经，令人鼽衄上齿寒。"而在《灵枢·经脉》又记载："大肠手阳明之脉……其支者……入下齿中……是动则病齿痛颈肿。"

三、齿病的诊断

《黄帝内经》对于齿病症状的描述有限，多表现为"齿长而垢"（即因齿龈萎缩而显齿长且多垢）、"齿干""齿槁"（即牙齿干枯、枯槁）、"齿痛"或"齿龋"。在甲骨文中，"龋"字象形牙齿生虫，现代看法与此基本一致，龋即蛀牙。但在《黄帝内经》中关于"齿龋"的文字描述十分简陋，并没有明确指出龋即蛀牙之意，只是后世医家在注释经文时多沿用蛀牙之解。综合《素问》及《灵枢》中对"龋"的记述，我们认为"龋"在经文中当为"齿病"之称谓，是由具体的牙齿疾病代称、概称所有牙齿疾病，"龋"这一概念演化成为齿病的统称。基于此解，《灵枢·论疾诊尺》明确提出齿病的诊断方法："诊龋齿痛，按其阳之来，有过者独热，在左左热，在右右热，在上上热，在下下热。"即在诊察齿病时出现牙齿疼痛要按压阳明之脉，有病变的部位必单独发热，病在左侧的左边热，病在右侧的右边热，在上的上热，在下的下热。《灵枢·杂病》又提出判断齿病具体病位的方法："齿痛，不恶清饮，取足阳明；恶清饮，取手阳明。""清饮"是指冷饮，即根据病人对冷饮的喜恶判断病在何经。如果牙齿疼痛不怕冷饮的，病在足阳明胃经。《素问·阳明脉解》指出："足阳明之脉病，恶人与火……阳明主肉，其脉血气盛，邪客之则热，热甚则恶火。"提出足阳明之病证多实多热。而患者不厌恶冷饮，可知其证属实属热，故病在足阳明。清·张志聪《黄帝内经灵枢集注》注释说："手足阳明之脉，遍络于上下之齿，足阳明主悍热之气，故不恶寒饮。手阳明主清秋之气，故恶寒饮。"故如患者厌恶冷饮则病在手阳明大肠经。

四、齿病的治疗

《黄帝内经》中提出了齿病病证的治疗原则。《灵枢·经脉》根据齿病病证的虚实采用的治疗原则是"盛则泻之，虚则补之"，此治则亦是现代中医治疗疾病时的基本原则。经文又根据齿病病证的寒热表现不同提出针刺的方法亦不同，"热则疾之，寒则留之"，即实热证应泻热祛邪，宜急针，不留针；寒证则当留针。此外，如果出现阳气内衰而脉虚下陷不起者，应"陷下则灸之"，即采用灸法；病证虚实不明显者，则"不盛不虚，以经取之"，即从本经论治。在此治疗原则指导之下，《黄帝内经》中的相关篇章也提出了具体的治疗方法。《灵枢·寒热病》曰："臂阳明有入顺遍齿者，名曰大迎，下齿龋取之。臂恶寒补之，不恶寒泻之。"明确了针刺治疗下齿疾病时选取的主穴为大迎穴，根据其表现如果出现"臂恶寒"多为虚证，采用补法；如果不恶寒多为实证，采用泻法。此外，《素问·缪刺论》又丰富了齿病针刺的治疗方法，提出可以采用"缪刺以左取右，以右取左"，即病在左取其右、病在右取其左的刺络法。具体到齿病，则"齿龋，刺手阳明，不已，刺其脉入齿中，立已"，即齿病可取手阳明经，右病刺之左，左病刺之右。综上所述，《黄帝内经》对于齿病针灸治疗方法的记载多取手足阳明二经相关穴位，然而根据其藏象学说提出齿的发育与肾中精气盛衰密切相关的理论，启发我们在治疗齿病时也应该考虑到肾这一脏，故针刺治疗齿病引起的疼痛时除选取阳明经之外，还可以配合少阴经的相关穴位。需要说明的一点是，《黄帝内经》中并没有关于齿病药物治疗的记载。然其关于齿病的治则"盛则泻之，虚则补之"至今仍是临床常见疾病治疗所遵循的基本原则。后世医家在治疗齿病牙痛时，亦仍遵循《黄帝内经》理论指导来辨证进行取穴或用药。根据病证的虚实，实证多采用清泻阳明胃火的治法及方药，虚证多滋胃肾之阴以降火。

《黄帝内经》中关于齿病病机诊治的理论虽然散见于《素问》和《灵枢》个别篇章，但是经过整理发现，基本概括了齿病的生理病理及治则治法，并且至今仍在指导临床治疗实践，故总结整理出来以供大家借鉴。

参考文献

[1] 刘淑彦，董尚朴，潘永梅.《黄帝内经》齿病理论探讨 [J].中国中医基础医学杂志，2016，22（5）：592－593.

第二节　《黄帝内经》 对 "心痛" 的认识及针灸治疗探讨

心痛是以心前区疼痛为主要表现的一临床症状，多见于心脏疾病。随着人们的生活水平的提高，心血管疾病逐渐增多，成为我国人口死亡的主要原因之一，越来越多的人寻求中医的治疗。

一、病因病机认识

（一）经脉阻滞引起心痛

经络外络肢节，内连脏腑，因此邪气阻滞经络会引起心痛，即不通则痛。经过心脏的经络有心经、肾经、心包经等，如《灵枢·经脉》曰："心手少阴之脉，起于心中，出属心系……是动则病嗌干，心痛。""肾足少阴之脉……其支者，从肺出络心，注胸中。是动则病……心痛，黄疸，肠澼。""心主手厥阴心包络之脉，起于胸中，出属心包络……是主脉所生病者，烦心，心痛，掌中热。""手心主之别，名曰内关。去腕二寸，出于两筋之间，循经以上，系于心包，络心系。实则心痛，虚则为烦心。"

（二）邪气侵袭导致心痛

1. 寒邪

心在五行属于火，因此，水寒之邪最易损伤或阻滞心阳而发生心痛，并且寒邪入侵、素体阳虚常导致心痛。若肾水太过，加之寒邪入侵，则会导致人体一身上下寒邪阻滞，出现烦心、心痛等，如《素问·气交变大论》云："岁水太过，寒气流行，邪害心火。民病身热烦心，躁悸，阴厥上下中寒，谵妄心痛。"若心火不及，加之寒邪侵袭，则心之阳气更虚弱，则引起心之经脉不通、不荣而导致心痛，"岁火不及，寒乃大行……则阳气不化……民病胸中痛，胁支满，两胁痛，膺背肩胛间及两臂内痛，郁冒蒙昧，心痛暴瘖"（《素问·气交变大论》）。"四之气，寒雨降，病暴仆，振栗谵妄，少气，嗌干引饮，及为心痛""水郁之发，阳气乃辟，阴气暴举，大寒乃至……故民病寒客心痛"（《素问·六元正纪大论》）。

2. 火邪

火热外邪侵袭，或肺金燥热之气助。心火旺，或暴热太过而暑热流行，或脾土郁热太过，心火上炎于上焦太过而导致火热心痛，"岁金不及，炎火乃行，生气乃用，长气专胜……民病口疮，甚则心痛"（《素问·气交变大论》）。"暴热至，土乃暑，阳气郁发，小便变，寒热如疟，甚则心痛"（《素问·五常政大论》）。"三之气，天政布，大火行……寒气时至，民病气厥心痛，寒热更作，咳喘目赤""土郁之发……化气乃敷，善为时雨，始生始长，始化始成。故民病心腹胀，胀鸣而为数后，甚则心痛胁䐜"（《素问·六元正纪大论》）。

3. 六气太过导致心痛

太阳、少阳、阳明、太阴、少阴、厥阴皆有对应之时气，时气太过，或因寒，或因火，或因内生邪气导致心痛的发生。

（1）太阳：《素问·六元正纪大论》云："太阳司天，寒气下临，心气上从，而火且明……火气高明，心热烦……热气妄行，寒乃复，霜不时降，善忘，甚则心痛。"《素问·至真要大论》云："太阳司天，寒淫所胜，则寒气反至，水且冰，血变于中……民病厥心痛。""太阳之胜，凝凓且至，非时水冰，羽乃后化。痔疟发，寒厥入胃，则内生心痛。""太阳之复，厥气上行……心胃生寒，胸膈不利，心痛痞满。""岁太阳在泉，寒淫所胜……民病少腹控睾，引腰脊，上冲心痛，血见，嗌痛颔肿。"

（2）少阳：《素问·至真要大论》中曰："少阳在泉……主胜则热反上行而客于心，心痛发热。""少阳之胜，热客于胃，烦心心痛。"《素问·五常政大论》中曰："少阳司天，火气下临，肺气上从……心痛胃脘痛。"《素问·六元正纪大论》："少阳 太征 厥阴 戊寅天符 戊申天符 其运暑……其病上热郁血溢血泄心痛……凡此少阳司天之政……终之气，地气正，风乃至，万物反生，霿雾以行，其病关闭不禁，心痛，阳气不藏而咳。"

（3）阳明：《素问·至真要大论》云："阳明之复，清气大举……病生胠胁，气归于左，善太息，甚则心痛痞满。"

（4）少阴：《素问·六元正纪大论》曰："凡此少阴司天之政……热病生于上，清病生于下，寒热凌犯而争于中，民病咳喘，血溢血泄……心痛。"《素问·至真要大论》曰："少阴司天，热淫所胜，怫热至，火行其政。民病胸中烦热……甚则疮疡胕肿……心痛肺䐜。""少阴在泉，客胜则腰痛……主胜则厥气上行，心痛发热。""少阴之复，燠热内作，烦躁，鼽嚏，少腹绞痛……暴痛心痛。"《素问·厥论》曰："少阴之厥，则口干溺赤，腹满心痛。""手心主、少阴厥逆，心痛引喉，身热，死不可治。"

（5）厥阴：《素问·至真要大论》曰："岁厥阴在泉，风淫所胜，则地气不明，平野昧，草乃早秀。民病洒洒振寒，善伸数欠，心痛支满，两胁里急。""厥阴之复，少腹坚满，里急暴痛……厥心痛，汗发呕吐，饮食不入，入而复出。"

（6）太阴：《素问·至真要大论》中云："太阴之胜，火气内郁，疮疡于中，流散于外，病在胠胁，甚则心痛热格。"《素问·厥论》中云："太阴厥逆，䯒急挛，心痛引腹，治主病者。"

此外，也有因误刺而导致心痛的，《素问·刺要论》中云："刺肉无伤脉，脉伤则内动心，心动则夏病心痛。"

二、针灸治疗

1. 循经取穴治疗

"经脉所过，主治所及"，取直接循行于心的手少阴心经及间接循行于心的相表里经——手太阳小肠经，如《灵枢·五邪》云："邪在心，则病心痛，喜悲，时眩仆，视有余不足而调之其输也。"《素问·刺热论》中曰："心热病者，先不乐，数日乃热，热争则卒心痛，烦闷善呕，头痛面赤无汗。壬癸甚，丙丁大汗。气逆则壬癸死，刺手少阴、太阳。"

2. 辨证取穴治疗

从《黄帝内经》可以看出，心痛并非局限于心脏本身，而是与五脏有密切联系，五脏均可致心痛，非独心也，并且明确提出对五脏心痛治疗的各自经络穴位。如《灵枢·杂病》中曰："心痛引腰脊，欲呕，取足少阴。心痛，腹胀啬啬然，大便不利，取足太阴。心痛引背不得息，刺足少阴；不已，取手少阳。心痛引小腹满，上下无常处，便溲难，刺足厥阴。心痛，但短气不足以息，刺手太阴。心痛，当九节刺之，按，已刺按之，立已；不已，上下求之，得之立已。"

对于五脏心痛腧穴的选取主要选取五输穴的输（原）穴、荥、经穴为主，《灵枢·厥病》曰："厥心痛，与背相控，善瘛，如从后触其心，伛偻者，肾心痛也，先取京骨、昆仑，发狂不已，取然谷。厥心痛，腹胀胸满，心尤痛甚，胃心痛也，取之大都、大白。厥心痛，痛如以锥针刺其心，心痛甚者，脾心痛也，取之然谷、太溪。厥心痛，色苍苍如死状，终日不得太息，肝心痛也，取之行间、太冲。厥心痛，卧若徒居，心痛间，动作痛益甚，色不变，肺心痛也，取之鱼际、太渊。真心痛，手足青至节，心痛甚，且发夕死，夕发旦死。心痛不可刺者，中有盛聚，不可取于腧。"

对于邪客少阴则明确提出用刺络放血及缪刺法，《素问·缪刺论》中曰："邪客于足少阴之络，令人卒心痛、暴胀、胸胁支满、无积者，刺然骨之前出血，如食顷而已，不已，左取右，右取左。病新发者，取五日，已。"

此外，《灵枢·五邪》中也提到用三焦经井穴关冲穴治疗心痛："喉痹舌卷，口中干，烦心，心痛，臂内廉痛，不可及头，取手小指次指爪甲下，去端如韭叶。"

3. 讨论

综上可见，《黄帝内经》中对心痛的认识，关键的致病因素是寒与火，其中寒邪的脉象为涩脉，寒邪导致气血凝滞，《素问·脉要精微论》中曰："上盛则气高，下盛则气胀，代则气衰，细则气少，涩则心痛。"心主血，心痛的发生源于寒气导致气血的凝滞阻塞，或火热使气血逆乱妄行。同样有学者分析《黄帝内经》心痛，认为邪气在心、气血逆乱是发病的关键，寒与痛是典型表现，这与现代气虚、血瘀和痰浊是冠心病心绞痛的主要病机有所不同，古代以实证为主，现代病程较长，以虚证为主。

心主脉，外邪的侵袭路径仍然是经过直接与心相联系的经脉，或者是借助六经时运之气侵袭。《黄帝内经》中心痛常伴发多种症状表现，并出现肺心痛、脾心痛、胃心痛、肾心痛、肝心痛，西医学心绞痛也往往合并多种慢性病症。心为君主之官，主血脉，全身之脏腑依赖于经脉气血之濡养，心脏受邪，故易出现多种他脏病症。在治疗上，《黄帝内经》主要提到针灸的治疗，强调了循经取穴和辨证取穴，并且以五输穴为主，此治疗方法也为现代临床所证实确实有效的疗法。

参考文献

[1] 田代华 整理.黄帝内经素问［M］.北京：人民卫生出版社，2005.

[2] 田代华，刘更生 整理.灵枢经 [M].北京：人民卫生出版社，2005.

[3] 包培荣.《黄帝内经》卒心痛论述对急性冠脉综合征辨治的启示 [J].山东中医杂志，2006，25（2）：75-78.

[4] 邢雁伟，王阶，衷敬柏，等.采用聚类分析和对应相关方法研究1069例冠心病心绞痛证候应证组合规律 [J].中华中医药杂志，2007，22（11）：747-750.

[5] 陈一江.脏腑心痛的临床验案 [J].中华中医药杂志，2007，22（9）：651-652.

[6] 郭太品，施静，任玉兰，等.《黄帝内经》对"心痛"的认识及针灸治疗探讨 [J].中华中医药杂志，2014，9（1）：38-40.

第三节　《黄帝内经》对脑及脑病的认识

中西医对脑的认识截然不同，西方医学将脑放于核心之地，当今《中医基础理论》大多将脑的功能总结为主宰生命活动、主精神意识、主感觉运动，无疑是在强调脑主神明，此与传统中医理论相悖。究其原因在于未能明确中医脑的内涵、功能，以及脑、心与神的关系，以至于中西混淆。通过查阅《黄帝内经》（以下简称《内经》）所论及相关文献，对脑的内涵外延做一总结，以冀对后学者有所裨益。

一、《黄帝内经》对脑的认识

1. 脑的归属

早在《内经》成书之前，古人对脑的归属问题就有所讨论，或以脑为脏，或以脑为腑。《内经》的成书问世，标志着中医理论体系的形成，对脑也有了相对清晰的认识。《内经》根据脏腑功能确立了脑的归属，谓脑为奇恒之腑。《素问·五脏别论》云："脑、髓、骨、脉、胆、女子胞，此六者，地气之所生也，皆藏于阴而象于地，故藏而不泻，名曰奇恒之腑。"高士宗注："奇，异也；恒，常也。言异于常腑也。"奇恒之腑异于常腑之处在于它的功能不是"泻而不藏"，而是"藏而不泻"，与五脏功能相似。而既言"腑"，属于"腑"类，则又有"中空"的概念。故后世将"奇恒之腑"总结为形态中空似腑，功能藏精似脏的一类脏腑组织。脑形态中空似腑，又"藏于阴而象于地"，像大地一样包藏阴质，具有五脏"藏精气而不泻"的功能特点，故《内经》将脑归属于奇恒之腑。

2. 脑的形态

关于脑的形态，《内经》并未明确说明，但可从散落在各篇关于脑的论述中看出，奇恒之腑的"脑"应指颅骨及其脑髓，如《灵枢·海论》中云："脑为髓之海，其输上在于其盖，下在风府。"它的位置最高在"颅盖"，最低在"风府"穴，描述由颅骨所围成的颅腔的形态，为髓汇聚之处，如同胃为"水谷之海"，颅骨中空而内藏脑髓，符合奇恒之腑的特点。

3. 脑髓的生成

《灵枢·海论》云："脑为髓之海"。《素问·五脏生成》亦指出："诸髓者，皆属于脑。"说明脑与髓的关系十分密切，两者之间实为"体与用"的关系，脑功能的正常发挥全赖脑髓的充实。古人已认识到脑髓的生成来源于先天之精，如《灵枢·经脉》云："人始生，先成精，精成而脑髓生。"脑髓虽由先天之精所化，但须得水谷之精及肾精以充养。《灵枢·五癃津液别》说："五谷之津液和合而为膏者，内渗于骨空，补益脑髓而下流于阴股。"故水谷之精以及肾精的充盛直接影响髓海的盈亏。髓海有余，则动作敏捷；髓海不足，则头晕耳鸣，目无所见，四肢倦怠。

4. 脑的功能

脑的功能是中西医学理论混淆最多之处。《内经》之后，对脑为髓海，历代医家并无异议。然明清之后，对脑的认识呈现中西汇通之势，脑主神明或成为主流，认为人的精神、意识和思维活动皆由脑所主，此与西医脑的功能基本一致。李时珍"脑为元神之府"、金正希"人之记性皆在脑中"、汪昂"今人每记忆往事，必闭目上瞪而思索之"、王清任"灵机记性，不在心在脑"，甚至将《素问·脉要精微论》中"头者，精明之府"作为脑主神明之依据。然细查《内经》原文，此"精明"非精神、神明之意，所指实为眼睛。正如《素问·脉要精微论》所说："夫精明者，所以视万物，别白黑，审短长。"传统中医理论认为，神明之所主在心，《素问·灵兰秘典论》明确指出："心者，君主之官，神明出焉。"明清医家对脑功能的认识是无可非议的，但却非完全符合中医自身特点和规律的发展。中医学根于《内经》，《内经》对脑的功能则有不同的认识。《内经》中脑的主要功能一是脑为髓海，二是与视觉、听觉有关。《灵枢·海论》曰："脑为髓之海……髓海不足，则脑转耳鸣，胫酸眩冒，目无所见，懈怠安卧。"髓海不足可影响目、耳的功能。《灵枢·大惑论》云："五脏六腑之精气，皆上注于目而为之精……上属于脑，后出于项中。故邪中于项，因逢其身之虚，其入深，则随眼系以入于脑，入于脑则脑转，脑转则引目系急，目系急则目眩以转矣。"明确指出脑参与视觉功能,若邪中于脑,则致"目系急"而出现头晕目眩。《灵枢·口问》指出:"上气不足,脑为之不满,耳为之苦鸣,头为之苦倾,目为之眩。"水谷之气若不能向上补养脑髓,髓海空虚,可引起头晕、耳鸣等症,故脑的功能与听觉有关。

二、《黄帝内经》对脑病的认识

1. 脑病的病因病机

脑为"髓海",喜盈恶亏,脑病的发生多以"髓海不足"为病机。《灵枢·海论》曰:"髓海不足,则脑转耳鸣,胫酸眩冒,目无所见,懈怠安卧。"说明髓海空虚或髓海不足,可导致头晕、眼花、视物不清、耳鸣、四肢倦怠等症。先天禀赋、后天失养,以及外邪、内伤均可影响髓海的盈亏。《灵枢·经脉》又云:"人始生,先成精,精成而脑髓生。"若小儿先天胎气怯弱,肾气亏虚,髓海不足,可出现解颅、五迟、五软等症。《灵枢·口问》指出:"上气不足,脑为之不满,耳为之苦鸣,头为之苦倾,目为之眩。"《灵枢·决气》则曰:"液脱者,骨属屈伸不利,色夭,脑髓消,胫酸,耳数鸣。"说明后天水谷精微不足,或不能及时补养,均可导致髓海空虚。《灵枢·疟论》云:"因遇大暑,脑髓烁,肌肉消,腠理发泄……"说明外邪与内伤亦可消减脑髓。另外,部分邪气虽不能影响髓海的盈亏,但亦可伤及脑髓,导致脑病的发生。《素问·风论》云:"风气循风府而上,则为脑风。"《灵枢·厥论》云:"真头痛,头痛甚,脑尽痛,手足寒至节,死不治。"说明风寒之邪均可循风府入脑,发为脑风、脑痛。

2. 脑病的辨证治疗

《内经》中以"脑"命名的疾病虽只有脑痛、脑风、脑转、脑烁,但凡是与脑髓病变有关的皆属脑病。脑病的辨证分虚实两端,虚者以髓海不足为主,实者则以邪气亢盛为主。中医理论以五脏为核心,故脑病的治疗多从五脏入手。肾藏精,主骨生髓,通于脑以补益脑髓,肾精的盛衰,直接影响着脑髓的盈亏,《素问·逆调论》云"肾不生则髓不能满"。另外,后天水谷精微亦可补益脑髓,《灵枢·决气》曰:"谷入气满,淖泽注于骨,骨属屈伸,泄泽补益脑髓……"故针对髓海不足,多采用补肾填精益髓,以及补益脾胃之法。偏于肾阳虚者,可用右归丸;偏于肾阴虚者,可用大补阴丸、左归丸等。补益脾胃可选用补中益气汤、四君子汤、十全大补丸等。针对邪气亢盛者,多以祛邪为主,尤以风寒之邪最为常见,可选用川芎茶调散等以祛风散寒止痛。

三、现代脑病的中医治疗

现代脑病即中枢神经系统疾病，包括癫、狂、痫、厥、中风等神志病，均被列为脑病的范畴。然中医将精神情志活动分属于五脏，总统于心，心主神明，故精神情志疾病应属心系疾病。因此，现代脑病与《内经》所指脑病并非同一类疾病，而其治疗又多以心、肝、肾为主。脑的功能异常，如精神不振、情志异常或失眠健忘等，多从心主神志或肝主疏泄论治。心为神明之宅，神志为病，首责于心。若心气血两虚，则以养心为主；若热邪扰乱心神，则以清心为主。然五脏相通，肝与神志病亦密切相关，《灵枢·本神》称："肝藏血，血舍魂，肝气虚则恐，实则怒。"肝主疏泄，调畅气机，气血调和，则情志正常；肝气郁结或疏泄太过，则心情抑郁或急躁易怒，故在治疗上多采用疏肝、柔肝之法。若大脑的形态结构异常，如小儿小脑畸形、生长发育迟缓、老年人脑萎缩、老年性痴呆等，多因脑先天发育不良，或脑髓不充所致，多从肾精肾气进行调治，采用补肾填精益髓之法。

四、小结

中西医对脑的认识在形态、功能上都完全不同。中医脑实指颅骨及脑髓，属于奇恒之腑，而并非主精神、意识、思维活动的大脑。脑的功能主要为髓海，并且与视觉、听觉有关，故临床脑病的发生多与脑髓有关。在临床治疗上应先辨虚实，虚者以髓海不足为主，多采用补肾填精益髓及补益脾胃之法；实者以邪气亢盛为主，故祛邪为首要治法。现代所谓脑病，实指中枢神经系统疾病（包括精神、神经疾病），在中医学中多从五脏入手，尤以心、肝、肾为主。因此，只有明确中西医脑的实质，方可有的放矢进行脑病的治疗。

参考文献

[1] 陈明.黄帝内经临证指要 [M].北京：学苑出版社，2006.

[2] 姜惟，吴颢昕.《黄帝内经》论脑举要 [J].中医药信息，2010，27（2）：1-3.

[3] 李萍，李琳.《黄帝内经》脑髓理论探析 [J].吉林中医药，2012，32（11）：1085.

[4] 黄俊山.试析《黄帝内经》脑髓学说的特点 [J].湖北中医学院学报，1996，16

(3)：10 - 11.

［5］ 张庆祥.每天学点中医基础 ［M］.北京：中国医药科技出版社，2014.

［6］ 赵建芳，张庆祥.《黄帝内经》 对脑及脑病的认识 ［J］.上海中医药杂志，2016，
50 （6）：35 - 36.

第四节　《黄帝内经》 咳证及其临床应用

《黄帝内经》除《素问·咳论》专篇论咳外，尚有 37 篇涉及咳的诊治。《黄帝内经》认为咳之病位在肺，提出"五脏六腑皆令人咳，非独肺也"的重要观点，强调咳有五脏六腑的辨证分型，对后世临床辨治咳证具有重要的指导意义。

一、咳证的分类及临床特征

《素问·咳论》将咳证分为五脏咳和六腑咳两大类。咳之病位虽然在肺，但当五脏六腑受邪后传之于肺，也可以致咳。一般来说，五脏咳是初期阶段，是以各脏经脉气血失常为主要病机，以咳多兼"痛"为主要特征；六腑咳是咳久不愈的后期阶段，病情进一步发展，影响到人体气机运行和气化活动，表现出气虚下陷，不能收摄的病机特点，以咳多兼"泄"为主要表现。

1. 五脏咳的临床特征

五脏咳证，是邪犯各脏及其经脉，导致各脏功能及所属经脉气血逆乱，并影响于肺所致。临床表现以咳为主症，还兼有相应内脏功能失常及经络气血失调的证候。如肺主司呼吸，肺咳之症见咳而喘息有音，甚则唾血；心主血脉，心脉上挟咽，故心咳之症为咳而心痛，咽肿痛，哽塞不利；肝主疏泄，肝经布胁肋，肝咳之症见咳而两胁疼痛，甚则不可以转，转则两胁肋部满闷；脾经上膈挟咽，气行于右，脾咳之症见咳嗽，右胁下痛而引肩背；肾主水，其经贯脊属肾入肺中，腰为肾之府，肾咳之症见咳而多涎，腰背引痛。

2. 六腑咳的临床特征

六腑咳证，是由五脏咳久不愈，按脏腑表里相合的关系传变而成，是五脏咳病变的进一步加重，其临床表现以该腑功能失常为特征。如胃失和降，胃气上逆则咳兼呕吐，甚则呕吐蛔虫；胆气上逆则咳呕胆汁；小肠传化失职则咳而矢气；大肠传导失职

则咳而伴大便失禁；膀胱失约则咳而遗溺；三焦气化不利则咳兼腹部胀满，不思饮食。

二、咳证的病因病机

（一）咳证的病因

1. 六淫邪气致咳

肺主气，与自然界大气相通；又肺主皮毛，皮毛为一身之藩篱，风、寒、暑、湿、燥、火之邪无不从表而入，四时气候异常变化最易影响到肺。咳病一般是肺脏受邪后肺气上逆的病理反应。咳的主要病因为风寒之邪，"皮毛先受邪气""感于寒则受病"，而"皮毛者，肺之合也"（《素问·咳论》），邪气由表及里内舍其合以伤肺。《黄帝内经》中除以上提到的寒邪之外，还有其他邪气致咳的记载。如《素问·生气通天论》"秋伤于湿，上逆而咳"，伤湿致咳；《素问·气交变大论》"岁火太过，炎暑流行，肺金受邪……少气咳喘"，伤暑致咳；《素问·至真要大论》的"少阴司天，热淫所胜……寒热咳喘"，是伤于热；"少阳司天，火淫所胜，则温气流行……疮疡，咳唾血……病本于肺"，是伤于火；"阳明司天，燥淫所胜……咳"及《素问·气交变大论》的"岁金太过，燥气流行……甚则喘咳逆气""岁木不及，燥乃大行……上胜肺金……咳而衄"，是伤燥致咳；《素问·风论》"以秋庚辛中于邪者为肺风……肺风之状，多汗恶风……时咳短气"，是伤风致咳，说明六淫邪气皆能致咳。以上内容提示，湿、热、火、燥、风诸邪均可致咳，而寒邪是主因，风邪则常为致病的先导，即"风者，百病之始也"（《素问·生气通天论》）"风者，百病之长也"（《素问·风论》）之意。

因而在临床上咳嗽往往多兼风邪为病而出现风寒、风热及风燥等不同咳嗽。如《素问·玉机真脏论》有"今风寒客于人，使人毫毛毕直……当是之时，可汗而发也……弗治，病入舍于肺，名曰肺痹，发咳上气"的风寒袭肺致咳；《素问·刺热》有"肺热病者，先淅然厥，起毫毛，恶风寒，舌上黄，身热，热争则喘咳"的风热伤肺致咳等，均属此类。经文指出了不同季节有不同的异常气候，但都可影响于肺而致咳，说明肺脏对季节时邪的易感性。

2. 五脏各以其时受病，非其时，各传以与之

人是一个有机的整体体，五脏在其旺时主持一身，其气亦敷布于一身，当时邪气侵入人体时，邪气首先与人身主时之脏气相接触，使该脏受伤而发病。一旦得病，本脏病可传至他脏，《素问·咳论》说："五脏各以其时受病，非其时，各传以与之。"

说明他脏有疾累及于肺，也能导致肺失宣降发为咳嗽，故有"五脏六腑皆令人咳，非独肺也"之说。《黄帝内经》亦明确提出内伤咳嗽之病因，如《素问·示从容论》指出"咳嗽烦冤者，是肾气之逆也"，为内伤肾阴，虚阳之气上浮扰肺致咳。《素问·至真要大论》云"咳衄嗌塞，心膈中热，咳不止白血出者死"，是热伤肺阴，肺燥阴虚致咳。《素问·痹论》云："脾痹者，四肢懈惰，发咳呕汁。"此为内伤饮食，脾虚不能资肺而致咳。临床咳之病因可有脾虚生湿，湿痰蕴肺；肝火上冲，气逆犯肺；肾虚水犯，水寒射肺；肾阴亏虚，子盗母气；胃寒停饮，饮邪迫肺等。诚如张志聪所注："肺主气而位居尊高，受百脉朝会，是咳虽肺证，而五脏六腑之邪，皆能上归于肺而为咳。"

后世则将咳嗽的病因主要分为两大类，一为外感，二为内伤。外感由六淫邪气所致，内伤由脏腑功能失调所致；其中外感中确以风寒之邪为多见，内伤中由饮食所伤，中焦失运，痰湿蕴肺为多见。说明《黄帝内经》提出的外感寒邪，内伤生冷影响肺胃是导致咳病两大因素的观点是值得重视的。

3. 内外合邪致咳

《素问·咳论》指出："皮毛先受邪气，邪气以从其合也。其寒饮食入胃，从肺脉上至于肺则肺寒，肺寒则外内合邪，因而客之，则为肺咳。"《灵枢·邪气脏腑病形》也有类似论述，"形寒寒饮则伤肺，以其两寒相感，中外皆伤，故气逆而上行。"《灵枢·百病始生》亦指出："重寒伤肺。"形寒是指以寒邪为代表的外感邪气，饮冷是指过度食用寒凉生冷的饮食，若是先有寒饮食入胃，上传于肺，则肺气失于宣降，肺气失宣，则皮毛及口鼻抗邪力减弱，易感外邪；或者寒饮食伤胃，上传于肺，则肺寒，同气相求，内有肺寒则易招致外寒入侵。这样内外合邪于肺，导致肺气失调，宣降失职，上逆则为咳。

（二）咳证的病机

咳病一般是肺脏受邪，肺气上逆的病理反应，但肺脏有病久咳不愈亦可以并发他脏疾患之情况。而肺所受之邪，可由六淫外感传入，也可由五脏六腑受病后脏邪内传所致，最终导致肺气上逆而咳。

1. 皮毛先受邪气，邪气内传于肺致咳

《素问·咳论》指出"肺之令人咳"，《素问·宣明五气》说："肺为咳。"《素问·脏气法时论》说："肺病者，喘咳逆气。"《灵枢·五邪》说："邪在肺……咳动肩背。"

均说明外邪侵犯皮毛，邪气内传于肺，致使肺气失调，宣降失职，气上逆而为咳。

（1）风寒客肺，是导致咳嗽之主因：肺为娇嫩清虚之脏，肺主皮毛，鼻为肺窍，若外感寒邪，"皮毛先受邪气"（《素问·咳论》），或邪气从口鼻伤人，由表及里，内舍其合，传之于肺，致宣降失司，肺气上逆而咳。

（2）湿邪致咳：秋气通于肺，外湿内侵，阻滞肺气，影响肺之宣肃而发生咳嗽。亦有邪伏于里而不病，至冬季感受时令之邪，内外合邪，致肺失宣肃而发病。

（3）火热之邪致咳：火运太过或少阳司天之年，炎暑火气流行，亢火熏灼肺金，肺失宣降而致咳。

（4）燥邪致咳：岁金太过或木运不及之年，燥气流行，肺喜润而恶燥，燥邪犯肺，耗伤肺津，肺失润降而咳。

（5）风邪致咳：肺受风袭，失于宣肃而为咳。

2. 五脏六腑皆令人咳

肺为华盖，主诸气，司呼吸，合皮毛，朝百脉，五脏六腑皆通过经脉与肺相连，因此，咳嗽虽发自肺，但由于肺与其他脏腑在生理上相互联系，病理亦会相互影响，故咳病并非只见肺脏疾患，他脏有疾累及于肺，即能导致肺失宣降发为咳嗽，临证诸如脾虚生湿，湿痰蕴肺；肝火上冲，气逆犯肺；肾虚水泛，水寒射肺；肾阴亏虚，子盗母气；胃寒停饮，饮邪迫肺等。最终使肺的宣降失职而发为咳证。故《素问·咳论》说："五脏六腑皆令人咳，非独肺也。"

3. 此皆聚于胃

关于肺"此皆聚于胃，关于肺"（《素问·咳论》），是对咳嗽病机的高度概括，肺、胃与咳的关系可从以下几方面来分析：其一，肺之经脉，"起于中焦，下络大肠，还循胃口"（《灵枢·经脉》），肺胃同有主降之特性，所以胃独自受邪或接受五脏六腑内传聚于胃的邪气，均可使胃失和降并可通过肺脉使邪气上传于肺，使肺气不降而发为咳嗽。其二，胃为五脏六腑之海，与脾同居中焦，为气血化生之源。若脾胃运化失司，气血化生乏源，一方面可导致土不生金，使肺之气阴不足，宣降失常而病咳；另一方面，由于营卫之气不充，卫外御邪能力减弱，则易使外邪侵犯皮毛，内舍于肺而发为咳嗽。其三，胃主纳，脾主运，若脾胃受伤，水津失运，亦可酿湿生痰成饮，痰饮上逆于肺，亦可生为咳嗽。说明咳病与肺胃两脏关系尤为密切，正如陈修园《医学三字经·咳嗽》中强调的那样："《内经》虽分五脏诸咳，而所尤重者，在'聚于胃关于肺'六字。"其歌诀谓："气上呛，咳嗽生，肺最重，胃非轻。"咳与肺、胃的密切关系，成为后世"脾为生痰之源，肺为贮痰之器"的理论渊源。

（三）咳证的传变

1. 由脏及腑传变

关于咳证的传变，《素问·咳论》提出"五脏之久咳，乃移于六腑"。姚止庵注："脏腑本相配，病久则传变，日远日多，愈久愈重。移者，蔓延之意，言脏病移及于腑也。"张介宾注："五脏之久咳不已，则病及于腑，皆各因其合而表里相移也。"杨上善注："五脏之咳，近者未虚，久者传为六腑咳也。"均说明由于脏腑经脉表里相合，五脏久咳不愈，邪气可通过相应的经脉蔓延移至六腑，而致六腑咳。从五脏咳和六腑咳的临床症状分析，五脏咳，主要是由五脏病而波及于肺，属咳证初期，是以各脏经脉气血失常导致经气逆乱为主要病机，故证候表现为咳兼"痛"。六腑咳，是咳嗽日久不愈由脏咳转移而来的后期阶段，病情进一步发展，导致六腑气化失常，表现出气虚下陷，不能收摄的病机特点，故以咳多兼"泄"为主要表现。所以《素问·咳论》有"微则为咳，甚则为泄、为痛"之说，反映了咳的传变是由脏及腑，六腑咳属脏腑同病，是病情转重的特殊传变规律。

2. 三焦传变

咳证还具有三焦传变的规律，如《素问·咳论》指出："久咳不已，则三焦受之，三焦咳状，咳而腹满，不欲食饮……使人多涕唾而面浮肿气逆也。"咳病初期邪仅伤肺，继则子病及母，脾失健运，故腹满不欲食饮，病情深入发展，由脾及肾，痰多咳喘并见而气逆，三脏功能失常，水湿泛溢则见浮肿。

三、咳证的治疗原则

1. 脏腑咳的分证辨治

《素问·咳论》提出咳证总的针刺治疗原则为："治脏者治其输，治腑者治其合，浮肿者治其经。"所谓输、合、经，是指十二经脉之"五输穴"而言，五脏咳取其相应的输穴刺治，六腑咳取其相应的合穴刺治，久咳兼见浮肿者，针刺宜取相应经穴以疏通经络，使气血和调，水肿消退。马莳注："五脏输穴者，肺输太渊，脾输太白，心输神门，肾输太溪，肝输太冲是也。""六腑合者，大肠合曲池，胃合三里，小肠合小海，膀胱合委中，三焦合天井，胆合阳陵泉是也。"久咳兼见浮肿者，则"随脏腑之经穴而各分治之：肺之经穴经渠，大肠之经穴阳溪、胃之经穴解溪，脾之经穴商丘，心之经穴灵道，小肠之经穴阳谷，膀胱之经穴昆仑，肾之经穴复溜，心包络之经穴间使，三焦之经穴支沟，胆之经穴阳辅，肝之经穴中封是也"。这种辨证分经取穴的原则，虽然简单，但却为咳病的辨证论治指明了方向。

后世医家在《黄帝内经》针刺治疗基础上，创制了不少颇具成效的方药。如王肯堂《证治准绳·杂病诸气门》提出，肺咳，用麻黄汤。心咳，用桔梗汤。肝咳，用小柴胡汤。脾咳，用升麻汤。肾咳，用麻黄附子细辛汤，胃咳，用乌梅丸，胆咳，用黄芩加半夏生姜汤，大肠咳，用赤石脂禹余粮汤、桃花汤，小肠咳，用芍药甘草汤，膀胱咳，用茯苓甘草汤，三焦咳，用钱氏异功散。林佩琴《类证治裁·咳嗽论治》指出不同季节治疗咳病的用药规律："以四时论之，春季咳木气升也，治宜兼降，前胡、杏仁、海浮石、瓜蒌仁之属；夏季咳火气炎也，治宜兼凉，沙参、花粉、麦冬、知母、玄参之属；秋季咳燥气乘金也，治宜清润，玉竹、贝母、杏仁、阿胶、百合、枇杷膏之属；冬季咳风寒侵肺也，治宜温散，苏叶、川芎、桂枝、麻黄之属。"这种分证辨治方法，很好地发挥了《黄帝内经》四时五脏与咳病关系的理论，也为后世脏腑辨证提供了范例。

2. 《黄帝内经》"聚于胃，关于肺"对治疗咳证的启示

《素问·咳论》提出"聚于胃，关于肺"的重要理论，亦为后世医家治疗咳证开启了思路，遣方用药也多宗于此。如根据这一论点提出"脾为生痰之源，肺为贮痰之器"之说，并在治疗上运用培土生金、健脾化饮之法治疗咳证，收到良好疗效。还据"使人多涕唾而面浮肿气逆"的证候描述，咳病日久可见浮肿之象，临床认为是外寒内饮之邪气壅闭肺胃使然，与《金匮要略·痰饮咳嗽病脉证并治第十二》所述"咳逆倚息，短气不得卧，其形如肿"的支饮病证相合，在张仲景治疗的方剂中，如小半夏汤、小半夏加茯苓汤、厚朴大黄汤、泽泻汤、葶苈大枣泻肺汤、小青龙汤等，亦无不从肺胃着手。再观临床由肺胃所致咳嗽是最常见的咳嗽，除上述治饮之方外，清燥救肺汤、麦门冬汤、沙参麦冬汤等，也都是咳病治在肺胃的常用方剂。可见本篇"此皆聚于胃，关于肺"这一咳病辨治纲领的提出，确为后世对咳病的治疗，起到了执简驭繁的作用。

"聚于胃，关于肺"还为咳证的预防提供了理论依据，如外避虚邪贼风，以防形寒伤肺；内调饮食，忌食生冷寒凉，以免胃寒伤肺，不使"外内合邪"，则可减少咳病的发生。

四、临床应用举例

历代医家在《素问·咳论》"五脏六腑皆令咳，非独肺也"理论的指导下，根据脏腑咳的分证，各立治法，各出方药，创立了很多颇有疗效的方剂，取得了很好的疗效。下面举例说明：

某儿，每遇季节交换，寒潮来临，必罹感冒咳嗽，五六年来每值秋冬初春总因发病而住院治疗。迨及近来，偶或微风吹拂，即有咽痒欲咳，稍涉户外，必里外包裹严实，倍加小心，但仍不能防患或根除咳疾。刻诊：患儿喜食冷饮，食欲不振，形体羸瘦衰弱，咳嗽鼻塞流涕，舌苔薄白，脉来细弱常滑。

此由"形寒寒饮"伤肺，《咳论》所谓"外内合邪"所致。嘱切忌寒饮，凡欲饮必以温热开水。治宜温化寒邪，宣肃肺气。生麻黄6g，细辛3g，干姜4.5g，制半夏9g，牛蒡子9g，炙紫菀9g，款冬花6g，苍耳子12g，黄芪5g，炒防风6g，炒白术9g，大枣5枚。7剂后咳缓解，鼻塞改善，再7剂咳停，食欲增加，改拟香砂六君子汤加干姜、细辛、黄芪、苍耳子等调治3个月，去年秋冬咳疾未发，形体渐丰。（王庆其．内经临证发微·形寒寒饮则伤肺［J］．上海中医药杂志，1998（7）：13.）

《素问·宣明五气》说："肺恶寒。"《灵枢·邪气脏腑病形》提出"形寒寒饮则伤肺，以其两寒相感，中外皆伤，故气逆而上行"致肺咳。临床由于外寒袭肺引起的咳嗽十分常见，而由寒饮伤肺所致的咳嗽常被病家、医家所忽略。故治疗外内合邪而致肺寒为咳者，宜"散寒治其标，温里治其本"（程应旄《伤寒论条辨》）。喻嘉言亦认为"形寒寒饮伤肺，当以小青龙汤治疗"，而问题的关键是必须"忌寒饮"，《黄帝内经》训示，决非虚语。

第五章 《黄帝内经》类证

第一节 中风病类

一、概论

1. 风者，百病之长也，至其变化，乃为他病也，无常方，然致有风气也（《素问·风论》）。

2. 贼风邪气之中人也，不得以时，然必因其开也，其入深，其内极病，其病人也卒暴；因其闭也，其入浅以留，其病也徐以迟（《灵枢·岁露论》）。

3. 肉不坚，腠理疏，则善病风（《灵枢·五变》）。

4. 伤于风者，上先受之（《素问·太阴阳明论》）。

5. 风中五脏六腑之俞，亦为脏腑之风；各入其门户所中，则为偏风（《素问·风论》）。

6. 尺不热，脉滑，曰病风（《素问·平人气象论》）。

7. 邪风之至，疾如风雨，故善治者治皮毛，其次治肌肤，其次治筋脉，其次治六腑，其次治五脏。治五脏者，半死半生也（《素问·阴阳应象大论》）。

二、各论

1. 肝风证

肝风之状，多汗恶风，善悲，色微苍，嗌干，善怒，时憎女子，诊在目下，其色青（《素问·风论》）。

2. 心风证

心风之状，多汗恶风，焦绝，善怒吓，赤色，病甚则言不可快。诊在口，其色赤（《素问·风论》）。

3. 脾风证

脾风之状，多汗恶风，身体怠惰，四肢不欲动，色薄微黄，不嗜食。诊在鼻上，其色黄（《素问·风论》）。

4. 肺风证

肺风之状，多汗恶风，色皏然白，时咳短气，昼日则瘥，暮则甚。诊在眉上，其色白（《素问·风论》）。

5. 肾风证

（1）肾风之状，多汗恶风，面庞然浮肿，脊痛不能正立，其色炲，隐曲不利。诊在颐上，其色黑（《素问·风论》）。

（2）有病庞然如有水状，切其脉大紧，身无痛者，形不瘦，不能食，食少……病生在肾，名为肾风。肾风而不能食，善惊，惊已心气痿者死（《素问·奇病论》）。

（3）有病肾风者，面庞然壅，害于言……虚不当刺（《素问·评热病论》）。

6. 胃风证

胃风之状，颈多汗恶风，食饮不下，膈塞不通，腹善满，失衣则䐜胀，食寒则泄。诊形瘦而腹大（《素问·风论》）。

7. 肠风证

久风入中，则为肠风飧泄（《素问·风论》）。

8. 脑风证

风气循风府而上，则为脑风（《素问·风论》）。

9. 首风证

新沐中风，则为首风……首风之状，头面多汗恶风，当先风一日则病甚，头痛不可以出内，至其风日，则病稍愈（《素问·风论》）。

10. 目风证

风入系头，则为目风，眼寒（《素问·风论》）。

11. 泄风证

外在腠理，则为泄风……泄风之状，多汗，汗出泄衣上，口中干，上渍，其风不能劳事，身体尽痛则寒（《素问·风论》）。

12. 内风证

入房汗出中风，则为内风（《素问·风论》）。

13. 漏风证（酒风）

（1）饮酒中风，则为漏风……漏风之状，或多汗，常不可单衣，食则汗出，甚则身汗，喘息恶风，衣常濡，口干善渴，不能劳事（《素问·风论》）。

（2）有病身热懈惰，汗出如浴，恶风少气……病名曰酒风……以泽泻、术各十分，麋衔五分，合以三指撮为后饭（《素问·病能论》）。

14. 痱风证

痱之为病也，身无痛者，四肢不收，智乱不甚，其言微知，可治；甚则不能言，不可治也（《灵枢·热病》）。

15. 劳风证

劳风法在肺下，其为病也，使人强上冥视，唾出若涕，恶风而振寒，此为劳风之病……以救俯仰。巨阳引，精者三日，中年者五日，不精者七日。咳出青黄涕，其状如脓，大如弹丸，从口中若鼻中出，不出则伤肺，伤肺则死也（《素问·评热病论》）。

16. 疠风证（大风）

（1）脉风成为疠（《素问·脉要精微论》）。

（2）疠者，有荣气热胕，其气不清，故使鼻柱坏而色败，皮肤疡溃。风寒客于脉而不去，名曰疠风……风气与太阳俱入，行诸脉俞，散于分肉之间，与卫气相干，其道不利，故使肌肉愤䐜而有疡；卫气有所凝而不行，故其肉有不仁也（《素问·风论》）。

（4）疠风者，素刺其肿上，已刺，以锐针针其处，按出其恶气，肿尽乃止。常食方食，无食他食（《灵枢·四时气》）。

（5）病大风，骨节重，须眉堕，名曰大风。刺肌肉为故，汗出百日；刺骨髓，汗出百日。凡二百日，须眉生而止针（《素问·长刺节论》）。

第二节 伤寒病类

一、概论

1. 今夫热病者，皆伤寒之类也。或愈或死，其死皆以六七日之间，其愈皆以十日以上（《素问·热论》）。

2. 人之伤于寒也，则为病热，热虽甚不死（《素问·热论》）。

3. 人伤于寒而传为热，何也……寒盛则生热也（《素问·水热穴论》）。

4. 气盛身寒，得之伤寒（《素问·刺志论》）。

5. 人迎盛坚者，伤于寒；气口盛坚者，伤于食（《灵枢·五色》）。

6. 治之各通其脏脉，病日衰已矣。其未满三日者，可汗而已；其满三日者，可泄而已（《素问·热论》）。

7. 风寒客于人，使人毫毛毕直，皮肤闭而为热，当是之时，可汗而发也。（《素问·玉机真脏论》）。

8. 病热少愈，食肉则复，多食则遗，此其禁也（《素问·热论》）。

二、各论

1. 太阳证

伤寒一日，巨阳受之，故头项痛，腰脊强……七日巨阳病衰，头痛少愈（《素问·热论》）。

2. 阳明证

（伤寒）二日阳明受之。阳明主肉，其脉侠鼻络于目，故身热目疼而鼻干，不得卧也……八日阳明病衰，身热少愈（《素问·热论》）。

3. 少阳证

（伤寒）三日少阳受之，少阳主胆，其脉循胁络于耳，故胸胁痛而耳聋……九日少阳病衰，耳聋微闻（《素问·热论》）。

4. 太阴证

（伤寒）四日太阴受之，太阴脉布胃中，络于嗌，故腹满而嗌干……十日太阴病衰，腹减如故，则思饮食（《素问·热论》）。

5. 少阴证

（伤寒）五日少阴受之，少阴脉贯肾络于肺，系舌本，故口燥舌干而渴……十一日少阴病衰，渴止不满，舌干已而嚏（《素问·热论》）。

6. 厥阴证

（伤寒）六日，厥阴受之，厥阴脉循阴器而络于肝，故烦满而囊缩……十二日厥阴病衰，囊纵少腹微下，大气皆去，病日已矣（《素问·热论》）。

7. 两感证

其两感于寒而病者，必不免于死矣……两感于寒者，病一日，则巨阳与少阴俱病，则头痛口干而烦满；二日则阳明与太阴俱病，则腹满身热，不欲食谵言；三日则少阳与厥阴俱病，则耳聋囊缩而厥，水浆不入，不知人，六日死（《素问·热论》）。

第三节 温热病类

一、概论

1. 冬伤于寒，春必温病（《素问·生气通天论》）。

2. 夫精者，身之本也。故藏于精者，春不病温（《素问·金匮真言论》）。

3. 人一呼脉三动，一吸脉三动而躁，尺热，曰病温（《素问·平人气象论》）。

4. 尺肤热甚，脉盛躁者，病温也；其脉盛而滑者，病且出也（《灵枢·论疾诊尺》）。

5. 冬伤于寒，春生瘅热（《灵枢·论疾诊尺》）。

6. 脉粗大者，乃阴气不足，阳气有余，故为热中病也（《素问·脉要精微论》）。

7.（脉）缓而滑曰热中……脉尺粗常热者，谓之热中（《素问·平人气象论》）。

8. 诸治热病，以饮之寒水，乃刺之；必寒衣之，居止寒处，身寒而止也（《素问·刺热》）。

二、各论

1. 肝热证

（1）肝热病者，小便先黄，腹痛，多卧，身热。热争则狂言及惊，胁满痛，手足躁，不得安卧；庚辛甚，甲乙大汗，气逆则庚辛死。刺足厥阴、少阳。其逆则头痛员员，脉引冲头也……肝热病者，左颊先赤（《素问·刺热》）。

（2）肝热者，色苍而爪枯（《素问·痿论》）。

2. 心热证

（1）心热病者，先不乐，数日乃热。热争则卒心痛，烦闷善呕，头痛面赤无汗。壬癸甚，丙丁大汗，气逆则壬癸死。刺手少阴太阳……心热病者，颜先赤（《素问·刺热》)。

（2）心热者，色赤而络脉溢（《素问·痿论》）。

3. 脾热证

（1）脾热病者，先头重颊痛，烦心颜青，欲呕身热。热争，则腰痛不可用俯仰，腹满泄，两颔痛。甲乙甚，戊己大汗，气逆则甲乙死。刺足太阴阳明……脾热病者，鼻先赤（《素问·刺热》）。

（2）脾热者，色黄而肉蠕动（《素问·痿论》）。

4. 肺热证

（1）肺热病者，先淅然厥起毫毛，恶风寒，舌上黄，身热，热争则喘咳，痛走胸膺背，不得太息，头痛不堪，汗出而寒。丙丁甚，庚辛大汗，气逆则丙丁死。刺手太阴阳明，出血如大豆，立已……肺热病者，右颊先赤（《素问·刺热》）。

（2）肺热者，色白而毛败（《素问·痿论》）。

5. 肾热证

（1）肾热病者，先腰痛胻酸，苦渴数饮，身热，热争则项痛而强，胻寒且痠，足下热，不欲言，其逆则项痛员员澹澹然；戊己甚，壬癸大汗，气逆则戊己死。刺足少阴太阳……肾热病者，颐先赤（《素问·刺热》）。

（2）肾热者，色黑而齿槁（《素问·痿论》）。

6. 逆证

（1）有病温者，汗出辄复热，而脉躁疾不为汗衰，狂言不能食……病名阴阳交，交者死也……人所以汗出者，皆生于谷，谷生于精。今邪气交争于骨肉而得汗者，是邪却而精胜也。精胜则当能食而不复热。复热者，邪气也。汗者，精气也。今汗出而辄复热者，是邪胜也。不能食者，精无俾也。病而留者，其寿可立而倾也。且夫《热论》曰：汗出而脉尚躁盛者，死。今脉不与汗相应，此不胜其病也，其死明矣。狂言者是失志，失志者死。今见三死，不见一生，虽愈必死也（《素问·评热病论》）。

（2）病温虚甚，死（《素问·玉版论要》）。

（3）二阳俱搏，其病温，死不治，不过十日死（《素问·阴阳别论》）。

（4）脉浮而涩，涩而身有热者死（《素问·通评虚实论》）。

（5）热病七日八日，脉微小，病者溲血，口中干，一日半而死；脉代者，一日死。热病已得汗出，而脉尚躁，喘且复热，勿刺肤，喘甚者死。热病七日八日，脉不躁，躁不散数，后三日中有汗。三日不汗，四日死。未曾汗者，勿腠刺之（《灵枢·热病》)。

（6）热病不知所痛，耳聋不能自收，口干，阳热甚，阴颇有寒者，热在髓，死不可治（《灵枢·热病》)。

（7）热病已得汗而脉尚躁盛，此阴脉之极也，死；其得汗而脉静者，生。热病者，脉尚盛躁而不得汗者，此阳脉之极也，死；脉盛躁得汗静者，生（《灵枢·热病》)。

（8）热病不可刺者有九：一曰汗不出，大颧发赤，哕者死；二曰泄而腹满甚者死；三曰目不明，热不已者死；四曰老人婴儿，热而腹满者死；五曰汗不出，呕下血者死；六曰舌本烂，热不已者死；七曰咳而衄，汗不出，出不至足者死；八曰髓热者死；九曰热而痉者死。腰折，瘈疭，齿噤龂也（《灵枢·热病》)。

（9）乳子而病热，脉悬小者……手足温则生，寒则死（《素问·通评虚实论》)。

第四节 暑病类

一、概论

1. 先夏至日者为病温，后夏至日者为病暑，暑当与汗皆出，勿止（《素问·热论》)。

2. 寒暑伤形（《素问·阴阳应象大论》)。

二、伤暑证

1. 气虚身热，得之伤暑（《素问·刺志论》)。

2. 因于暑，汗，烦则喘喝，静则多言（《素问·生气通天论》)。

第五节 湿病类

一、概论

1. 湿气大来，土之胜也，寒水受邪，肾病生焉（《素问·至真要大论》)。

2. 太阴所至为积饮痞隔……为稸满……为中满霍乱吐下……为重胕肿（《素问·六元正纪大论》）。

3. 伤于湿者，下先受之（《素问·太阴阳明论》）。

二、各论

1. 表湿证

因于湿，首如裹（《素问·生气通天论》）。

2. 湿热证

湿热不攘，大筋緛短，小筋弛长，緛短为拘，弛长为痿（《素问·生气通天论》）。

3. 寒湿证

（1）寒湿之中人也，皮肤不收，肌肉坚紧，荣血泣，卫气去（《素问·调经论》）。

（2）寒湿之气，持于气交，民病寒湿，发肌肉萎，足痿不收，濡泻血溢（《素问·六元正纪大论》）。

（3）感于寒湿，则民病身重胕肿，胸腹满（《素问·六元正纪大论》）。

第六节　痉病类

一、概论

1. 诸痉项强，皆属于湿……诸暴强直，皆属于风（《素问·至真要大论》）。

2. 所谓强上引背者，阳气大上而争，故强上也（《素问·脉解》）。

3. 厥阴在泉，客胜则大关节不利，内为痉强拘瘛，外为不便（《素问·至真要大论》）。

二、各论

1. 太阳痉证

（1）太阳所至为寝汗，痉（《素问·六元正纪大论》）。

（2）足太阳之筋……其病……脊反折，项筋急，肩不举，腋支缺盆中纽痛，不可左右摇。治在燔针劫刺，以知为数，以痛为输（《灵枢·经筋》）。

（3）风痉身反折，先取足太阳及腘中及血络出血；中有寒，取三里（《灵枢·热病》）。

2. 少阴痉证

（1）足少阴之筋，其病主痫瘛及痉，在外者不能俯，在内者不能仰，故阳病者，腰反折不能俯；阴病者，不能仰。治在燔针劫刺，以知为数，以痛为输；在内者，熨引饮药（《灵枢·经筋》）。

（2）肺移热于肾，传为柔痉（《素问·气厥论》）。

3. 督脉痉证

督脉为病，脊强反折（《素问·骨空论》）。

4. 拘挛证

（1）虚邪之中人也，洒淅动形，起毫毛而发腠理……搏于筋，则为筋挛（《灵枢·刺节真邪》）。

（2）邪客于足太阳之络，令人拘挛背急，引胁而痛。刺之从项始数脊椎侠脊，疾按之应手如痛，刺之旁三痏，立已（《素问·缪刺论》）。

5. 伛偻证

阳气者，精则养神，柔则养筋。开阖不得，寒气从之，乃生大偻（《素问·生气通天论》）。

第七节　寒热病类

一、概论

1. 因于露风，乃生寒热（《素问·生气通天论》）。

2. 风成为寒热（《素问·脉要精微论》）。

3. 脉沉细数散者，寒热也（《素问·脉要精微论》）。

4. 寸口脉沉而弱，曰寒热……寸口脉沉而喘，曰寒热（《素问·平人气象论》）。

5. （脾脉）小甚为寒热（《灵枢·邪气脏腑病形》）。

6. 尺肤炬然先热后寒者，寒热也；尺肤先寒，久持之而热者，亦寒热也（《灵枢·论疾诊尺》)。

二、各论

1. 太阳寒热证

（1）三阳为病发寒热（《素问·阴阳别论》）。

（2）风气藏于皮肤之间，内不得通，外不得泄。风者，善行而数变，腠理开则洒然寒，闭则热而闷，其寒也，则衰食饮，其热也，则消肌肉，故使人怢栗而不能食，名曰寒热（《素问·风论》）。

（3）皮寒热者，不可附席，毛发焦，鼻槁腊，不得汗，取三阳之络，以补手太阴。肌寒热者，肌痛，毛发焦而唇槁腊，不得汗。取三阳于下，以去其血者，补足太阴，以出其汗（《灵枢·寒热病》）。

2. 肺寒热证

（1）（肺脉）微急为肺寒热、怠惰、咳唾血、引腰背胸，若鼻息肉不通（《灵枢·邪气脏腑病形》）。

（2）邪在肺，则病皮肤痛，寒热，上气喘，汗出，咳动肩背。取之膺中外腧，背三节五脏之傍，以手疾按之，快然，乃刺之，取之缺盆中以越之（《灵枢·五邪》）。

（3）肾因传之心，心即复反传而行之肺，发寒热，法当三岁死（《素问·玉机真脏论》）。

3. 虚寒热证

（1）人身非常温也，非常热也……阴气少而阳气盛，故热而烦满也。人身非衣寒也，中非有寒气也，寒从中生者……是人多痹气也，阳气少，阴气多，故身寒如从水中出（《素问·逆调论》）。

（2）小骨弱肉者，善病寒热（《灵枢·五变》）。

4. 外热内寒、外寒内热证

阳盛生外热……上焦不通利，则皮肤致密，腠理闭塞，玄府不通，卫气不得泄越，故外热……阴盛生内寒……厥气上逆，寒气积于胸中而不泻，不泻则温气去，寒独留，则血凝泣，凝则脉不通，其脉盛大以涩，故中寒。阳虚则外寒……阳受气于上焦，以温皮肤分肉之间，今寒气在外则上焦不通，上焦不通，则寒气独留于外，故寒栗……阴虚生内热……有所劳倦，形气衰少，谷气不盛，上焦不行，下脘不通，胃气热，热气熏胸中，故内热（《素问·调经论》）。

5. 上寒下热、上热下寒证

上寒下热,先刺其项太阳,久留之,已刺则熨项与肩胛,令热下合乃止,此所谓推而上之者也。上热下寒,视其虚脉而陷之于经络者取之,气下乃止,此所谓引而下之者也(《灵枢·刺节真邪》)。

6. 振寒证

(1)人之振寒者……寒气客于皮肤,阴气盛,阳气虚,故为振寒寒栗,补诸阳(《灵枢·口问》)。

(2)振寒洒洒,鼓颔,不得汗出,腹胀烦悗,取手太阴(《灵枢·寒热病》)。

7. 伏阳证

君火欲升,而中水运抑之,升之不前,即清寒复作,冷生旦暮。民病伏阳,而内生烦热,心神惊悸,寒热间作(《素问·本病论》)。

8. 逆证

(1)寒热夺形,脉坚搏,是谓(五)逆也(《灵枢·五禁》)。

(2)安卧脱肉者,寒热不治……诊寒热,赤脉上下至瞳子,见一脉,一岁死;见一脉半,一岁半死;见二脉,二岁死;见二脉半,二岁半死,见三脉,三岁死(《灵枢·论疾诊尺》)。

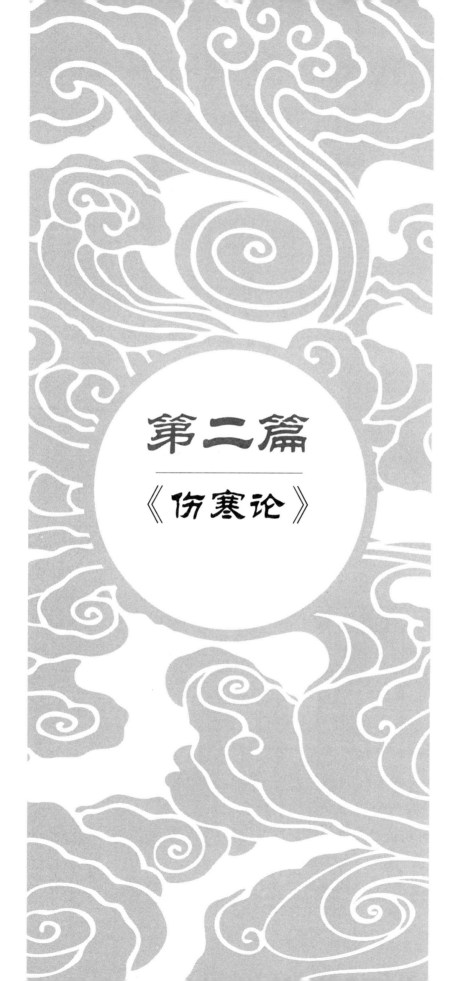

第二篇

《伤寒论》

第一章 《伤寒论》辨证思路与方法研究

第一节 六经辨证研究

六经一词，始见于《黄帝内经》。《素问·阴阳应象大论》云："六经为川，肠胃为海。"六经与肠胃（脏腑）相对应，意指人体之经络；其后之《素问·阴阳离合论》论述三阳三阴经脉生理特性及其相互关系时，均分别言及"三经"一词。综合分析可知，三阳之"三经"与三阴之"三经"，合则而为"六经"。是故六经一词，实为三阳三阴之总称，即太阳、阳明、少阳、太阴、少阴、厥阴，最初用以指代人体之经络系统。然则三阳三阴概念，在《黄帝内经》中应用非常广泛，既用以说明人体脏腑与经络之联系，也用以阐释经络相互间的关系，更以之说明人体与自然之间的相关性。脏腑经络学说、开阖枢理论、气化学说等，无不以之作为重要概念。

作为伤寒学的基本概念，六经一词并未见于《伤寒论》中，其被引用于伤寒学之时，殆始于宋金元时期。朱肱《类证活人书》认为《伤寒论》之三阳三阴为人体经络，谓"古人治伤寒有法，非杂病可比，五种不同，六经各异"，以六经作为《伤寒论》三阳三阴之代称。成无己注解《伤寒例》篇之"两感于寒"者，谓"三日六经俱病"，以释原文之"三阴三阳、六脏六腑皆受病"，承袭了《黄帝内经》六经之基本内涵，指代人体脏腑及其经络。其后，六经概念明确成为三阳三阴之代称，为历代医家所沿用，并据经义之理解不同和实践体会之异赋以不同的内涵，故而有六经脏腑说、六经经络说、六经气化说、六经地面说、六经形层说、六经治法说、六经病程说、正邪相争说，以及现代医家的各种新观点等，仁者见仁，智者见智，极大地丰富和发展了伤寒学说。

必须明确的是，六经、六经病与六经辨证是不同的概念，三者不能混称。六经是张仲景及历代伤寒学家在全面继承《黄帝内经》六经认识的基础上，不断深化和发展而来的一个高度抽象的生理概念。具体而言，六经应为人体生理结构、生理功能、生理关系及人体与自然相应关系的高度概括，即脏腑、经络和气化的综合。在这一整体系统内，根据人体结构、功能、关系之不同特性，又划分出太阳、阳明、少阳、太阴、少阴、厥阴六个子系统。子系统之间既互相独立，又相互联系。而六经病则是人体感受外邪后，六经系统功能失调或所系脏腑经络、营卫气血的损伤而表现出来的病理现象，六经病证因六经生理的有机联系，自然构成病证之间的联系与转化等病理关系。六经辨证是仲景及历代医家在六经生理病理认识基础上，不断发展和完善的一种辨证与论治方法。

《伤寒论》六经辨证开辟了中医辨证论治的先河，张仲景六经辨治体系的建立，使中医理论和实践结合之路由此畅通，使中医辨治疾病有章可循，有法可依。《伤寒论》六经辨治之法，在人们传统思想上仍停留在外感病的辨治上，但是近年来许多医家和学者普遍认为，《伤寒论》六经辨治既适合于外感病，也适合于内伤杂病，《伤寒论》虽不是治疗一切内伤疾病的书籍，但其辨证施治方法，具有普遍指导意义，六经辨证是对内在疾病共性的高度概括。

第二节　六经与八纲结合之辨证方法研究

在《伤寒论》中，张仲景创立了相对完整的六经辨证施治诊疗体系，融理、法、方、药于一体，奠定了中医临床证治的基础。纵观全书，六经辨证思想的具体运用，却贯穿着"阴阳、表里、寒热、虚实"八纲的精神在内。如方隅在《医林绳墨》中就指出："仲景治伤寒，着三百九十七法，一百一十三方，然究其大要，无出乎表里、虚实、阴阳、寒热八者而已。"八纲辨证纲领性地概括了病变部位、邪气的属性、邪正的消长、证候的性质等，提纲挈领地诠释了六经辨证的内涵特色。具体分述如下。

一、辨阴阳

《黄帝内经》认为"善诊者，察色按脉，先别阴阳"。因此，阴阳是辨识疾病与证候的总纲，具有相对属性分类特征。一般说来，《伤寒论》六经病中太阳、阳明、少阳统称为三阳病；太阴、少阴、厥阴统称为三阴病。三阳病表示正气盛，抗病力强，邪气实，病情一般呈现亢奋的状态，因而三阳病多属热证、实证，概括为阳证。三阴病表示正气衰，抗病力弱，病邪未除，病情一般呈虚衰的状态，因而三阴病多属于虚证、寒证，概括为阴证。故第7条曰："病有发热恶寒者，发于阳也；无热恶寒者，发于阴也。"

二、辨表里

《伤寒论》之六经，三阳三阴互为表里，太阳为少阴之表，少阴为太阳之里；阳明为太阴之表，太阴为阳明之里；少阳为厥阴之表，厥阴为少阳之里。总体上看，三阳是三阴之表，故三阳病变应皆属于表证的范畴，而三阴病变则应皆属于里证的范畴。在具体的辨证中，则三阳和三阴又各有表证与里证之不同，如太阳病属表证，而太阳之中风、伤寒、温病，乃太阳经之表证；太阳之蓄水、蓄血、结胸、痞证，乃太阳经之里证。阳明经证大汗、大热、大渴、脉洪大，乃阳明之表证；而阳明腑证痞、满、燥、实之大便干结不通，黄疸及蓄血，又皆阳明之里证。少阳病寒热往来，胸胁苦满，默默不欲饮食，心烦喜呕，口苦咽干及目眩用小柴胡汤，乃少阳之表证；而少阳病呕不止，心下急，郁郁微烦，大便不通用大柴胡汤，则为少阳之里证。

三、辨寒热

寒热是指病证的属性，凡病势亢奋，阳邪炽盛的症状，多属于热；病势沉静，阴邪偏盛的症状，多属于寒。《伤寒论》中三阳病多为热，三阴病多为寒。三阳病阳气旺，阳邪偏盛，邪正相争，病势亢奋，多见发热征象。三阴病，正气虚衰，阴邪偏盛，病势较弱，多见无热恶寒征象。如自利不渴者，属脏有寒，而下利欲饮水者，则为里有热；脉滑而数的属热，脉沉而迟的属寒，这些临床脉证为诊断寒热提供了依据。在寒热极盛的时候，可出现相反的现象，如第11条"病人身大热，反欲得衣者，热在皮肤，寒在骨髓也；身大寒，反不欲近衣者，寒在皮肤，热在骨髓也。"。前者是指内真寒而外假热，后者是内真热而外假寒，诊断此类患者，不可被肌表的寒热假象所迷惑，必须根据病人的喜恶及其里证，以探测疾病寒热真象。

寒热辨证的方法多与六经辨证交相运用，多在阴阳、表里、虚实各辨证中体现，在《伤寒论》中张仲景创立了诸多治疗寒热错杂的方剂，如治疗寒热夹杂、中虚痞满的半夏泻心汤，治疗上热下寒、腹中痛而表邪不除的黄连汤，治疗寒热格拒、食入即吐，兼见下利的干姜黄连汤，以及治疗上热下寒、蛔虫内扰的乌梅丸等，都有效地指导着临床实践。

四、辨虚实

虚实可以用来辨别邪正的盛衰，《黄帝内经》指出："邪气盛则实，精气夺则虚。"所以虚指正气虚，实指邪气盛。大概而言，三阳病变多为实证，三阴病变则多为虚证，但张仲景六经辨证于各经病变中，又当辨实辨虚。如太阳病，发热，汗出，恶风，脉缓之中风证，是为太阳之表虚证；而太阳病，或已发热，或未发热，必恶寒，体痛，呕逆，脉阴阳俱紧之伤寒证，乃太阳之表实证。就太阳病之演变过程中而言，《伤寒论》第102条"伤寒二三日，心中悸而烦者，小建中汤主之"，第177条"伤寒，脉结代，心动悸，炙甘草汤主之"等，皆太阳病变之虚证；而第71条云："太阳病……若脉浮，小便不利，微热消渴者，五苓散主之。"第106条云："太阳病不解，热结膀胱，其人如狂……但少腹急结者，乃可攻之，宜桃核承气汤。"第124条云："太阳病六七日，表证仍在，脉微而沉，反不结胸，其人发狂者，以热在下焦，少腹当硬满，小便自利者，下血乃愈。所以然者，以太阳随经，瘀热在里故也，抵挡汤主之。"此皆为太阳病变之实证。太阳病误治或治疗失当所引起的病变，其"心下痞"者，则相对为虚证；而"从心下至少腹硬满而痛不可近"之结胸病，则为实证。

通观《伤寒论》的辨证，处处都体现了阴、阳、表、里、虚、实、寒、热的辨证思维与方法。八纲辨证与六经辨证一样，是辨证论治的核心，在临床上不仅要懂得六经，掌握辨证的要领及其发展趋势，而且要懂得八纲，分清阴阳表里寒热虚实，确定具体的治疗原则。

第二章　《伤寒论》诊断思路与方法研究

中医诊病主张望、闻、问、切四诊合参，《难经》云："望而知之谓之神，闻而知之谓之圣，问而知之谓之工，切而知之谓之巧。"张仲景十分重视四诊在疾病诊疗中的应用，对中医诊断学的发展贡献重大，兹引用《伤寒杂病论》相关内容分别加以论述。

第一节　望诊

望诊是通过医者视觉观察搜集病情资料的方法，位列四诊之首。张仲景对望诊独具匠心，内容很多，主要表现在以下方面：

一、望色

形体如烟熏，直视摇头，此为心绝也。唇吻反青，四肢絷习者，此为肝绝也。环口黧黑，柔汗发黄者，此为脾绝也（《伤寒论·辨脉法》）。

阳明病，身合色赤，不可攻之，必发热；色黄者，小便不利也（《伤寒论·辨不可下病脉证并治》）。

鼻头色青，主腹中痛，苦冷者死；鼻头色微黑者，有水气；色黄者，胸上有寒；色白者，亡血也；设微赤非其时者死；其目正圆者，痓，不治。又面色青为痛，色黑为虚劳，色赤为风，色黄者便难，色鲜明者有留饮（《金匮要略·脏腑经络先后病脉证》）。

二、望呼吸

两胁拘急，喘息为难，颈背相引（《伤寒论·辨不可下病脉证并治》）。

吸而微数，其病在中焦，实也，当下之则愈；虚者不治。在上焦者，其吸促；在下焦者，其吸远，此皆难治。呼吸动摇振振者，不治（《金匮要略·脏腑经络先后病脉证》）。

三、望形态

1. 望胖瘦

形体虚胖者，多表阳虚弱，腠理不密，卫外不固，抵抗外邪能力差，易感受外邪而发病。形体由胖变瘦是患痰饮病的重要体征。多由脾虚运化不及，饮食不化精微，停而成痰，致肌肉不得充养，形体逐渐变瘦。面瘦身肿多由肾虚水肿，阴盛于下，阳衰于上所致。两腿消瘦酸痛多为肾虚骨弱，下肢失养所致。

2. 望肿

肿的部位可见于头面、四肢、手足、胸腹、阴部等。开始面目肿大或目窠上肿，继之出现一身悉肿，按之陷而不起多为风水病，由风邪上犯，水气泛滥所致。四肢肿，按之没指，腹大如鼓为皮水病，多由脾阳虚衰，运化失职，水湿阻滞脾络所致。心水病则其人阴肿；脾水、肝水、肾水均见腹（肿）大。脚肿如脱多为风湿流注下肢；耳前后肿多为少阳经邪热壅滞不通。

3. 望皮肤

病态皮肤可出现"肌若鱼鳞""肌肤甲错""肉上粟起""瘾疹""痂癞""阴下湿"等体征。"肌若鱼鳞""肌肤甲错"多为气血虚损，运行不畅，瘀血内生，妨碍新血生成；"瘾疹""痂癞"为外感风邪所致。

4. 望人体活动

正常人体活动灵活自如，动静有常。机体患病时则出现运动障碍，动静失常。

（1）嗜卧（但欲卧）：多是正气虚衰之征。或为太阳病表邪已解，正气未复；或为少阴病阴寒内盛，阳气虚衰；或为阳明里热炽盛，邪热郁闭，耗气伤津，正气虚衰所致。

（2）不得卧：其病机为实邪壅滞胸腹或脏腑阴阳失调。或为邪热壅滞胸腹、湿热内扰，心神不安；或为外邪引动伏饮，肺气上逆；或为水气凌心；或为痰浊壅滞于肺，肺失宣降；或为心肺阴虚，虚热上扰；或为肾阴不足，心火亢盛，心肾不交；或为阴寒内盛，阳脱于外；或为阴不敛阳，虚阳外越等。

（3）僻、不遂：僻，即口眼㖞斜，为面部患侧肌肉松弛，健侧肌肉紧张拘急，牵拉患侧肌肉所致。不遂，即半身或但臂不能随意运动。多由气血虚损，外感风邪，经脉阻滞，气血运行不畅，经脉失养所致。

（4）目不眴：眴，即指眼球左右上下转动灵活自如。目不眴多由阴血不足，筋脉失养；或为风邪强盛，五脏精气将绝之危候。

（5）眴：可指全身或局部皮肤肌肉不自主地掣动。或为阳虚不能温煦筋脉肌肤；或为阴阳气血皆虚，筋脉肌肉失养；或为风邪侵袭脏腑，筋脉肌肤拘急；或为风痰阻滞肌腠所致。

（6）振、摇、栗：振、摇，即身体震颤、摇晃，站立不稳；栗，即发抖、哆嗦，亦称战栗。其病机或为风邪客于机体，上扰清窍；或为正邪交争于半表半里，正气抗邪外出；或阴阳俱虚，筋脉失于温煦濡养；或肾阳虚衰，水气泛滥；或痰饮壅塞，胸部气闭或肾气虚衰，摄纳无权；若呼吸困难的同时出现身体动摇不定，为气虚之极，预后多不良。

（7）颈项强急、背反张（严重者卧不着席）：颈项强急，即项背拘急，俯仰不能自如。背反张，其状为头后仰，两臂后翻，亦称角弓反张。其病机可为风寒之邪侵犯太阳，气血积聚，经脉不舒，或为热灼津液，筋脉失养所致。

（8）叉手自冒心：即两手交叉，按其胸部。多为心阳虚衰不能自主所致。

（9）循衣摸床：即两手不停地循衣边或床沿摸索不停，为病情危重失神之征兆。

（10）脚挛急：即腿脚挛缩拘急。多为阴血不足，筋脉失养所致。

望诊对分析病机、指导治疗、判断预后都具有十分重要的临床价值。张仲景望诊内容视角独到，认真学习其望诊方法，对提高临床诊断技术、辨证论治水平将大有裨益。

第二节　闻诊

闻诊是中医诊断学中四诊的重要内容之一。张仲景继承前人的理论，结合自己的临床，总结了一套较为完整的闻诊方法，以诊察病人的声音、语言、呼吸、咳嗽、呕吐、呃逆、肠鸣等作为闻诊的主要内容和方法，大致可概括如下几方面：

一、听声音

1. 听五声以辨情志之异

五声即呼、笑、歌、哭、呻，在生理和病理状态下均常见。《金匮要略》有闻"邪哭使魂魄不安者"，知"血气少""属于心"；闻"喜悲伤欲哭"，辨为"妇人脏躁"；闻"或有忧惨，悲伤多嗔"之声，指出"此皆带下，非有鬼神"。以五声失其正声，以此来推测病变所在。

2. 听声音以辨病位所在

《金匮要略》以病声内合病情的方法诊病，如"病人语声寂寂然喜惊呼者，骨节间病；语声喑喑然不彻者，心膈间病；语声啾啾然细而长者，头中病"，把语声寂寂然、喑喑然、啾啾然的变化责之于心肺与肝肾，扩充了临床诊断方法。

二、听语言

1. 谵语

谵语为神识不清，语无伦次，声高有力的表现。其病机或为阳明热盛，扰及心神；或为热入血室，血热上扰；或由元气大虚，心神散乱所致。

2. 郑声

为神识不清，语言重复，时断时续，声音低弱的表现。病机多由心气大伤，心神失养所致，为虚候危候。

3. 狂言

狂言为神识错乱，语无伦次，声高有力的表现。《伤寒论》提出了"瘀血致狂"的理论。

三、听呼吸

1. 呼吸

听呼吸包括诊察病人呼吸频率的快慢、气息的强弱粗细、呼吸音的清浊等。吸气短促实者是邪壅中焦，肺气不降；若属虚证的，则较难治。

2. 喘、哮

喘是呼吸困难，短促急迫，甚则张口抬肩，鼻翼扇动，不能平卧的表现。哮是呼吸喘促而喉间有哮鸣音。实者多邪阻肺气失降，虚者多肺肾摄纳失常。

3. 上气、短气

上气是呼多吸少，呼吸急促，兼有气息短促的表现。短气是呼吸短促，息虽促而不能接续，气虽急而不伴痰鸣，似喘而不抬肩的表现。其病机有外邪内饮阻肺，或痰阻于肺；或肺痿之属虚热；或肾阳衰竭，摄纳无权；或肺气弱，不足布息；或阳虚阴乘，肺气不利；或阳明不通，肺气不降。

四、听咳嗽

咳嗽是肺失肃降，肺气上逆最常见的表现。听咳嗽声之长短、清浊、高低、缓急及咳之久暂，可辨病为外感内伤，证属寒热虚实。

五、听呕吐、呃逆

呕吐是胃失和降，气逆于上的表现。呃逆系气逼上冲咽喉而发生的一种声音，可从呃声的高低和断续反映病情。《伤寒论》中太阳病"鼻鸣干呕"；阳明病"呕不能食，反汗出濈濈然者""有潮热，时时哕"；少阳病"心烦喜呕"；太阴之"腹满而吐，食不下"；少阴病"欲吐不吐"，或"吐利"；厥阴病"饥而不欲食，食则吐蛔"，或"干呕，吐涎沫，头痛"，均由闻呕吐、呃逆之声，参以脉证，来辨别六经——太阳、阳明、少阳、太阴、少阴、厥阴不同之证。听呕、呃之声，新病声高有力者多实；久病声低无力，或久不止多虚。

六、听喷嚏、呵欠

喷嚏是肺气上冲于鼻发出的声响；呵欠是张口深舒气，微有声响的一种表现。《伤寒论》有"卫气虚者，则恶寒数欠"；《金匮要略》有"欲嚏不能，此人肚中寒""夫中寒家，喜欠，其人清涕出，发热色和者，善嚏"。

七、听肠鸣、矢气

肠鸣又称腹鸣，是胃肠运动产生的声响；矢气俗称"放屁"，是肠中气体由肛门排出发出的声响。"呕而肠鸣，心下痞""干噫食臭……腹中雷鸣""腹中寒气，雷鸣彻痛"，即由察肠鸣、矢气，辨别脏气之虚实，邪气之寒热。

八、嗅痰

嗅气味是嗅辨病人身体和病室之气的诊察方法。吐痰"腥臭"为诊断肺痈的重要指征。

从以上这些论述可以看出，张仲景不论在外感伤寒或内伤杂病的诊断中，均广泛运用了闻诊的理论和方法，也为后世临床提供了启示和指导。

第三节　问诊

问诊是医者通过询问患者或陪诊者，了解疾病的发生、发展、治疗经过、刻下症状和其他与疾病有关的情况，以诊断疾病的方法。通过问诊，可知患者有何病痛、症状之轻重、持续之时间、诊治之经过等。

一、问所苦

此为问诊最多的内容，如寒热、头痛、心烦、呕逆、不得眠、心下痞硬、腹痛、不大便等。通过问诊，为诊断疾病提供第一手资料。

二、问喜恶

通过询问患者的喜恶，有助于判断疾病的性质和部位。如根据病人欲不欲近衣分寒热之真假；渴与不渴而辨下利之属于太阴与少阴；恶寒与否区别发热之属于太阳及阳明等，都是以病家之喜恶而辨病性、病位的明证。

三、问症状轻重

问症状的轻重，可判断疾病发展的程度与性质。如"心烦"一症就有发汗吐下后，热扰胸膈的"虚烦不得眠"，剧者则"反复颠倒，心中懊憹"，"伤寒中风，医反下之"后所致之"心烦不得安"，吴茱萸汤证阴盛阳衰之"烦躁欲死"，少阴病阴虚阳亢之

"心中烦，不得卧"等。说明症状之轻重与疾病之轻重有必然的关系，临证细辨，大有裨益。

四、问病痛部位

问病痛部位，可提示病变属于某经某脏，如太阳经头痛之"头项强痛"，太阳中风之"四肢烦疼"等。

五、问发作时间

问病症发作的时间，亦可判断疾病在某经某脏，如肾阳虚衰之"昼日烦躁不得眠，夜而安静"，阳明经气独旺于申时，故阳明燥热之证则"日晡所发潮热"。

六、问二便

小便是体内津液所化生，大便乃食物经脾胃消化吸收后所余之残渣。仲景问二便，必问其小便日几行，小便色清色黄，利与不利；有无大便或难易程度，大便一日几行，大便是"初硬后溏"，还是"自利清水，色纯清"，便中有无脓血及"谷不化"。通过询问二便的量、色、质、次数，既可了解疾病的性质，如"阳明病，若中寒者，不能食，小便不利……必大便初硬后溏。所以然者，以胃中冷，水谷不别故也"，又可掌握疾病的预后，如"阳明病……以亡津液，胃中干燥，故令大便硬，当问小便日几行，若本小便日三行，今日再行，故知大便不久出"。字里行间，可见仲景问诊之精细。

七、问既往史

询问既往健康与患病状况，推断与现发疾病是否有关，从而为辨证施治提供依据。《伤寒论》中有"淋家""疮家""衄家""亡血家""汗家"不可发汗，及"酒客"病不可与桂枝汤等叙述，揭示了临床用药不仅要凭脉辨证，而且还要参考既往的健康状况，当慎则慎，当禁则禁，不可顾此失彼。

八、问服药后情况

病人服药后有以下几种情况：①诊断正确，药证相符，一服即效；②误服发汗、涌吐、攻下等治不对证之方，使病情出现本质变化，形成"坏病"；③病重药轻，一服无效，则当继服；④试验性治疗，如"阳明病，谵语发潮热，脉滑而疾者，小承气汤主之，因与承气汤一升，腹中转气者，更服一升，若不转气者，勿更与之"。

第四节　切诊

仲景切诊主要包括脉诊和腹诊。

一、切脉

张仲景对切脉十分重视，提出了诊脉的技术、方法及多种脉象，创立了平脉辨证的理论，作为辨证论治的主要依据之一。

1. 论部位、形状

（1）论部位：切脉的部位，有寸口脉、趺阳脉、少阴脉。寸口脉属于手太阴肺经，为脉之大会，故寸口为切脉的主要部位。趺阳脉属于足阳明胃经，以测胃气之盛衰；少阴脉属于心与肾经，现在临床上较少采用，故多不重视。下面列举《伤寒论》的相关条文加以说明。

《辨脉法》："寸口脉浮为在表，沉为在里，数为在腑，迟为在脏。"论述了寸口脉的诊断意义。

第 362 条："下利，手足厥冷，无脉者，灸之不温，若脉不还，反微喘者，死。少阴负趺阳者，为顺也。"是从趺阳脉盛衰论预后。

《平脉法》："少阴脉微滑，滑者，紧之浮名也，此为阴实，其人必股内汗出，阴下湿也。"此为论述少阴脉滑临床意义。

（2）论形状：以结脉、促脉、代脉、弦脉、紧脉、革脉、涩脉为例，列举《伤寒论》的相关条文加以说明。

第 178 条："脉按之来缓，时一止复来者，名曰结。又脉来动而中止，更来小数，中有还者反动，名曰结，阴也。脉来动而中止，不能自还，因而复动者，名曰代，阴也。"详细论述了结脉、促脉和代脉的不同。

第 140 条："太阳病，下之……脉弦者，必两胁拘急。"是论述太阳病下之后与弦脉对应的临床表现。

《辨脉法》："脉弦而大，弦则为减，大则为芤，减则为寒，芤则为虚，寒虚相抟，此名为革。妇人则半产漏下，男子则亡血失精。"是论革脉的形状及其主病。

《辨脉法》："脉紧者，如转索无常也。"及《平脉法》："假令亡汗若吐，以肺里寒，故令脉紧也。假令咳者，坐饮冷水，故令脉紧也。假令下利以胃虚冷，故令脉紧也。"是论紧脉的形状与主病。

第214条："阳明病……脉滑而疾者，小承气汤主之……明日又不大便，脉反微涩者，里虚也，为难治，不可更与承气汤也。"论述阳明病见涩脉的临床意义。

2. 论主病、病机、辨证

（1）论主病：脉象主病，如脉沉而细主湿痹；脉大、极虚主虚劳；脉沉而弦主悬饮等。但由于脉象主病的广泛性，因此在切脉中，不能轻易肯定某病必见某脉，某脉定主某病，必须结合症状，来鉴别其病症，方不至于诊断错误。

《伤寒论·辨痉湿暍脉证》："太阳病，关节疼痛而烦，脉沉而细者，此名湿痹。湿痹之候，其人小便不利，大便反快，但当利其小便。"是论脉沉而细为湿痹的证治。

《金匮要略·血痹虚劳病脉证并治》："夫男子平人，脉大为劳，极虚亦为劳。"是论脉大与极虚脉均主虚劳病。

《金匮要略·痰饮咳嗽病脉证并治》"脉沉而弦者，悬饮内痛。"是论脉沉弦主悬饮病。

（2）论病机：从脉象论病机，是张仲景切诊中最重要的组成部分。

《伤寒论》第154条："心下痞，按之濡，其脉关上浮者，大黄黄连泻心汤主之。"是以关脉浮来论中焦热痞的病机。关主中焦，浮主热，故为中焦有热。

《金匮要略·胸痹心痛短气病脉证治》："师曰：夫脉当取太过不及，阳微阴弦，即胸痹而痛，所以然者，责其极虚也。"是以阳微阴弦而论胸痹病机。

《金匮要略·腹满寒疝宿食病脉证治》："腹痛脉弦而紧，弦则卫气不行，即恶寒，紧则不欲食，邪正相搏，即为寒疝。"是以脉弦而紧论寒痛的病机。

（3）论辨证：从脉辨证是以脉象的部位、形态、主治来辨别症状的虚实、表里、寒热、阴阳，作为诊断治疗的依据。

《伤寒论·辨脉法》："假令寸口脉微，名曰阳不足，阴气上入阳中，则洒淅恶寒也……假令尺脉弱，名曰阴不足，阳气下陷入阴中，则发热也。阳脉浮，阴脉弱者，则血虚，血虚则筋急也。"此论述以寸口脉辨别人身之阴阳、虚实。

《金匮要略·疟病脉证并治》："疟脉自弦，弦数者多热，弦迟者多寒。"是从脉象的弦迟与弦数，来辨疟疾的属寒属热。

3. 论治法、预后

（1）论治法：从脉论治法，是以脉象或脉与症状来论治疗方法。

《伤寒论》第51条："脉浮者，病在表，可发汗，宜麻黄汤。"以浮脉主表，在表则汗而发之，用麻黄汤。

《金匮要略·腹满寒疝宿食病脉证治》："趺阳脉微弦，法当腹满，不满者必便难，两胠疼痛，此虚寒从下上也，当以温药服之。"是从脉象论治腹满的方法。

《金匮要略·水气病脉证并治》："水之为病，其脉沉小，属少阴。浮者为风，无水虚胀者为气。水，发其汗则已。脉沉者，宜麻黄附子汤，浮者，宜杏子汤。"是从脉象论水气病的治法。

（2）论预后：根据脉象来诊断疾病的预后，是切诊的重要部分。

《伤寒论》第132条："结胸证，其脉浮大者，不可下，下之则死"。论述结胸证脉浮大而无力，则为正虚邪实，攻补两难的境地。

《伤寒论·辨痉湿暍脉证》："太阳病，发热，脉沉而细者，名曰痉，为难治。"是论痉病脉沉而细，为正虚邪实，故多难治。

《伤寒论》第368条："下利后脉绝，手足厥冷，晬时脉还，手足温者生，脉不还者死。"是论下利脉绝的预后。

《金匮要略·肺痿肺痈咳嗽上气病脉证治》："上气，面浮肿，肩息，其脉浮大，不治。"是论上气久病虚证而脉见浮大无根，加之喘息抬肩，多汗，四肢厥冷，正虚邪实，肾不纳气，其证多危难治。

二、腹诊

腹诊是中医学诊法中重要内容之一，仲景对腹诊十分重视。

1. 主要腹证及部位

仲景腹诊部位主要有胸、腹、心下、胸胁、胁下、脐、少腹等。

（1）全腹：有"腹满"，即腹部胀满膨隆之意；"里急"，即腹壁（腹肌）紧张度增强，呈拘挛状态，并多伴有腹痛。"腹胀"，即腹部膨大，视之可见。

（2）心下：有"心下痞"，指心下胀闷，堵塞感，按之濡，亦可有抵抗与压痛；"心下满"与心下痞相似；"心下痞硬"即心下按之有抵抗与（或）压痛"。"心下悸"，心下部筑筑然跳动之谓。

（3）胸胁：有"胸胁苦满"，这既是一个自觉症，又是一个他觉体征，即肋弓内的抵抗感与压痛。其他尚有"胁下痞硬""胁下硬满""胸胁下满"等腹证。

（4）脐部：有"脐下悸"。此外尚有"绕脐痛"，即脐周的疼痛或压痛。

（5）少腹：有"少腹硬满"，即少腹部胀满，按之坚紧异常，或可触及硬结，伴有压痛；"少腹弦急"，指下腹部腹肌紧张明显，按之坚紧。"少腹急结"意同少腹弦急。此外尚有"少腹满""少腹里急""少腹硬"等腹证。

总之，主要腹证以部位别之，大致可分为全腹、心下、胸胁、脐周、少腹等，体征可分为胀满、疼痛、痞硬、动悸、肿块等。

2. 腹诊的作用和意义

（1）审察病机，辨别病证：仲景腹诊运用的目的主要在辨病的虚实，以测邪正的盛衰；辨病的寒热，以知病情的性质。如腹部按之柔软，按之似痛，重按之却不痛为虚；按之硬，按之痛甚，手不可近者为实；腹满时减或按之痛，局部皮肤有冷感，或触之不温为寒；发热汗出，腹满痛，按之痛剧，不大便或热结旁流为热。

腹诊可用于病证的鉴别。如"若心下满而硬痛者，此为结胸也，大陷胸汤主之。但满而不痛者，此为痞，柴胡不中与之，宜半夏泻心汤。"仲景以心下满是否硬痛来区别痞证和结胸。

腹诊用于判断疾病的转归、预后。如《伤寒论》第65条原文"发汗后，其人脐下悸者，欲作奔豚"，又如第167条"病胁下素有痞，连在脐傍，痛引少腹，入阴筋者，此名脏结，死。"

（2）确立治法，指导用药：仲景根据腹证判断出病性病位，然后确定治则。如《伤寒论》原文第100条，"伤寒，阳脉涩，阴脉弦，法当腹中急痛，先与小建中汤；不差者，与小柴胡汤主之。"第106条"太阳病不解，热结膀胱……外解已，但少腹急结者，乃可攻之，宜桃核承气汤。"第356条"伤寒厥而心下悸，宜先治水，当服茯苓甘草汤。"从这些例子可见仲景根据腹诊来决定治疗，或先里后表，或先表后里，或先本后标，或先急后缓，或提出治疗禁忌。

第三章 《伤寒论》临证治则治法研究

第一节 扶正与祛邪

《伤寒论》六经病证的治则，若从正邪斗争的角度考虑，不外祛邪与扶正两方面，而扶阳气、存津液的基本精神，始终贯穿于各种处治措施之中，从而达到邪祛正安的目的。《伤寒论》的治法，实际上包含了汗、吐、下、和、温、清、消、补八法。三阳病正盛邪实，治疗以祛邪为主，但不同的病情又当施以不同的祛邪方法。例如太阳病在表，一般使用汗法，但根据中风、伤寒的不同，汗法又分为发汗解表、解肌祛风两种治疗方法。再结合具体证情，在发汗解表法中又可分为麻黄汤辛温发汗法、葛根汤辛温发汗兼生津舒脉法、大青龙汤辛温峻汗兼清热法、小青龙汤辛温发汗兼温化水饮法等具体治法。在解肌祛风法中也可分为桂枝加葛根汤解肌祛风兼生津舒脉法、桂枝加厚朴杏子汤的解肌祛风兼宣降肺气法、桂枝加附子汤解肌祛风兼扶阳摄阴法、桂枝新加汤的解肌祛风兼益气养营法等。阳明病是里、热、实证，有气热证和燥结证之分。前者用清法，清法又可分清宣郁热法、辛寒清热法、辛寒清热兼益气养阴法、清热滋阴利水法等；后者用下法，下法又可分轻下、缓下、峻下、润下等具体治法。邪入少阳，枢机不利，为半表半里证，其治疗以和法为主，根据具体情况，可以和法兼解表，和法兼下里实、和法兼温化水饮等具体方法。三阴病多属里、虚、寒证，治法以扶正为主。例如太阴病属脾虚寒湿证，治法以温中散寒燥湿为主。少阴病多属心肾虚衰、气血不足，但有寒化、热化之分。寒化证宜扶阳抑阴；热化证宜育阴清热。厥阴病病情复杂，治法亦相应随之变化，如热者宜清下，寒者宜温补，寒热错杂者宜寒温并用。总之，伤寒是感邪为患，变化较多，治伤寒当以祛邪为主，邪去则正安。

第二节 表里先后

表里先后，是《伤寒论》在疾病表里同病时，因发病有先后、病候有轻重、病势有缓急等病机复杂、证候多变的情况下而厘定的治疗原则，其中又包含有治表、治里、先治、后治、缓治、急治、并治、独治等种种不同。第 90 条："本发汗而复下之，此为逆也；若先发汗，治不为逆。本先下之，而反汗之为逆。若先下之，治不为逆。"此条意为六经病证，多由初犯太阳之表，而后及其里，故其治疗大法应先治其表，后治其里。此与《素问·标本病传论》"先治其本"的含义类似。但在疾病特殊的情况下，亦有先里后表的治法，此则与"急则治其标"的治则略同。本条虽是汗下先后的治疗原则，实则说明了表里先后缓急的治疗大法。

一、先表后里

一般情况下，外感病初犯太阳，然后由表入里，根据《素问·标本病传论》先病为本、后病为标的理论，则当先治其表，后治其里。尤其是在表里同病，里为实热证时，先表后里更为治疗常法。《伤寒论》第 44 条云："太阳病，外证未解，不可下也，下之为逆，欲解外者，宜桂枝汤。"是病证在表，治当汗解；里实之证，治当攻下。今表证未解，宜用桂枝汤解表，而不可滥用攻下之法。太阳与阳明合病或并病，在表证未解时，不仅禁用下法，而且还禁用清法。如第 170 条："伤寒脉浮，发热无汗，其表不解，不可与白虎汤。渴欲饮水，无表证者，白虎加人参汤主之。"说明伤寒脉浮，发热无汗，证属太阳伤寒，法当发汗解表；若兼内热，亦当宗发表清里两解之法，不可误用白虎汤。否则寒凉冷伏，徒损中阳，促使表邪内陷，造成变证。故"其表不解"既昭示"先病为本"，宜先解表，又郑重提出此为白虎汤及其类证之禁例。再者，太阳与其他里实热证同病，若表邪势盛时，亦当先表后里。如第 106 条："太阳病不解，热结膀胱，其人如狂……其外不解者，尚未可攻，当先解外；外解已，但少腹急结者，乃可攻之，宜桃核承气汤。"此为太阳表邪化热入里，与瘀血结于下焦，蓄血证轻，表证未解，故应先解其外。外邪已解，蓄血证仍在，即可用桃核承气汤攻下瘀热。又如第 152 条："太阳中风，下利，呕逆，表解者，乃可攻之。其人𣲘𣲘汗出，发作有时，头痛，心下痞，硬满，引胁下痛，干呕，短气，汗出，不恶寒者，此表解里未和也，十枣汤主之。"此为外有表邪，里停水饮，表里同病，当先解表，表解之后，方可攻逐水饮，切不可先后失序，致生变证。再如第 164 条："……心下痞，恶寒者……不可攻痞，当先解表，表解乃可攻痞。解表宜桂枝汤，攻痞宜大黄黄连泻心汤。"是热痞兼表，表里同病，治当先解表，后治里，表解乃可攻痞。否则，先行攻痞，不仅有郁遏表邪之弊，而且也有引表邪内陷之嫌。表里同病，汗下先后，秩序井然，先后失序，涉人生死，不可不慎。又如第 132 条："结胸证，其脉浮大者，不可下，下之则死。"盖结胸为邪结胸中，属上焦之分，若寸脉浮，关脉沉者，为病在里，则可下之；若脉浮大，心下虽结，但表邪尚多，未全结也。误用下法，必重虚其里，外邪复聚，难以遏制，而必死矣。

二、先里后表

同样是表病，其发病原因、机理略同，而其续发证候，即里证有属虚寒性质者，据脏腑为本，肌表为标，正气为本，邪气为标之理，则治法又有先里后表之原则。如《伤寒论》第 91 条云："伤寒，医下之，续得下利，清谷不止，身疼病者，急当救里；后身疼痛，清便自调者，急当救表。救里，宜四逆汤；救表，宜桂枝汤。"此为表证误下而表证不解，下利不止。为脾阳衰微，火不煖土，已属少阴虚寒重证。虽有表证，亦当先救其里，后解其表，是里急治里之治法。此条还重复出现于《金匮要略》首篇："问曰：病急当救里、救表者，何谓也？师曰：病，医下之，续得下利清谷不止，身体疼痛者，急当救里；后身体疼痛，清便自调者，急当救表也。"类似 91 条的条文还有《伤寒论》第 92、364、372 条，可以互参。由此可见，表里同病，里为虚寒证时，先里后表为治法之常。然亦有表里同病，里为虚寒证不急不显，而先治其表者，如第 276 条谓："太阴病，脉浮者，可发汗，宜桂枝汤。"此则属例外情况，不可不知。

又有表里同病，里实之证较为重急，亦应采用先治其里、后治其表的权宜之法，此即"急则治其标"也。如第 124 条谓："太阳病六七日，表证仍在，脉微而沉，反不结胸，其人发狂者，以热在下焦，少腹当硬满，小便自利者，下血乃愈。所以然者，以太阳随经，瘀热在里故也。抵当汤主之。"此表里证具，而蓄血里证重而势急，见少腹硬满，或疼痛，其人发狂，虽"表证仍在"，亦宜急用抵当汤破血消瘀。

三、表里同治

临床发病，往往有表里证具，而权衡其证候轻重大致相等者，此当采用同治之法。

如《伤寒论》第 146 条云："伤寒六七日，发热，微恶寒，支节烦疼，微呕，心下支结，外证未去者，柴胡桂枝汤主之。"是伤寒病过六七日，邪气已入少阳，而太阳外证未罢。发热，微恶寒，支节烦疼，为太阳桂枝证；微呕，心下支结，乃少阳柴胡证。太少同病，证亦轻微，表里不解，故用小剂量柴胡桂枝汤之复方，调和营卫，以解太阳之表，和解枢机，以治少阳之里，两阳双解。再如第 163 条"太阳病，外证未除而数下之，遂协热而利。利下不止，心下痞硬，表里不解者，桂枝人参汤主之。"下利不止，心下痞硬，是下后脾阳受伤，不能转输水谷，运化精微所致，病情略轻而病势稍缓，故主用桂枝人参汤温里解表。此法虽偏治于里，但仍属表里两解之治法。又如第 301 条谓："少阴病，始得之，反发热，脉沉者，麻黄细辛附子汤主之。"此为少阴兼表，太阳少阴同病。少阴病，是里虚寒证，一般不发热，今始得之，而有发热，故谓之"反发热"，以别于单纯的太阳表证。太阳病，脉必浮，现在脉不浮而沉，沉脉主里，乃少阴里虚寒证之确据。脉证合参，知是少阴兼表证。其虽是少阴为主，然里虚尚不太甚，故治当表里同治，用麻黄细辛附子汤温经解表。

再者，表里同治之法，有根据证情而侧重于表者，亦有倾向于里者，则治法亦相对有所差别。前者如《伤寒论》第 38 条谓："太阳中风，脉浮紧，发热恶寒，身疼痛，不汗出而烦躁者，大青龙汤主之。"此为表寒里热证。其寒湿于表，阳郁于里，产生内热而引起神志不安，以"不汗出而烦躁"为主症。因表证偏重，故治法表里双解而偏重于表，用大青龙汤。方即麻黄汤倍麻黄，减杏仁，合姜枣以解表寒；用石膏以清内热。后者如桂枝人参汤，亦属解表温里、表里同治之法，则是温里为主，已于前述。

第三节　积极预防

张仲景非常注重对疾病的积极预防，包括未病先防和既病防变，以防止疾病的发生和发展。

一、未病先防

仲景在《金匮要略·脏腑经络先后病脉证》指出："若人能养慎，不令邪风干忤经络……病则无由入其腠理。"故养慎是防止疾病发生的关键，将其具体化后就是以下诸条：

1. 服食得当

为了保持人与自然的协调一致，就必须"服食节其冷、热、苦、酸、辛、甘"，以"不遗形体有衰"。随着天气冷热及时增减衣被，则可以保护人体卫外藩篱；五味适中则不致伤及五脏，尤其是人体的后天之本。反之若"汗出当风"或"久伤取冷"则致湿病，若自然界的气候与节令不符而不注意避防则更易致病；过食酸咸则致历节病，饮酒太过则致酒疸、吐血，饮食不节则致宿食、腹满、谷疸等。

2. 房室有节

肾为先天之本，不仅过食咸味可伤肾，房室不节更易伤及之。故血痹、虚劳失精、虚劳干血、下消、女劳疸等皆与房劳伤肾相关。是以仲景告诫"房室勿令竭乏"，以保护先天之本，减少肾系病证的发生。

3. 无犯王法

在我国历史上，违反了王法则要受杖刑。杖刑之下，每每背、臀或腿部皮开肉绽，故叮嘱"无犯王法"。

4. 谨防不测

无论什么朝代，禽兽灾伤虽在所难免，但仍应强身健体，谨慎防范，以免不测。

5. 掌握五邪中人规律

五邪即雾、湿、风、寒及谷饪。五邪中人各有法度：雾多伤人头部，湿多流注下肢关节，风多于午前伤人上部，令脉浮，寒多于傍晚中人体内，令脉急。仲景向人们展示此规律，以便于防患于未然。

6. 防微杜渐

当人体"四肢才觉重滞"时，即进入了人体的第三状态，或曰亚健康状态，应及时采取"导引、吐纳、针灸、膏摩"等措施，"勿令九窍闭塞"，防微杜渐，以免疾病之成。

二、既病防变

既病防变即已病后的积极治疗，以防止疾病的传和变。

1. 既病防传

（1）防表病传里：《伤寒论》第8条："太阳病，头痛至七日以上自愈者，以行其经尽故也。若欲作再经者，针足阳明，使经不传则愈。"患太阳病七日以上，是太阳本经行尽，而值正气来复之时，故有自愈之可能。若病证不愈，邪气有向阳明传经之趋势，则可预防性针刺阳明经穴位，使其经气流通，抗邪力增强，防止传经之发生。

（2）表病欲传里：对表病有欲传里之势者，应及时如法治疗。如《金匮要略·妇人产后病脉证治》"产后风，续之数十日不解，头微痛，恶寒，时时有热，心下闷，干呕汗出……"之"心下闷，干呕"为"太阳之邪欲内入而内不受也"。用阳旦汤治之，以防传里。

（3）表病始传里：对表病始传里者，也应及时如法治疗，如《金匮要略·腹满寒疝宿食并脉证治》中"病腹满，发热十日，脉浮而数，饮食如故"之"腹满"，显系外邪开始传内所致，治以解表通里的厚朴七物汤，以防完全传里。

（4）表病已传里：某些病证本由感受外邪所致，但由于失治或误治，致外邪完全传里，如《金匮要略·痉湿暍病脉证治》"痉为病，胸满，口噤，卧不着席，脚挛急，必齘齿"即是。治以大承气汤，以防传腑。更主要的是，借此从反面说明既病防传之重要。

（5）防传所克：五脏之间存在生克制化关系，某脏有病，最易传之所克之脏，故在治某脏病的同时必须兼治其所克之脏。如肝病当先实脾，心病当先实肺，肺病当先实肝等。

（6）防传所侮：脏病既能传其所胜，也能侮其所不胜。如肝着系感寒所致，"常欲蹈其胸上"则示肝气侮于肺。故旋覆花汤中除用旋覆花降肝气、通肝络外，还用葱入肺散寒，治肝之反侮，以防肝邪继续传肺。

（7）辨别传与不传：《伤寒论》第4条："伤寒一日，太阳受之，脉若静者，为不传。颇欲吐，若躁烦，脉数急者，为传也。"此凭脉辨证，知邪传与不传。脉浮而紧，为太阳正脉，若脉静则是不传他经；若颇欲吐，或躁烦，而脉数急，是邪机向里已著，势必传经为病也。又入第5条："伤寒二三日，阳明少阳证不见者，为不传也。"上条举太阳以脉言，此复举阳明、少阳以证言，次第反复，互相发明，申述阳明少阳二经之证，至二三日不见，可知其脉浮紧而证情亦未发生变化，治亦从于太阳。

2. 既病防变

（1）欲作防作：某些病证已基本成型，为了防止其完全形成，务必及时如法治疗。如欲作刚痉、欲作奔豚、欲作谷疸及《伤寒论》太阳病欲作再经等，可分别投葛根汤、苓桂草枣汤及针足阳明等进行治疗。

（2）尽早治疗，失治则变：尽早治疗是仲景重要的治疗思想。对阴阳毒强调"五日可治，七日不可治"，对肺痈告诫"始萌可救，脓成则死"，对卒厥概言"入脏即死，人腑即愈"，并推而广之："非为一病，百病皆然。"由此可见一斑。

（3）若失治则变证丛生

①某证从无到有：如百合病"一月不解"而添口渴、发热症；狐蜮病化脓；疟病成疟母；皮水及瘀血均化热等。甚或由症演变成病，"在上呕吐涎唾，久成肺痈"。

②某病从轻变重：如血痹病由只须针引阳气之轻证变成当服黄芪桂枝五物汤之重证；肺痈"久久吐脓如米粥"，女劳疸失治，肾病侮脾致"大便必黑，时溏"等。

③病机反相转化：如失精家"少腹弦急，阴头寒"，寒疝病由血虚变为气虚，黄汗证汗出日久则身胸以致胸中痛等，悉为阴虚及阳；而便血的黄土汤证，吐血的柏叶汤证多为阳虚及阴。

④病证反向转化：如虚劳病失治变为虚实夹杂证或偏实证，大黄䗪虫丸证、薯蓣丸证即是；妇人杂病以实证为多，但"久则羸瘦，脉虚多寒"。

⑤由此病变彼病：如病下利后症见腹满、阴肿者，乃脾病及肾，失治则变成水气病；肺胀病失治则"欲作风水"；伤寒先误吐、误下、误发汗致虚，后失治则成痿。

（4）正确论治，误治必变：治疗疾病在总体上应四诊合参，"各随证治之"，即正确地辨证论治，若误治也必变证丛生。主要包括如下内容。

①误汗致变：如外湿病大汗"是故不愈也"；暍病误汗则恶寒甚；百合病误汗则心烦、口渴；少阳病误汗则谵语；少阴病强发汗致下厥上竭。余如虚热肺痿、奔豚气及胃反等，咸可因误汗而成。

②误下致变：如百合病误下则呕吐或呃逆，小便短少而涩；湿家下之早则哕、烦躁，甚则小便过多或下利不止；暍病数下则淋甚；太阳病误下致结胸与痞；伤寒大下致唾脓血、下利不止。此外，心下痞、风水及黑疸等，俱可缘于误下。

③误吐致变：如百合病误吐致虚烦不安、胃中不和；太阳病误吐致脉关上细微（脾胃气虚）；太阳病误吐还可致内热生烦；某病频吐致虚热肺痿等。

④误利致变：反复利尿可致虚热肺痿。重证支饮服木防己去石膏加茯苓芒硝汤后强调"微利则愈"，以及小便不利病服瓜蒌瞿麦丸后明言"以小便利，腹中温为知"等，俱在明示中病即止，不能利之太过，以免生变。

⑤误温致变：如暍病误加温针则发热甚；风感湿邪误用火劫可致黄疸；误用火劫致惊狂；痰饮病肾之阴阳两虚误用辛温燥烈之小青龙汤后冲气上逆；少阴病误用火劫致咳嗽、下利及谵语；太阳病误用火劫致血气流溢等。故对寒湿在表之治告诫"慎不可以火攻之"，以防重蹈覆辙。

⑥误清致变：如黄疸病胃阳虚，误用"除热"，即清法，致呃逆；伤寒脉迟六七日，在厥热下利往复出现时，若误作太少合病的热利而用黄芩汤清其热，则致除中。

⑦治逆致变：如妊娠恶阻"治逆"致呕吐加剧且增下利之症。

⑧误用多法致变：如《金匮要略·痉湿暍病脉证治》之"风病，下之则痉，复发汗，必拘急"；支饮病误吐、误下致病情加重的木防己汤证；水气病可缘于先"大下"，继"吐"再"下"（葶苈丸）；太阳病误汗致发热、恶寒，复下致心下痞，更用烧针取汗致胸烦、面色青黄、手足冷；少阳证吐、下、汗、温针致谵语等。

⑨药轻致变：如《金匮要略·妇人产后病脉证治》："产妇腹痛，法当以枳实芍药散，假令不愈者，此为腹中有干血着脐下，宜下瘀血汤主之。"显然，病重药轻，药不胜病。故瘀滞的气血变成干血。又如太阳病初服桂枝汤，虽"烦不解"，即暂未变化，但终究会变。

⑩阳复太过致变：如《伤寒论》367条"下利，脉数而渴者，今自愈；设不差，必圊脓血，以有热故也。"虚寒下利应复阳，但阳复太过则为邪热，是以圊脓血；厥阴病阳复太过则或致喉痹或便脓血。

若经误治而未致变时，仍治其原证，如《伤寒论》104及106条等。

（5）正确调护：正确调护是仲景既病防变的重要措施之一，如《金匮要略·脏腑经络先后病脉证》云："五脏病各有所得者愈，五脏病各有所恶，各随其所不喜者为病。病者素不应食，而反暴思之，必发热也。"根据脏腑病之虚实，在有利于疾病治疗的前提下，从居住环境到饮食、衣被以至语言开导等，都应投其"所得"，避其"所恶""所不喜"。一旦"病者素不应食，而反暴思之，"意味脏腑之气为邪气所改变，必生"发热"之变。故当严加防范。

（6）服药有度：正确服药不仅可保证、提高疗效，而且可预防变生他病。服药有度可以从以下几个方面论述。

①速祛病邪：如治留饮的甘遂半夏汤，治呕吐的半夏干姜散及治产后水血互结的大黄甘遂汤皆"顿服"，治宿食在上脘的瓜蒂散要"快吐"，俱在速祛病邪；当用汤者绝不能用丸，故《伤寒论》有"伤寒十三日，过经谵语者，以有热也，当以汤下之"之训，若以丸药下之则"非其治也"。因汤者荡也，丸者缓也。

②固护正气：治痉病用大承气汤强调"得下止服"，治百合病变发热用百合滑石散强调"微利者，止服"，治"伤寒六七日，结胸热实"用大陷胸汤嘱"得快利，止后服"，阳明汗多口渴者禁用猪苓以护阴等，以防过服伤正。

③提高疗效：如服服桂枝汤已，需"啜热稀粥""温覆"，乌梅丸时"禁生冷、滑物、臭食等"，或图提高疗效。

④防止加剧：如服治呕吐的生姜半夏汤要"小冷，分四服"，以防突进大量热药，反拒而不纳而加重呕吐。

⑤杜绝演变：如服用治产后中风的竹叶汤，若"颈项强，用大附子一枚"以防成痉；服用治产后腹痛的枳实芍药散言"并主痈脓，以麦粥下之"，意在防郁滞之气血腐败为痈脓且顾护脾胃。

⑥预防中毒：如服用治历节的乌头汤时先"服七合，不知，尽服之"；服用治心痛的乌头赤石脂丸时若"不知，稍加服"，以防乌头中毒而变生他病。

⑦药量递增：如服用治虚劳等病的肾气丸应先"酒下十五丸"，再"加至二十五丸"；服用治悬饮的十枣汤应"平旦温服之，不下者，明日更加半钱（匕）"等，使补之可受，下之能耐，各得其所，不至适得其反。这从一个侧面体现了仲景治疗学的量效观。

⑧先期服药：如服用治牝疟的蜀漆散当"未发前以浆水服半钱"以截疟，防止频频发作耗伤正气甚或变生他病；《伤寒论》第54条："病人脏无他病，时发热，自汗出而不愈者，此卫气不和也。先其时发汗则愈，宜桂枝汤。"脏无他病，即里无病也。时发热、自汗，则可知有时不发热、无汗（正如疟病休止期）。所谓不愈者，是其病不在里而在表，不在营而在卫矣。治疗之法，当先用药取汗，即于不热无汗之时发汗，则邪去而卫和自愈也。否则，汗液方出而复用发汗，必致大汗淋漓而生坏病。此等服药方法，颇有截断疗法特点，值得细玩。由此可见仲景治病投药时效观之一斑。

第四节　因势利导

因势利导，是根据疾病发展变化的趋势与病邪所在的不同部位，因其势而利导，使之排出体外，以达到正气不伤或正气少伤为目的的治疗原则。《素问·阴阳应象大论》云："病之始起也，可刺而已；其盛，可待衰而已。故因其轻而扬之，因其重而减之，因其衰而彰之……其高者，因而越之；其下者，引而竭之；中满者，泻之于内；其有邪者，渍形以为汗；其在皮者，汗而发之；其慓悍者，按而收之；其实者，散而泻之。"其中所论许多治法包含有避轻就实、就近祛邪的因势利导法则。而因势利导法则的成功运用则在《伤寒论》《金匮要略》中得到了充分的体现。兹述于次。

一、病始起可刺

疾病初起之时，若通过针刺以散邪，则病可愈也。《伤寒论》第 24 条云："太阳病，初服桂枝汤，反烦不解者，先刺风池、风府，却与桂枝汤则愈。"是太阳中风，服桂枝汤为对证之举，本应遍身漐漐微似汗出而解。今服桂枝汤后，反烦不解，此非误治，乃因服桂枝汤后，正气得药力所助，欲祛邪外出，但力尚不足，正邪相争，邪郁不解，属太阳中风之较重证者。故治疗之法，当先刺风池、风府，疏通经络以泄邪，然后再服桂枝汤以解肌表。此等治法，即"病之起始也，可刺而已"之意，亦含顺势之治也。

二、其盛时待衰

疾病盛时，必待其衰，顺势而治，以免毁伤真气。前文所述《伤寒论》第 54 条之"先其时发汗"，即为"其盛可待衰而已"，亦犹《素问·疟论》所谓"方其盛时必毁，因其衰也，事必大昌"义。

三、高者越之

病邪在上者，要因势利导，使其从上发越，包括涌吐及针刺法等。《伤寒论》第 166 条谓："病如桂枝证，头不痛，项不强，寸脉微浮，胸中痞硬，气上冲咽喉，不得息者，此为胸有寒也。当吐之，宜瓜蒂散。"《金匮要略·腹满寒疝宿食病脉证治》曰："宿食在上脘，当吐之，宜瓜蒂散。"前者反映痰饮停滞胸膈，气机不畅，有上越之势；后者说明宿食停滞在上脘，胸闷泛恶欲吐，是正气驱邪外出的表现，故当同用吐法，使在上之邪"越"而去矣。对于病邪在上的治疗，仲景除用吐法外，还有纳药鼻中。如《金匮要略·痉湿暍病脉证治》云："湿家病，身疼发热，面黄而喘，头痛鼻塞而烦，其脉大，自能饮食，腹中和无病，病在头中寒湿，故鼻塞，内药鼻中则愈。"此条病因寒湿在上，湿邪犯表，阳为湿郁，肺气不畅，而"腹中和无病"，是湿邪尚未传里，故只须纳药鼻中，以宣泄上焦寒湿，使肺气通利，病即可除。纳药鼻中，仲景未云何药，历来注家多主张用瓜蒂散搐鼻，或以绵裹塞鼻中，令出黄水以宣泄寒湿。有人用鹅不食草纳鼻，或采用辛香发散之味作嗅剂，如《证治准绳》辛夷散（辛夷、细辛、藁本、白芷、川芎、升麻、防风、甘草、木通、苍耳子）等，亦有疗效。

四、下者引而竭之

其下者，引而竭之，《内经知要·卷下》谓"下者，病在下焦。竭者，下也，引其气液就下也，通利二便皆是也"。是所谓"其下者，引而竭之"，即谓邪在下者，要用通泄的方法顺势引其邪气于下窍排出体外。《伤寒论》第71条云："……若脉浮，小便不利，微热消渴者，五苓散主之。"《金匮要略·痰饮咳嗽病脉证并治》说："假令瘦人脐下有悸，吐涎沫而癫眩，此水也，五苓散主之。"前者是蓄水证，外邪入里，水蓄于内，而有脉浮，小便不利，微热消渴等；后者因痰饮病水饮结于下焦，而有脐下悸，吐涎沫，头眩等，但同属水在下焦，故皆用五苓散化气行水。水气下行，则诸症可随之消失。其他如猪苓汤，牡蛎泽泻散等，均有"其下者，引而竭之"义。

五、在皮汗之

"在皮汗之"可统太阳诸发汗方而言。就其大的原则说，如《伤寒论》第91条云："本发汗而反下之，此为逆也。若先发汗，治不为逆。本先下之，而反汗之，为逆。若先下之，治不为逆。"第44条云："太阳病，外证未解，不可下也，下之为逆。欲解外者，宜桂枝汤。"第15条："太阳病，下之后，其气上冲者，可与桂枝汤，方用前法；若不上冲者，不得与之。"此说明表证为外邪侵袭，正气抗邪于表，病势向上向外，则治宜顺其病势，汗而发之。若盲目攻下，即属逆治。六经病的表证，病势均向上向外，故皆可使用汗法，因势利导之。但在具体治疗时，又要具体问题具体分析，依各经之病理特点而采取相宜的措施。如阳明的津亏，三阴的里虚等，治疗时则须护顾到津亏里虚的一面，不可一概而论。

六、中满者泻之于内

邪在中而胀满者，要用消导的方法，使之化解于内。如《伤寒论》第131条谓："结胸者，项亦强，如柔痉状。下之则和，宜大陷胸丸。"第135条："伤寒六七日，结胸热实，脉沉而紧，心下痛，按之石硬者，大陷胸汤主之"。此二条皆为热实结胸，但前者因水热互结，势偏于上，津液凝聚，失于滋润，故见颈项强急，俯仰不能自如，以及热迫津泄而见汗出或头汗出，其如"柔痉状"，治用大陷胸丸（大黄、葶苈子、芒硝、杏仁）缓泻上焦水热之结，庶水去热散，则项强转柔，故曰"下之则和"。后者因热与水互结于胸膈，形成"结胸热实"，气血阻滞，故有心下痛，按之石硬等症，则用大陷胸汤，以甘遂泻逐胸腹积水，大黄泻热荡实，芒硝软坚破结。共奏泻热逐水破结之功。另如厚朴生姜半夏甘草人参汤的降气消胀，三承气汤的泻下燥实等，皆有"中满者泻之于内"义。

七、实者散而泻之

实者，实证也。实证有表里之分，表实宜散，里实宜泻，表里俱实者，表里同治。如《伤寒论》第38条云："太阳中风，脉浮紧，发热恶寒，身疼痛，不汗出而烦躁者，大青龙汤主之。"此系太阳伤寒兼有里热之证。盖风寒外束，邪郁肌表，则发热恶寒，身疼痛，无汗，脉浮紧；里有邪热，外无宣泄出路，则突出地烦躁，是表寒里热，表里俱实，治用大青龙汤。以麻黄汤重用麻黄加生姜，辛温发汗，以散表寒；石膏辛寒，以清里热；大枣和中，以资汗源。此方为表里双解剂，服药后以汗出邪解取效，犹如龙升雨降，郁热顿除，故仲景喻以大青龙而命方名，亦因势利导之治也。

总而言之，因势利导的法则，于《伤寒杂病论》中应用颇广。除上所述，书中还有不少例子。如《金匮要略·痉湿暍病脉证治》所载的瓜蒌桂枝汤、葛根汤和大承气汤，三方均治痉病，但由于病邪所在的部位不同，据因势利导的原则，对于病邪在表的，用葛根汤、瓜蒌桂枝汤以透表达邪，使病从外而解；对于病邪在里的，则用大承气汤攻下通腑，使病从里而除。又如《金匮要略·水气病脉证并治》所述水肿的治则："诸有水者，腰以下肿，当利小便；腰以上肿，当发汗乃愈。"说明腰以下肿者，其病在下在里属阴，当用利小便的方法，使潴留于下部的在里之水，从小便排出；腰以上肿者，其病在表在上属阳，当用发汗的方法，使潴留于上部的在表之水，从汗液排泄。又如对呕吐的治疗，《金匮要略·呕吐哕下利病脉证治》认为"病人欲呕吐者，不可下之"。所谓欲吐，表明病邪在上且意味着正气有驱邪外出之势。据此可用吐法，正合因势利导之义。若用攻下之法，则有悖于疾病的发展趋势，或致正虚邪陷，反而加重病情。

另有学者认为，《伤寒论》之少阳病，病位在半表半里，正邪相搏于其间，病势无明显的趋向或具有双向性时，如从太阳转属的少阳柴胡证，即应采用和解的方法治疗。小柴胡汤扶正与祛邪并举，在扶正的基础上促使邪气外解，从这个意义上言，和解法也属因势利导的范畴。如在阳明病和厥阴病转出少阳时，使用小柴胡汤，即为典型的顺势而治，可供参考。

第四章 《伤寒论》方剂研究

第一节 《伤寒论》用方思路与方法

《伤寒论》所载诸方，药精效宏，为众方之祖，后世奉为经方，乃万世不易之法。执其疗疾，一矢贯的，若桴鼓之应。因此，我们学习《伤寒论》，首先要学习张仲景辨证用方的思路与方法，这对于指导临床用方治疗具有重要作用。

伤寒论每篇均冠以"辨病脉证并治"，表明了张仲景主要的用方思路与方法是辨病—辨证—处方辨治三个方面。

一、辨病

中医学的基本特点是整体观念、辨证论治、四诊合参，所以历来不少人都是强调中医只辨证，不辨病，其实不然。辨病是医生根据患者的临床症状和体征，辨明病证属于哪个范畴。张仲景在《伤寒论》中根据外感邪气侵袭机体，正邪相争所致病症的发生发展规律，按照病情的轻重和病位的深浅，结合人体生理与病理变化，辨出六病：太阳病、少阳病、阳明病、太阴病、少阴病、厥阴病，并以六经病证的提纲证条文明确了每一种病症的基本特征，便于理解和掌握此类病症的总体特征，并根据病症规律进行相应的治疗。

太阳统摄营卫，主一身之表，为六经之藩篱，太阳病属于外感病症的初期，风寒之邪侵袭机体，正气抗邪于外导致营卫失调，卫外失司，发为太阳之病，病位在肌表。

阳明病属里，胃、大小肠皆属于阳明，其基本特征是胃家实，有形实邪结聚肠胃或余热留扰胸膈，或胃肠余热，脾阴亏乏，肠中干燥的脾约证等；此外还有伤及中阳的虚寒证，均病位在于胃肠。

少阳主枢，为人体阴阳气机升降出入开阖的枢纽，其病位可涉及全身，以肝胆为主，表现为胆热犯胃之证。

太阴病的病位在胃肠道，以脾阳虚衰、寒湿蕴阻为主要病理，以腹满而吐、食不下、自利、腹痛为主要临床表现。

少阴统摄人身之水火阴阳，少阴为病，病位根于心肾，局部为在肾与膀胱，病性有寒化、热化之异。

厥阴病属于三阴病末期，病位在肝胆，因肝失疏泄而引起全身气机失调，以里虚寒热错杂证为主。

所以，张仲景在《伤寒论》中首先要辨病，明确病证在不同阶段的病理性质才能有利于辨证论治，确定疾病演变态势，再结合病机分析，进行相应选方治疗。

二、辨证

辨证是通过疾病的症状和体征来辨出疾病的病机，进而明确证候类型。在学习《伤寒论》的过程中，我们始终强调抓主证的用方思路，实则也是分析主证进行辨证的过程。刘渡舟教授指出："临床辨证，要先抓主证，才符合辨证的思维方法，才能进一步认清兼证及变证，分清辨证的层次，而使辨证的程序井然不紊。"张仲景在《伤寒论》中的辨证方法主要包括三类，即辨主证脉、辨鉴别证脉、辨兼证脉，在《伤寒论》每一章即是先以提纲证明确主证主脉，后续条文中进一步进行证候鉴别及兼证的诊断。

1. 辨主证

主证是指病人目前最痛苦，或最突出的一组症状和体征表现，最能反映该病病机与病位。如第 13 条："太阳病，头痛，发热，汗出，恶风，桂枝汤主之。"其中头痛，发热，汗出，恶风即为主证。第 26 条："服桂枝汤，大汗出后，大烦渴不解，脉洪大者，白虎加人参汤主之。"其中大汗出，大烦渴不解，脉洪大即为主证。第 100 条："伤寒，阳脉涩，阴脉弦，法当腹中急痛，先与小建中汤，不差者，小柴胡汤主之。"其中阳脉涩，阴脉弦，法当腹中急痛即为小柴胡汤主证。因此，从《伤寒论》整体来看，主证一般为反映目前疾病状态的主要表现，简明扼要。

2. 辨鉴别证

鉴别证是条文中出现的能与主病主证进行鉴别，以进一步说明主证的其他症状，可以明确、支持主证。鉴别症状体现了医生理论功底是否深厚、临床经验丰富、辨证思维灵活，显示了医生的临床辨证水平。如第 129 条："何谓脏结？答曰：如结胸状，饮食如故，时时下利，寸脉浮，关脉小细沉紧，名曰脏结。舌上白胎滑者，难治。"其中饮食如故即为提示病情的鉴别证。再如第 174 条："伤寒八九日，风湿相搏，身体疼烦，不能自转侧，不呕不渴，脉浮虚而涩者，桂枝附子汤主之。若其人大便硬，小便自利者，去桂加白术汤主之。"其中不呕不渴即为提示病情没有传变少阳、阳明的鉴别证。条文中的鉴别证，对于明确病情、确定诊断及治疗是至关重要的。

3. 辨兼证

兼证是在主证的基础上，出现的一些次要症状，往往能够进一步明确主证、确定病机，对于选方及加减用药具有重要意义。如以上第 174 条中"脉浮虚而涩"为兼证，脉浮主表，为感受风邪，脉虚为阳气不足，涩说明是湿邪内阻所致，从而显示该桂枝附子汤病机为风湿在表兼表阳虚。第 76 条："发汗后，水药不得入口为逆，若更发汗，必吐下不止。发汗吐下后，虚烦不得眠，若剧者，必反复颠倒，心中懊憹，栀子豉汤主之；若少气者，栀子甘草豉汤主之。若呕者，栀子生姜豉汤主之。"兼少气，说明为热扰胸膈，中气受损；兼呕者，则是热扰胸膈，胃气不和。

三、辨治

辨治即是在审定病机的基础上，确定治疗原则，采取相应的治疗方法、治疗方药。《伤寒论》的治疗原则主要包括扶正祛邪、表里先后、未病先防、因势利导等方面。治疗方法则包含汗、吐、下、和、温、清、消、补八法，临证中可据病情加减用药。

从《伤寒论》的条文来看，仲景选方常用"主之""可与""宜"三种，从中可以看出"同病异治"与"异病同治"及"对证治疗"的三种治疗方法。其中对证治疗用"主之"来说明，同病异治用"可与"来表示，而异病同治用"宜"来表示。如上面第 13 条用"主之"说明是对症治疗，其他条文也是一个道理。上面第 100 条用"与"来说明是同病异治，同是发潮热，又为阳明病，本当用阳明方，反而用小柴胡汤，所以属于同病异治。其次，大承气汤条文较多，在应用上大多说为"宜"，是异病同治的表现。

四、坏病辨证

坏病是因失治、误治或者治不得法等原因，造成机体气血阴阳损伤或者邪气内传，病情无好转，甚或加重，出现其他病症，此时需根据患者病情，重新辨证论治。张仲景在《伤寒论》中提出了坏病的概念及治法，如第 16 条："太阳病三日，已发汗，若吐，若下，若温针，仍不解者，此为坏病，桂枝不中与之也。观其脉证，知犯何逆，随证治之。"第 267 条:"若已吐、下、发汗、温针,谵语,柴胡汤证罢,此为坏病,知犯何逆,以法知之。"张仲景强调坏病的形成与发汗、若吐、若下、若温针等不合理的治法有关。在失治或误治导致患者气血阴阳损伤、病情变化后,当据患者脉症变化辨别汗、吐、下、温针等治法对患者气血阴阳损伤的程度及病情传变,"观其脉证,知犯何逆,随证治之",要随其变化后的主证另行辨证,重新确定治法,选择方药。

第二节　柴胡汤类方研究及临床应用

伤寒论中涉及的柴胡汤及其类方主要有小柴胡汤、大柴胡汤、柴胡桂枝汤、柴胡桂枝干姜汤、柴胡加芒硝汤、柴胡加龙骨牡蛎汤等。以下就柴胡汤类方的原文释义及临床应用做一阐述。

一、小柴胡汤

张仲景在《伤寒论》中善于灵活运用小柴胡汤,从第 37 条"太阳病,十日以去,脉浮细而嗜卧者,外已解也。设胸满胁痛者,与小柴胡汤;脉但浮者,与麻黄汤"开始,至第 394 条"伤寒差以后,更发热,小柴胡汤主之。脉浮者,以汗解之;脉沉实者,以下解之",涉及运用小柴胡汤的条文共有 17 条(第 37、96、97、99、100、101、103、104、144、148、149、229、230、231、266、379、394 条),范围几乎涵盖整篇《伤寒论》。少阳涉及手少阳三焦经及足少阳胆经,因其主枢机,所涉及的脏腑与气机及水液运化相关,因此,少阳病证具有易化火、气郁、生水、生痰,易兼太阳表气不和或阳明、太阴里气不和的特点,小柴胡汤在临证中治疗的病症较为广泛,主要有以下几方面:

1. 邪袭少阳经脉,胆腑郁热犯胃

症见头痛、目赤、耳聋、口苦、呕、胸中满而烦等,包括第 96、97、263、264、265、266、379 条等。

2. 三阳同病

《伤寒论》第 99 条指出,身热恶风(病在太阳);颈(少)项(太)强(太少经气不利);胁下满(少阳经气不利),手足温而渴(阳明有热),此证属于三阳同病,治疗采用小柴胡汤和解枢机。

3. 少阳太阴同病

《伤寒论》第100条指出，阳脉涩，阴脉弦（沉弦），为肝胆气郁乘脾，法当腹中急痛，先与小建中汤和里缓急，再用小柴胡汤和解少阳。

4. 少阳不和，兼阳明胃热

第229条："阳明病，发潮热，大便溏（非阳明燥结）小便白可，胸胁满不去者，与小柴胡汤。"文中大便溏而非热结旁流，阳明热郁而非热结。

第230条："阳明病，胁下硬满，不大便而呕，舌上白胎者，可与小柴胡汤。"说明非燥热阻结，而是少阳气郁致阳明胃气不畅。

5. 少阳不和兼太阳表邪

第101条："伤寒中风，有柴胡证，但见一证便是，不必悉俱。"

6. 瘥后复发热

第394条："伤寒瘥以后更发热，小柴胡汤主之。脉浮者，以汗解之（桂枝汤），脉沉实者，以下解之（大承气汤）。"

7. 热入血室

外感病期间，适逢月经来临，或者为月经期出现外感，或者是月经初完患外感。在妇女血室空虚之际，正气抗邪无力，邪入血室，与血相结而见胁下满痛，如结胸状；暮则谵语等。

从《伤寒论》中来看，小柴胡汤可以和枢机、解郁热、通三焦。配合扶正药物而祛邪，配合血分药而行气活血，配合生津药解热生津，配合利水药行气利水，配合化痰药畅气祛痰（如柴芩温胆汤），配合温阳药舒郁以通阳，配合养阴药，调气以育阴。临证用于肝、胆、胃、胰、肠等消化系统疾患，郁症等精神情志疾病，妇科疾病等。

二、柴胡桂枝汤

【原文】

伤寒六七日，发热微恶寒，支节烦疼，微呕，心下支结，外证未去者，柴胡桂枝汤主之。（146）

柴胡桂枝汤方

桂枝（去皮）　黄芩一两半　人参一两半　甘草一两（炙）　半夏二合半（洗）芍药一两半　大枣六枚（擘）　生姜一两半（切）　柴胡四两

上九味，以水七升，煮取三升，去滓。温服一升。

【注释】

本方为小柴胡汤和桂枝汤二方之各 1/2 配合而成。方中小柴胡汤和解少阳，畅达气机，桂枝汤解肌祛风，调和营卫，用于太少两感的证候。

【临床应用】

现代柴胡桂枝汤主要用于外感病；肝胆病伴见四肢关节烦疼，既有肝胆湿热又有气郁；痹证伴肝气郁结；神经官能症；精神抑郁，出现周身窜疼、疼无定处、压痛；不安腿综合征（四肢酸懒疼痛，坐卧不宁，多见下肢）。原陕西中医学院王正宇教授提出此证中"心下支结"指食后心下胃脘部的胀满支撑感，为少阳气郁，胃气不降之证，临床用于此类证候多获良效。

三、大柴胡汤

【原文】

太阳病，过经十余日，反二三下之，后四五日，柴胡证仍在者，先与小柴胡汤。呕不止，心下急，郁郁微烦者，为未解也，与大柴胡汤下之则愈。（103）

伤寒十余日，热结在里，复往来寒热者，与大柴胡汤。（136）

伤寒发热，汗出不解，心下痞硬，呕吐而下利者，大柴胡汤主之。（165）

大柴胡汤方

柴胡半斤　黄芩三两　芍药三两　半夏半升（洗）　生姜五两（切）　枳实四枚（炙）大枣十二枚（擘）　大黄二两

上八味，以水一斗二升，煮取六升，去滓再煎。温服一升，日三服。

【注释】

大柴胡汤组成为小柴胡汤去人参、甘草，加大黄、枳实、芍药用于少阳不和，胆热伤津而化燥成实。

【临床应用】

现代用大柴胡汤治疗急性胆囊炎，胆结石急性发作，常加金钱草、鸡内金、海金沙消石排石；加川楝子、延胡索止痛。

南开医院创"清胰汤"治疗急性胰腺炎，组成为柴胡 15g，白芍 15g，生大黄（后下）15g，黄芩 9g，胡黄连 9g，木香 9g，延胡索 9g，芒硝（冲服）9g。成都市中西医结合医院钟兴美，观察了清胰汤鼻饲、大承气汤灌肠治疗急性胰腺炎的临床疗效。诊断标准均符合 1996 年 10 月在贵阳召开的第六届胰腺外科学术会议上，中华医学会外科学会胰腺学组提出的急性胰腺炎的临床诊断及分级标准。西医综合治疗均给予监护，禁食，胃肠减压，纠正水、电解质及酸碱失衡，5－氟尿嘧啶或施他宁抑制胰腺外分泌，法莫替丁抑制胃酸，应用抗生素，改善胰腺微循环，并酌情给予营养支持，各器官系统支持等综合治疗。并用清胰汤，再用大承气汤：大黄（后下）12g，芒硝（冲服）12g，枳实10g，厚朴15g。用法：每日1~3剂，每剂水煎成300mL汤液，每次用药100mL保留灌肠，每2~6小时1次，至能顺利自行排气排便则停用。疗效标准：①痊愈。临床症状及体征消失，血常规及血、尿淀粉酶均正常。②好转。症状体征减轻，血常规及血、尿淀粉酶均正常。③无效。症状体征及化验无改善，甚至恶化、死亡。结果：本组14例，经3~36日治疗，治愈13例，治愈率92.86%，死亡1例。

此外，治疗急性肝炎，选择大柴胡汤加茵陈；治疗急性阑尾炎，选择大柴胡汤合大黄牡丹皮汤化裁等。治疗其他疾病，如流感、肺炎、高血压、急性胃炎、肋间神经痛、癫痫等均可以采用。

四、柴胡桂枝干姜汤

【原文】

伤寒五六日，已发汗而复下之，胸胁满微结，小便不利，渴而不呕，但头汗出，往来寒热，心烦者，此为未解也，柴胡桂枝干姜汤主之。（147）

柴胡桂枝干姜汤

柴胡半斤　桂枝三两（去皮）　干姜二两　栝楼根四两　黄芩三两　牡蛎二两（熬）甘草二两（炙）

上七味，以水一斗二升，煮取六升，去滓，再煎取三升。温服一升，日三服，初服微烦，复服汗出便愈。

【注释】

文中胸胁满微结为少阳经脉受邪，经气不利；三焦受邪，气机不利而小便不利，少阳郁热伤津则渴而不呕；热郁三焦，不得外越，身无汗，头为诸阳之会，阳热上蒸见但头汗出；胆热循经，上扰心神导致往来寒热，心烦。

刘渡舟教授认为，柴胡桂枝干姜汤证的病机为胆热脾寒，在其《伤寒论十四讲》中云："用本方和解少阳兼治脾寒，与大柴胡汤和解少阳兼治胃实相互发明，可见少阳为病影响脾胃时，需分寒热虚实不同而治之。"

陈慎吾教授言柴胡桂枝干姜汤治"少阳病有阴证机转"，胸胁满微结，但头汗出，口渴，往来寒热，心烦诸证，均为病在少阳，少阳枢机不利，胆热郁于上所致；小便不利之因，一则少阳枢机不利，影响气化，二则脾阳不足，津液转输不及所致；而不呕则是少阳之邪转入太阴，未影响胃腑之故。仲景虽未明言大便情况，便溏之证在所难免，不言者，病变虽涉太阴，未必影响大便，故曰有"阴证机转"也。此与太阳病提纲证未言"发热"意义相同。

胡希恕教授认为本证有柴胡证，故用小柴胡汤为底方，以柴胡、黄芩清利肝胆；因胃不虚，故不用人参、大枣；因不呕，故不用半夏、生姜；口渴，故用瓜蒌根、牡蛎，二药相配有清热散结作用。瓜蒌根即天花粉，临床祛痰宽胸用全瓜蒌，去热解渴则用瓜蒌根。桂枝甘草汤合干姜解未尽之表邪，降上冲之逆气，温补脾阳，交通寒热阴阳。

【临床应用】

刘渡舟教授在《伤寒论十四讲》中明确指出，柴胡桂枝干姜汤"治胆热脾寒，气化不利，津液不滋所致腹胀、大便溏泻、小便不利、口渴、心烦，或胁痛控背、手指发麻、脉弦而缓、舌淡苔白等症"。临证应用本方以口苦、便溏为主证，肝胆之火多见口苦，反映少阳邪热；便溏之证则是判断太阴病的主要依据。临床便溏重者，重用干姜，而减轻黄芩用量；口苦重者，加重黄芩用量，而减少干姜用量。若不能掌握药量调整之法，则徒用无益而反受其害，不可不慎。

现代用柴胡桂枝干姜汤治疗肝胆湿热未退、脾阳已虚、津液不足的慢性肝病，症见胁痛、口干、便溏者。祝谌予治疗糖尿病，症见口渴、便溏、情绪低落，以柴胡桂枝干姜汤加养阴生津之生地黄、玉竹、麦冬、山茱萸、五味子、人参等。慢性结肠炎见腹泻伴口干、胸脘痞闷，加白术、山药。若有腹痛而泻之结肠过敏现象，或饮水即泻之结肠过激现象，加陈皮、白芍、防风、乌梅、白术等。再如乳腺增生、肋软骨炎、胸膜炎、胆囊炎等见此证者均可随证施治。

五、柴胡加龙骨牡蛎汤

【原文】

伤寒八九日，下之，胸满烦惊，小便不利，谵语，一身尽重，不可转侧者，柴胡加龙骨牡蛎汤主之。（107）

柴胡加龙骨牡蛎汤方

柴胡四两 龙骨 黄芩 生姜(切) 铅丹 人参 桂枝（去皮）茯苓各一两半 半夏二合半（洗）

大黄二两　牡蛎一两半（熬）　大枣六枚（擘）

上十二味，以水八升，煮取四升，内大黄，切如碁子，更煮一两沸，去滓。温服一升。

【注释】

伤寒误下，正伤邪陷，少阳经气不利而见胸满；胆热扰心，心虚则悸，胆虚则惊；三焦水道不畅致小便不利；邪气弥漫三焦，热邪壅滞气机而出现谵语，一身尽重不可转侧。

柴胡加龙骨牡蛎汤功效为和少阳，畅三焦，清阳明，镇心胆，方中柴胡、黄芩和解少阳；桂枝、茯苓舒畅三焦，通利膀胱，安心神；大黄通腑泻浊，清泻阳明；龙骨、牡蛎、铅丹镇心胆、安神志。其中铅为Pb_3O_4，俗称红丹，易发生铅中毒，应慎用。若要长期服，临床可以生铁落、磨刀水、琥珀粉、珍珠粉等代替。

【临床应用】

现代用柴胡加龙骨牡蛎汤可以治疗小儿外感、小儿夜啼；邪在少阳，兼阳明饮食积滞所致的惊悸、发热、谵语、便秘；精神抑郁、躁狂症、精神分裂症等精神疾病；更年期综合征及内分泌失调所致的精神不宁；高血压、梅尼埃病所致眩晕等。

第三节　桂枝汤类方研究及临床应用

一、桂枝汤

【原文】

太阳中风，阳浮而阴弱。阳浮者，热自发；阴弱者，汗自出。啬啬恶寒，淅淅恶风，翕翕发热，鼻鸣干呕者，桂枝汤主之。（12）

太阳病，发热汗出者，此为荣弱卫强，故使汗出，欲救邪风者，宜桂枝汤。（95）

桂枝汤方

桂枝三两（去皮）　芍药三两　甘草二两（炙）　生姜三两（切）　大枣十二枚（擘）

上五味，㕮咀三味，以水七升，微火煮取三升，去滓。适寒温，服一升。服已须臾，啜热稀粥一升余，以助药力。温覆令一时许，遍身漐漐微似有汗者益佳，不可令如水流漓，病必不除。若一服汗出病瘥，停后服，不必尽剂。若不汗，更服依前法。又不汗，服后小促其间，半日许，令三服尽。若病重者，一日一夜服，周时观之。服一剂尽，病证犹在者，更作服。若汗不出，乃服至二三剂。禁生冷、黏滑、肉面、五辛、酒酪、臭恶等物。

【注释】

卫气强，抗邪于外而发热，营弱不能内守而汗出。汗出窍开，遇寒则恶，故啬啬恶寒、淅淅恶风。正气抗邪，体温不高而见翕翕发热。肺气不利而鼻塞鼻鸣，正气抗邪于外，里气升降失常而见胃气不降之干呕。

方中桂枝、甘草辛甘化阳，散寒解表祛邪；芍药、甘草酸甘化阴，养血敛汗，和营；加生姜、大枣，调和脾胃。柯韵伯云："此方为仲景群方之冠，乃滋阴和阳，解肌发汗，调和营卫之第一方，凡中风伤寒杂病，脉弱汗自出而表不解者，咸得而补之。""外证得之，解肌和营卫，内证得之，化气调阴阳。"

【临床应用】

1. 太阳中风证

太阳中风证病机：风邪袭表，卫强营弱，营卫失和。卫阳被伤，卫外失司，风主疏泄，营阴外越故见汗出，汗出伤营则营弱。

主证：发热、汗出、恶风，脉浮缓。浮缓非指节律，而指脉形，松弛柔软，和紧相对而言。

兼证：肺窍不利则鼻鸣；正气抗邪于表，不能顾护于里，里气失和升降失调，见食欲不振，不大便，干呕。

第13条："太阳病，头痛，发热，汗出，恶风，桂枝汤主之。"表明凡太阳病，只要见到头痛、发热、汗出、恶风（寒）者，即可用桂枝汤，属于对症用方的例证，扩大了桂枝汤的用方范围。

第24条："太阳病，初服桂枝汤，反烦不解者，先刺风池、风府，却与桂枝汤则愈。"此为邪气较重，初服桂枝汤，正气得药力之助，正邪搏击而见症状加重，反烦不解的情况。

2. 误治伤正，表证未解

第42条："太阳病，外证未解，脉浮弱者，当以汗解，宜桂枝汤。"表证汗后外证未解，病情未发生变化，正气随汗有伤，头痛发热、恶风寒等犹在之证。

第44条："太阳病，外证未解，不可下也，下之为逆。欲解外者，宜桂枝汤。"表证下后外证未解，病情未发生变化，正气随汗有伤，头痛发热、恶风寒等证犹在之证。

第45条："太阳病，先发汗，不解，而复下之，脉浮者不愈，浮为在外，而反下之，故令不愈。今脉浮，故知在外，当须解外则愈，宜桂枝汤。"先发汗不解而复泻下，致使正气损伤，表证未除，选用桂枝汤解肌祛风。

第57条："伤寒发汗，已解。半日许复烦，脉浮数者，可更发汗，宜桂枝汤。"人阳伤寒证经过服麻黄汤发汗已解，余邪未尽，移时复发，可再次发汗，但改变其手段，宜桂枝汤轻汗而解。

3. 营卫失调之证

第53条："病常自汗出者，此为荣气和。荣气和者，外不谐，以卫气不共荣气谐和故尔。以荣行脉中，卫行脉外，复发其汗，荣卫和则愈，宜桂枝汤。"

第54条："病人脏无他病，时发热、自汗出而不愈者，此卫气不和也，先其时发汗则愈，宜桂枝汤。"

此两条为非外感性营卫失和的自汗出，或卫气不与营气谐和，病情主要矛盾在卫气而致时发热自汗出。先其时发汗则愈，即发作前 1 ~ 1.5 小时服用桂枝汤以发汗、调营卫。

4. 太阴中风证

此外，《伤寒论·辨太阴并脉证并治》中，桂枝汤用于治疗太阴中风证，如第276条："太阴病，脉浮者，可发汗，宜桂枝汤。"表证感外邪而发，故称此证为太阴表证。表邪未深之时，当急则解表邪，但太阴脾阳虚，不能峻汗，用桂枝汤温阳解表。除脉浮外，临床还可见发热、恶寒等轻微表证。

5. 霍乱身痛证

第387条："吐利止而身痛不休者，当消息和解其外，宜桂枝汤小和之。"调和气血而止痛。

二、桂枝汤的使用禁忌

1. 第16条："太阳病三日，已发汗，若吐、若下、若温针，仍不解者，此为坏病，桂枝不中与之也。观其脉证，知犯何逆，随证治之。桂枝本为解肌，若其人脉浮紧，发热汗不出者，不可与之也。常须识此，勿令误也。"汗吐下后，表证已发生变化者，以及典型的单纯太阳伤寒表实证不能用桂枝汤。

2. 第17条："若酒客病，不可与桂枝汤，得之则呕，以酒客不喜甘故也。"对于此条有两种解释：①长期大量饮酒之人湿热内盛，而桂枝汤性甘温，甘助湿，温生热。若酒客见太阳中风，可去甘味药而加入芳香化湿、解酒醒脾之品，如葛花、枳椇子、佩兰等。②饮酒过度造成湿热内盛，阻滞营卫，气血失和而见周身酸懒不适、头痛、发（烘）热汗出、怕风，症似太阳中风。其与桂枝汤证的区别为有饮酒史，舌红苔黄厚腻（桂枝汤证见淡红舌薄白苔），胸脘痞闷，食欲不振，脉滑数，大便黏腻不爽，因此不可用桂枝汤治疗。

3. 第19条："凡服桂枝汤吐者，其后必吐脓血也。"此为有内痈，毒热内结，腐破血络者。正如《伤寒例》曰："桂枝下咽，阳盛则毙（内热）；承气入胃，阴盛以亡（阳虚）。"

三、桂枝汤加减应用

1. 桂枝加葛根汤证

第14条"太阳病，项背强几几，反汗出恶风者，桂枝加葛根汤主之。"此证因于风寒之邪侵入太阳经腧，加之津液受阻，经脉失养而见项背强几几之证。应用桂枝汤加葛根四两，解肌祛风，兼通经脉之气。其中葛根疏通经脉之气，助桂枝以解表，同时可以升津液，起阴气，滋润经脉。

2. 桂枝加厚朴杏子汤证

第18条，喘家新感中风，引发宿喘，以治新感为主。以桂枝汤加厚朴、杏仁下气平喘。第43条："太阳病，下之微喘者，表未解故也。桂枝加厚朴杏子汤主之。"新感中风，误下，部分表邪陷于胸中致喘，去表邪，可平新喘。有别于寒邪闭表、无汗而喘的麻黄汤证，邪热壅肺、汗出而喘的麻杏甘石汤证，以及外寒内饮、水寒射肺的小青龙汤证。

3. 桂枝加桂汤证

第117条，"烧针令其汗，针处被寒，核起而赤者，必发奔豚。气从少腹上冲心者，灸其核上各一壮，与桂枝加桂汤，更加桂二两也"。烧针，粗似车条，治沉寒痼冷，针刺后局部出现红肿（感染）。病机：发汗过多，受惊恐怯，致心阳虚，下焦寒气上冲，发作奔豚。奔豚典型症状为气从少腹上冲咽喉，发作欲死，复还止，受凉易发，舌淡，苔薄白。缘于心阳虚，下焦阴寒之气上冲，故用桂枝加桂汤。

4. 桂枝加芍药汤证

第279条"腹满时痛，属太阴"，指太阴经脉受邪，气血失和，而见腹满时痛，是由于太阴经脉走腹，腹部经脉失去温养，故腹部时时隐痛，喜温喜按。采用桂枝汤倍芍药养血柔筋，和里缓急止痛。

5. 桂枝加芍药生姜各一两人参三两新加汤证

第62条"发汗后，身疼痛，脉沉迟"，因过度发汗后营卫不足，肌肉筋脉失养而致身痛，"脉迟，血少故也""不荣则痛，失养则痛，虚则痛"，方中芍药养血，人参补气，生姜引药达表。刘渡舟用其治产后身痛，生姜加至15克方效。

6. 桂枝加附子汤证

第20条"太阳病，发汗，遂漏不止，其人恶风，小便难，四肢微急，难以屈伸者，桂枝加附子汤主之"。恶风，为阳虚，肌肤失温。小便难，为阳虚气化失司，阴虚化源不足。四肢微急，难以屈伸，为阳气被伤，筋脉失温。治宜解肌祛风，固阳以摄阴。"有形之阴液不能速生，无形之阳气所当急固"，后世演变为"有形之血不能速生，无形之气所当急固"。

7. 桂枝去芍药汤证

第21条"太阳病，下之后，脉促胸满者，桂枝去芍药汤主之"。本证因于外感病症误用泻下之法，伤及阳气，导致正气抗邪无力，邪气随药物作用而内陷于胸，气机阻滞而胸阳不振，患者可见胸闷、气短等症。因此，治疗上以桂枝汤去掉酸柔阴敛、阻碍阳气升发的芍药，以桂枝、甘草、生姜、大枣之类辛甘化阳，温振胸阳，祛邪达表。

8. 桂枝去芍药加附子汤证

第22条接21条，"若微寒者，桂枝去芍药加附子汤主之"。此证因于肾阳不足，表阳不固，肌肤失温而成，患者可见脉微恶寒，神疲乏力等症。本方临证可用于心阳不足兼肾阳虚衰的冠心病，以及心阳不足，胸阳不振之心动过缓、病窦综合征等，可以加用麻黄、细辛等药物。

9. 其他

此外，基于桂枝汤辛甘化阳、酸甘化阴的配伍方法，《伤寒论》中还有桂枝汤辛甘化阳的变方。

（1）桂枝甘草汤。第64条："发汗过多，其人叉手自冒心，心下悸，欲得按者，桂枝甘草汤主之。"冒者，《说文解字》言："蒙而前也。"作眩晕之意。汗为心之液，表证发汗过多，伤及心阴，阳随阴伤而致心阳重度亏损。《黄帝内经》云："阳气者，若天与日，精则养神，柔则养筋。"阳气损伤不能温养心神，神失所养而见心悸、胸闷、气短等症。因此，采用桂枝四两（60g），炙甘草二两（30g），顿服，辛以助阳行气补心阳，甘以益气温中助化源，用以劳伤心阳而见心悸、胸闷、气短的窦性心动过速、病窦综合征等，可以与麻黄细辛附子汤合用。

（2）桂枝甘草龙骨牡蛎汤。此用治误用火针、熏蒸等火热疗法而发汗过多、伤及心阳导致的心烦意乱、心神不宁，方用桂枝甘草龙骨牡蛎汤温养心阳，龙骨、牡蛎潜敛浮阳、重镇安神。

（3）桂枝去芍药加蜀漆牡蛎龙骨救逆汤。此方用治伤及心阳之后，阴寒邪气内生，痰浊、水饮扰及心神所致惊似狂，卧起不安等症。因此以桂枝、甘草温通心阳，加常山的幼苗蜀漆化痰饮，龙骨、牡蛎潜敛浮阳、重镇安神。桂枝甘草汤主要用于心神失于温阳的心悸欲按、心律失常，本方则以心阳虚衰，心主神志功能异常为主。

综合以上，我们就桂枝汤加减衍化应用思路总结如下。①解肌和营卫：太阳中风证。②祛寒利血脉：桂枝、生姜、甘草辛甘化阳，祛寒疏络；芍药、甘草酸甘化阴，养血活血，可治疗冻疮、落枕、肩周炎、坐骨神经痛等。③化气调阴阳：辛甘化阳配合酸甘化阴，调气血、调阴阳、调脾胃、调营卫，用于多种内伤病证，如黄芪建中汤、小建中汤治疗"虚劳里急，诸不足"，胃脘痛属气血不足及产后虚弱等。④温心阳祛阴邪：强调辛甘化阳，如桂枝甘草汤。⑤养血柔筋脉：强调酸甘化阴，如芍药甘草汤。

第四节　白虎汤类方研究及临床应用

一、白虎汤

【原文】

伤寒脉浮滑，此表有热、里有寒，白虎汤主之。（176）

三阳合病，腹满身重，难于转侧，口不仁面垢，谵语遗尿。发汗则谵语，下之则额上生汗，手足逆冷。若自汗出者，白虎汤主之。（219）

伤寒，脉滑而厥者，里有热，白虎汤主之。（350）

白虎汤方

知母六两　石膏一斤（碎）　甘草二两（炙）　粳米六合

上四味，以水一斗，煮米熟汤成，去滓，温服一升，日三服。

【注释】

方中生石膏味辛甘寒，辛能解肌，甘能守中、寒能清热，故可清解表里上下内外之外，尤以治胃热见长。知母苦寒而润，既能清热，又能滋阴养液，与石膏相配，既清里热，又能养护津液。炙甘草、粳米，甘温益气，滋养后天化源，又可以缓解石膏、知母之寒凉，使其清热而不损伤脾胃之阳，共成辛寒清热之重剂。

第176条举脉略症，伤寒脉浮滑，浮主热盛于外，即"表有热"。此表热为阳明里热外见证候，滑为热炽于里，为"里有热"。故其证当为胃热弥漫，邪热充斥内外，表里俱热，有身热、汗自出、不恶寒反而恶热、心烦、舌干、口渴等。故以白虎汤清阳明炽盛之热，而病得解。

第219条论述三阳合病阳明热盛的主证和病机：三阳合病，即太阳、阳明、少阳三经同时发病。从原文所述临床症状来看，是以阳明热盛为主。腹满，为阳明邪热壅滞气机，胃气不能通畅，故腹为之满。身重，难以转侧，是阳明邪气弥漫三阳，伤津耗气，经气不利的结果。口中麻木，食不知味；面部油垢污秽，是因为阳明之脉绕口、过面部、阳明之热循经上熏所致。由于阳明经别上通于心，胃热循经上扰心神，使心主神志和心主言的功能失常所致，故谵语。遗尿，则是热盛神昏，膀胱失约所致。里热迫津，向外宣泄，则自汗出。以阳明热盛为主，因此，治宜白虎汤辛寒清热。三阳合病的治疗禁忌和误治变证：三阳合病，禁用汗、下二法。误用辛温发汗，会更伤津液，使胃家燥热益甚，谵语加重。误用苦寒泻下，因里未成实，必伤伐无辜，使阴液竭于下，阳气无所依附而脱于上，故见额上汗出如油，手足厥冷之危证。

白虎汤的使用禁忌如第170条所述："伤寒脉浮，发热无汗，其表不解，不可与白虎汤。"后世总结"无汗不可用白虎，有汗不可用麻黄"，无汗说明表有寒，白虎易冰伏寒邪。

【临床应用】

现代临床将白虎汤广泛应用于以下多方面：一是急性传染性和感染性疾病，如乙型脑炎、流行性出血热、中暑、大叶性肺炎、肠伤寒、败血症、麻疹、疟疾等表现为气分热炽者。二是新陈代谢疾病，如本方加减应用于糖尿病以多饮、多食、多尿、消瘦者有明显疗效。三是五官科疾病，如本方加减应用于急性口腔炎、牙龈炎、眼结膜炎、巩膜炎、交感神经炎等。四是关节疾病，本方合桂枝汤治疗活动性风湿性关节炎属热痹者有效。五是过敏性疾病，对皮肤瘙痒证、过敏性皮炎、药疹、过敏性紫癜等，辨证属血热或血燥生风者有效。还可以用于脑血管意外、产后高热、小儿哮喘等属阳明热炽所致者。

总结白虎汤临床病案后，消化系统疾病的主症是呕吐清水或酸水及腹痛，出现频次最高（81.5%），其次是腹胀（72.2%）、身热（66.67%），其他伴随症状较繁杂，黄疸（18.5%）、口渴欲饮及舌质红绛（13%），舌苔薄黄或黄腻（11%），少数还有小便黄赤（9.2%）、大便干燥及脉滑数（7.4%）、口苦咽干、脉弦小数或脉洪大（5.6%），上述症状仍属阳明气分热盛证的表现，尚有一些兼见症状，所以白虎汤治疗消化系统疾病时都使用了加减方。

实验研究证实，白虎汤对内毒素血症家兔血中的内毒素有强大的清除作用，无论是腹腔注射还是灌肠，都能在退热的同时，有效地降低家兔静脉血中的内毒素含量。与腹腔注射相比，灌肠组的家兔内毒素含量更低，说明白虎汤能有效地清除致热源，具有病因治疗的临床意义。

二、白虎加人参汤

【原文】

服桂枝汤，大汗出后，大烦渴不解，脉洪大者，白虎加人参汤主之。（26）

伤寒，若吐、若下后，七八日不解，热结在里，表里俱热，时时恶风，大渴，舌上干燥而烦，欲饮水数升者，白虎加人参汤主之。（168）

伤寒无大热，口燥渴，心烦，背微恶寒者，白虎加人参汤主之。（169）

伤寒脉浮，发热无汗，其表不解，不可与白虎汤，渴欲饮水，无表证者，白虎加人参汤主之。（170）

渴欲饮水，口干舌燥者，白虎加人参汤主之。（222）

白虎加人参汤方

知母六两　石膏一斤（碎）　甘草二两（炙）　人参二两　粳米六合

上五味，以水一斗，煮米熟汤成，去滓。温服一升，日三服。此方立夏后、立秋前乃可服，立秋后不可服。正月、二月、三月尚凛冷，亦不可与服之，与之则呕利而腹痛。诸亡血虚家亦不可与，得之则腹痛利者，但可温之，当愈。

【注释】

从以上5条可以看出，白虎加人参汤证的主要证候为以下几个。①发热：第168条属于热结在里，表里俱热；第 169 条属于热郁于里，未结实，热扰心神。②汗出：第 26 条大汗出后，阳明病法（理）多汗。③脉：第 26 条脉洪大，似宽阔的河水来势猛，来盛去衰，表示邪盛于顶峰，正气（气阴）已转衰。④渴：第 26 条大烦渴不解；第 168 条大渴，舌上干燥而烦，欲饮水数升；第 169 条口燥渴；第 170 条渴欲饮水；第 222 条渴欲饮水，口干舌燥。以上 5 条提示白虎加人参汤口渴之重，热甚伤津，内有所缺，必引水自救，而热盛耗气，气不化津，故饮入之水不能及时化津而不解渴。因此，大渴、大汗、发热、脉洪大为白虎加人参汤的主要证候。

【临床应用】

临床治疗老年口腔干燥症，以门诊 30 例 70～82 岁的老年口腔干燥症患者为对象，投以白虎加人参汤 9g/d，分 3 次服，共服 10 周。于服用白虎加人参汤后第 2、4、6、8、10 周（共 5 次）评价治疗效果，评价是根据患者的自觉症状分为无效、稍有效、有效、显效 4 级。并根据舌质及舌苔辨别虚实、表里、寒热等证，探讨与治疗效果的相关性。结果，服用白虎加人参汤后第 2 周出现治疗效果（显效及有效例），并持续于整个治疗过程中。获效病例达半数以上，表明白虎加人参汤治疗老年口腔干燥症有效。症状改善者多为实证患者，认为白虎加人参汤更适用于该证患者。

治疗胃肠积热：胃肠有热而"卧不安"者，是因胃肠积热上扰，或因胃热伤津，燥热上扰心神所致。其表现除"卧不安"外，尚有口干渴，喜冷饮，或脘腹有灼热感，小便黄短，大便干，甚则便秘，或热利，唇红舌红，苔黄，脉数等胃肠积热（伤津）等症。用白虎加人参汤加减清泄胃热以安神。

第五节　承气汤类方研究及临床应用

一、大承气汤

【原文】

伤寒，若吐，若下后不解，不大便五六日，上至十余日，日晡所发潮热，不恶寒，独语如见鬼状。若剧者，发则不识人，循衣摸床，惕而不安。微喘直视，脉弦者生，涩者死。微者但发热谵语者，大承气汤主之。若一服利，则止后服。（212）

阳明病，谵语，有潮热，反不能食者，胃中必有燥屎五六枚也；若能食者，但硬

耳，宜大承气汤下之。(215)

二阳并病，太阳证罢，但发潮热，手足漐漐汗出，大便难而谵语者，下之则愈，宜大承气汤。(220)

大下后，六七日不大便，烦不解，腹满痛者，此有燥屎也。所以然者，本有宿食故也，宜大承气汤。(241)

病人小便不利，大便乍难乍易，时有微热，喘冒一作怫郁。不能卧者，有燥屎也，宜大承气汤。(242)

大承气汤方

大黄四两（酒洗） 厚朴半斤（炙，去皮） 枳实五枚（炙） 芒硝三合

上四味，以水一斗，先煮二物，取五升，去滓，内大黄，更煮取二升，去滓，内芒硝，更上微火一两沸。分温再服，得下，余勿服。

【注释】

方中大黄苦寒泄热去实，推陈致新；芒硝咸寒软坚润燥，通利大便；厚朴苦辛温行气除满；枳实苦辛微寒理气消痞。四药相配，为攻下实热，荡涤燥结之峻剂。此方煎服方法，颇有要义。首先煎枳实、厚朴，去渣；再入大黄煎煮，去大黄之药渣；最后纳入芒硝（今临床运用亦有取冲服者），更上微火一两沸。此方泄热荡实之力尤著，故运用本方必须注意中病即止，勿使太过伤正。所以张仲景告诫"得下，余勿服。"金·成无己《伤寒明理论》云："承，顺也。伤寒邪气入胃者，谓之入腑，腑之为言聚也。胃为水谷之海，荣卫之源，水谷会聚于胃，变化而为荣卫。邪气入于胃也，胃中气郁滞，糟粕秘结，壅而为实，是正气不得舒顺也。《本草》曰：通可去滞，泄可去邪。塞而不利，闭而不通，以汤荡涤，使塞者利而闭者通，正气得以舒顺，是以承气名之。王冰曰：宜下必以苦，宜补必以酸，言酸收而苦泄也。枳实苦寒，溃坚破结，则以苦寒为之主，是以枳实为君。浓朴味苦温，《内经》曰：燥淫于内，治以苦温。泄满除燥，则以苦温为辅，是以浓朴为臣。芒硝味咸寒，《内经》曰：热淫于内，治以咸寒，人伤于寒，则为病热，热气聚于胃，则谓之实。咸寒之物，以除消热实，故芒硝为佐。大黄味苦寒，《内经》曰：燥淫所胜，以苦下之。热气内胜，则津液消而肠胃燥，苦寒之物，以荡涤燥热，故以大黄为使，是以大黄有将军之号也。承气汤，下药也，用之尤宜审焉。审知大满大实，坚有燥屎，乃可投之也。如非大满，则犹生寒热，而病不除。况无满实者，而结胸痞气之属，由是而生矣。是以《脉经》有曰：伤寒有承气之戒。古人亦特谨之。"

111

【临床应用】

1. 改善腹部术后胃肠动力障碍

在 2001～2002 年间对 80 例腹部术后胃肠蠕动延迟患者中的 40 例采用大承气汤灌胃治疗，发现大承气汤对改善术后胃肠动力障碍，促进术后胃肠功能恢复具有积极意义。腹部术后患者，若 48 小时仍未排气、排便并伴有腹部胀满者，列入纳入对象，随机分为治疗组和对照组，各 40 例。治疗组中男性 27 例，女性 13 例。胃肠道手术 23 例，肝胆手术 17 例。对照组中男性 29 例，女性 11 例。胃肠道手术 21 例，肝胆手术 19 例。结果：治疗组肠鸣音恢复、肛门排气及排便时间明显早于对照组。并且在治疗过程中，治疗组未发生腹痛等不良反应，同时治疗组术后并发症明显少于对照组。

2. 改善多器官功能障碍综合征（MODS）大鼠胃肠运动障碍

胃肠道不仅为营养物质的摄取和利用提供了大面积的场所，而且还是一道重要的屏障，可以防止肠腔内细菌和毒素的吸收。MODS 状态下，胃肠运动障碍，参与此过程的各种细胞因子和炎症因子彼此促进相互叠加，炎症反应扩大，形成恶性循环，推动 MODS 的发生发展。大承气汤能够修复 MODS 大鼠小肠 ICC－DMP 的损伤，维持肠神经－ICC－平滑肌这一功能单位的完整性，有效改善 MODS 状态下胃肠动力失调，促进胃肠运动功能的恢复，从而有效的防治 MODS。

3. 治疗残胃无张力症

有研究胃大部切除术患者 2358 例，其中并发残胃无张力症 23 例，发生率为 0.97%。有 12 例采用大承气汤治疗，效果满意。病种为十二指肠球部溃疡 6 例，胃窦癌 8 例，胃溃疡 5 例，胰头癌 4 例。胃大部切除术后，出现腹胀、呕吐；X 线钡餐透视见胃液潴留，蠕动波消失或减弱，即可确诊为残胃无张力症（吻合口排空障碍）。结果：经胃管注入大承气汤 1 次。4 小时内胃有落空感伴有饥饿，X 线钡透证实胃液潴留消失者 6 例。用药 2～3 次，12～36 小时有饥饿感，解稀大便 1～2 次，胃液潴留消失者 5 例。连续用药 4 次，48 小时胃液潴留消失者 1 例。

4. 防治危重病患者的胃肠道功能衰竭

现代实验研究表明，大承气汤有增强胃肠道平滑肌的蠕动推进运动功能，有明显增加肠容积作用，还有增加肠祥血流量、降低血管通透性减轻组织水肿、促进坏死组织吸收，以及抑菌抗感染等作用。大承气汤的作用机制为：通腹泻热后，大量细菌和毒素被机械排出，缩小了内毒素池；抑菌减毒作用，对血浆中的毒素及多种炎性介质、细胞因子具有直接拮抗作用；保护肠黏膜屏障，改善肠道微循环，降低微血管通透性，使组织血流量恢复；增加机体网状内皮系统吞噬和清除病理微生物的能力，调节机体免疫功能。大承气汤在危重病患者的胃肠道功能衰竭的防治上有着显著的作用。

二、小承气汤

【原文】

阳明病，其人多汗，以津液外出，胃中燥，大便必硬，硬则谵语，小承气汤主之。若一服，谵语止者，更莫复服。（213）

阳明病，谵语，发潮热，脉滑而疾者，小承气汤主之。因与承气汤一升，腹中转气者，更服一升，若不转气者，勿更与之。明日又不大便，脉反微涩者，里虚也，为难治，不可更与承气汤也。（214）

太阳病，若吐，若下、若发汗后，微烦，小便数，大便因硬者，与小承气汤和之愈。（250）

下利，谵语者，有燥屎也，宜小承气汤。（374）

小承气汤方

大黄四两（酒洗）　枳实三枚（炙）　厚朴二两（去皮，炙）

上三味，以水四升，煮取一升二合，去滓。分二服，初一服，谵语止，若更衣者，停后服，不尔，尽服之。

【注释】

小承气汤由大承气汤去芒硝，减枳实、厚朴的药量而大黄药量未变。大黄苦寒泻热去实，推陈致新；厚朴苦辛温，行气除满；枳实苦辛微寒，理气消痞。是方不用芒硝，说明是证燥实不甚，减枳、朴药量亦说明其通下之力较大承气汤缓和，故适用于虽属阳明实热，但证情较大承气汤证为轻者。其服法要注意：若初服即便通，则不必尽服。若大便不通，可饮尽 · 剂，以观消息，总以便通为度。成无己《注解伤寒论》云："阳明病谵语，发潮热，若脉沉实者，内实者也，则可下。若脉滑疾，为里热未实，则未可下，先与小承气汤和之。汤入腹中转矢气者，中有燥屎，可更与小承气汤一升以除之。若不转矢气者，是无燥屎，不可更与承气汤。至明日邪气传时，脉得沉实紧牢之类，是里实也。反得微涩者，里气大虚也。若大便利后，脉微涩者，止为里虚而犹可。此不曾大便，脉反微涩，是正气内衰，为邪所胜，故云难治。"汪苓友《伤寒论辨证广注》云："太阳病既经汗吐下，其邪为已减矣。所未解者内入于胃，胃腑实热，必不大甚，故曰微烦。微烦者，大便未必能硬，其硬者，只因小便数故也。此非大满大实之证，故云与小承气汤，和之则愈。"

【临床应用】

1. 用于腹部手术、肛肠科手术及妇产科手术等围手术期的胃肠功能紊乱

王勇将336例腹部外科手术患者分为治疗组和对照组，对照组遵循外科手术原则治疗，治疗组在此基础上运用小承气汤加味治疗。结果：治疗组胃肠功能恢复时间为4～22小时，平均7.5小时；对照组为8～96小时，平均23小时，两组比较有显著差别。

范忠林应用加味小承气汤治疗胃肠功能性排空障碍效果明显，多数病例服用水煎剂1～2天内即多次排便排气，肠鸣音明显增加，很快恢复饮食。

2. 用于各类肠梗阻

王勇对336例腹部外科手术患者随访2年，结果小承气汤治疗组出现粘连性肠梗阻症状者仅1例，发生率为1%～6%；对照组出现18例，发生率为10.8%。

黄兆明采用小承气汤保留灌肠配合胃肠减压等综合措施治疗晚期大肠癌、胃癌肠梗阻患者，取得一定效果。

周群20年来运用小承气汤加味治疗新生儿胎粪性肠梗阻，取得很好的疗效。

3. 用于中毒性肠麻痹

徐济群采用小承气汤鼻饲治疗中毒性肠麻痹，用药18～24小时后均获痊愈，肠麻痹消失，肠蠕动功能恢复，肠鸣音恢复。

4. 对胃肠功能有保护作用

研究表明使用小承气汤对建立人工气道的危重患者可使排气、排便提前出现，腹胀减轻，肺功能改善，人工气道时间缩短，同时可及早肠道营养，改善营养障碍，提高自身防御能力，减少脓毒血症和多脏器功能不全发生。

5. 防治残留排空延迟症

残留排空延迟症（DGES）是胃切除术后常见的并发症之一。该并发症在术后2～3天肛门排气、拔除胃管、进食流食后发生，特征为上腹胀、溢出性胆汁样呕吐。临床证实小承气汤术后早期保留灌肠，对胃切除术后并发DGES有一定的防治作用。

6. 治疗慢性胃炎

有研究者以小承气汤加味治疗慢性胃炎，取得了较好疗效。55例病例均经胃镜检查确诊，其中萎缩性胃炎24例，浅表—萎缩性胃炎13例，浅表性胃炎15例，胃吻合口炎3例。经过3个月治疗后，临床疗效：显效40例，有效13例，无效2例，总有效率为96.36%。胃镜检查：复查30例中，显效10例，有效13例，无效7例，总有效率为76.66%。

三、调胃承气汤

【原文】

发汗后，恶寒者，虚故也。不恶寒，但热者，实也，当和胃气，与调胃承气汤。(70)

太阳病未解，脉阴阳俱停。必先振慄，汗出而解。但阳脉微者，先汗出而解。但阴脉微者，下之而解。若欲下之，宜调胃承气汤。(94)

伤寒十三日，过经谵语者，以有热也，当以汤下之。若小便利者，大便当硬，而反下利，脉调和者，知医以丸药下之，非其治也。若自下利者，脉当微厥，今反和者，此为内实也，调胃承气汤主之。(105)

阳明病，不吐不下，心烦者，可与调胃承气汤。(207)

伤寒吐后，腹胀满者，与调胃承气汤。(249)

调胃承气汤方

芒硝半升　甘草二两（炙）　大黄四两（去皮，清酒洗）

上三味，以水三升，煮取一升，去滓，内芒硝，更煮两沸。顿服。

【注释】

调胃承气汤由大黄四两，炙甘草二两，芒硝半升组成。方中药仅三味，然配伍惬当：大黄苦寒以泻热通便，荡涤肠胃；芒硝咸寒以泻下除热，软坚润燥；以炙甘草调和大黄、芒硝攻下泻热之方，使之和缓。邹澍云本方其所以名"调胃承气"，其承气之功皆在于大黄。本方与大、小承气汤相比，泻下导滞之力弱，尤适于症轻而体弱者。由于本方能调和肠胃，承顺胃气，祛除肠胃积热，使胃气得和，气机相接，从而诸证蠲除，故名调胃承气汤。王子接《绛雪园古方选注》云："调胃承气者，以甘草缓大黄，芒硝留中泄热，故曰调胃，非恶硝、黄伤胃而用甘草也。泄尽胃中无形结热，而阴气亦得上承，故曰承气。其义亦用制胜，甘草制芒硝，甘胜咸也；芒硝制大黄，咸胜苦也。去枳实、厚朴者，热邪结胃劫津，恐辛燥重劫胃津也。"

《伤寒论》中调胃承气汤的服用方法有二：一者，第29条"少少温服之"，适用于阴寒证过服温燥药，以至阳复太过而胃气不和谵语者；"少与调胃承气汤"，取其泻热微和胃气，而不在于速下。二者，第207条"温顿服之"，适用于阳明燥实内结较重之不大便、蒸蒸发热、心烦、腹胀满拒按者；"温顿服之"，则使药力集中，以速下燥实、泻热通便。

【临床应用】

1. 清洁肠道

抽取 2 年内进行 KUP + IVP 检查的病例 150 例，分别采用清洁灌肠、泡服调胃承气汤、口服甘露醇 3 种方法进行肠道准备，比较效果，以获取最佳方法。其中男性共 90 例（60%），女性共 60 例（40%）。年龄 19 ~ 70 岁，平均年龄 44.5 岁。3 组患者性别、年龄、病种、病情比较，差异无显著意义（均 $p > 0.05$），具有可比性。以上几种肠道清洁方法的效果比较和观察，泡服调胃承气汤在进行肠道准备时，清晰度高，护理简便，患者无痛苦，乐于接受。

2. 治疗老年性便秘

调胃承气汤进行加减，治疗老年性便秘 30 例，取得了满意疗效。选择 2008 年 3 月 ~ 2009 年 1 月住院的老年便秘患者 30 例，男性 18 例，女性 12 例，年龄 61 ~ 82 岁，平均 71.4 岁。患者多为顽固性便秘，靠食物调节（食用蔬菜、蜂蜜、香蕉）无效，需借助药物（果导片、番泻叶、开塞露等）排便，服药前均 2 天以上未排便，最多 8 天未便，平均 4.5 天未便。结果显效 21 例，占 70%；有效 9 例，占 30%，总有效率为 100%。

3. 治疗晚期消化道肿瘤

运用调胃承气汤加味治疗 35 例晚期消化道肿瘤患者，在减轻症状方面取得较好的疗效。本组 35 例，男性 19 例，女性 16 例；最大年龄 78 岁，最小年龄 40 岁；病程最短 1.5 个月，最长为 5 个月。其中，原发性肝癌 15 例，胆囊癌 10 例，胃癌 5 例，胰腺癌 3 例，食管癌 2 例。全部病例均经 CT 检查、病理学检查证实。结果：对纳差的有效率为 91.4%，对恶心的有效率为 76.0%，对呕吐、便秘的有效率均为 100%，对腹胀的有效率为 96.4%，对黄疸的有效率为 73.3%，另其生化指标、体力状况等均有明显改善。

四、麻子仁丸

【原文】

跌阳脉浮而涩，浮则胃气强，涩则小便数。浮涩相搏，大便则硬，其脾为约，麻子仁丸主之。(247)

麻子仁丸方

麻子仁二升　芍药半斤　枳实半斤（炙）　大黄一斤（去皮）　厚朴一尺（炙，去皮）　杏仁一升（去皮尖，熬，别作脂）

【注释】

方中重用麻子仁，甘平润肠通便为君药；杏仁降气润肠，芍药养阴和里为臣药；佐以大黄、枳实、厚朴泄热去实，行气导滞；使以蜂蜜润燥滑肠。合而为丸，具有缓缓润下之功，故为润肠通便之剂。本方虽为润下剂，但药多破泄，故虚人不宜久服。《伤寒明理论》云："《内经》曰：脾欲缓，急食甘以缓之。麻仁、杏仁，润物也。《本草》曰：润可去枯。脾胃干燥，必以甘润之物为之主，是以麻仁为君，杏仁为臣。枳实味苦寒，浓朴味苦温。润燥者必以甘；甘以润之；破结者必以苦，苦以泄之。枳实、厚朴为佐，以散脾之结约。芍药味酸微寒，大黄味苦寒，酸苦涌泄为阴，芍药、大黄为使，以下脾之结燥。肠润结化，津液还入胃中，则大便软，小便少而愈矣。"《太平惠民和剂局方》："治肠胃燥涩，津液耗少，大便坚硬，或秘不通，脐腹胀满，腰背拘急，及有风人大便结燥。"

【临床应用】

麻子仁丸用于治疗胃强脾弱，津亏肠燥的脾约、尿频、腹满、消渴、噎膈、咳喘、不寐等证。现代临床常用本方加减治疗不完全性肠梗阻、蛔虫性肠梗阻、老年人便秘、产后便秘、习惯性便秘、老年人支气管哮喘、神经性尿频，以及肛肠外科术后、痔疮、糖尿病所致之便秘等。本方虽为润下剂，但方中有破泄之品，故年老、体虚者不宜久服。

1. 通便

实验表明，本方具有如下药理作用：①润肠通便作用，可显著缩短失水性便秘模型小鼠炭末排出时间和增加排便点数；②增强胃肠推进功能，可促进小鼠肠炭末推进率；③增加大肠水分吸收作用，能增加小鼠大肠水含量，对兔离体肠平滑肌的收缩力和频率无影响。麻仁润肠液具有上述药理作的原因可能是，处方中火麻仁、苦杏仁含有大量脂肪油，使肠道润滑，加之脂肪油在碱性肠液中能分解产生脂肪酸，对肠壁产生温和刺激作用；大黄含有蒽醌类成分，抵达大肠后，水解成番泻苷元，刺激大肠产生泻下作用。麻仁润肠液具有润肠通便的药理作用是处方中各药物作用的综合结果。

2. 抗粘连

麻子仁丸可增加实验动物肠系膜前动脉血流量，改善腹腔组织缺血有显著的抗粘连效果。

3. 抗氧化、抗衰老

麻子仁丸可通过缓解小鼠便秘而提高 SOD 和 GSH – Px 等老化相关酶活力，诱导酶活性防御系统，消除 MDA 等老化代谢产物，保护细胞和机体免受自由基损伤，进而发挥其抗氧化，延缓衰老的作用。说明麻子仁丸可通过其润肠通便作用而达到其抗氧化、抗衰老作用。

4. 降糖

麻子仁丸对糖尿病大鼠有一定的降血糖作用，提示本方可以调节糖尿病的糖代谢紊乱，控制糖尿病高血糖。麻子仁丸可以改善糖尿病大鼠的血脂水平，提示本方可以调节糖尿病的脂代谢紊乱，控制糖尿病高脂血症。麻子仁丸可以改善糖尿病大鼠的肾功，尤其是可以降低血清肌酐、血清尿素氮水平，提示本方对糖尿病肾病有一定的治疗作用。

五、桃核承气汤

【原文】

太阳病不解，热结膀胱，其人如狂，血自下，下者愈。其外不解者，尚未可攻，当先解其外。外解已，但少腹急结者，乃可攻之，宜桃核承气汤。（106）

桃核承气汤方

桃仁五十个（去皮尖） 大黄四两 桂枝二两（去皮） 甘草二两（炙） 芒硝二两

上五味，以水七升，煮取二升半，去滓，内芒硝，更上火，微沸下火。先食温服五合，日三服。当微利。

【注释】

桃核承气汤组成即桃仁、桂枝加调胃承气汤。其中桃仁苦甘平，活血通瘀；大黄苦寒泻热荡实，活血逐瘀；芒硝咸寒，软坚散结，助大黄导瘀热下行；桂枝辛温，通行血脉；炙甘草护胃安中而缓峻烈。诸药合用，共奏泻热逐瘀之功，适用于太阳蓄血之轻证。煎服时注意：①以药液烊化芒硝；②饭前温服；③服药后，患者"当微利"。

【临床研究】

现代研究表明，桃核承气汤具有降低全血比黏度、血浆比黏度、还原血黏度，而改善血液流变学指标的作用；显著延长小鼠出凝血时间，抑制血小板凝聚，抑制体外血栓形成，具有抗凝血作用；有显著的抗炎效果；有明显的降血糖、降血脂作用；有利尿和改善肾功能的作用；有抗肾间质纤维化作用；有显著的泻下作用；有解热和抗脑缺氧的作用；能够调节机体免疫功能，提高机体的抗病能力；有明显的抗肿瘤作用。

桃核承气汤是中医逐瘀泻热的代表方剂，被后世广泛应用于内、外、妇、骨伤等临床各科病证而属瘀热者。临床以精神神志紊乱，局部瘀肿，大便秘结，闭经，伴发热尿黄，舌紫暗，脉沉弦数或涩等为审证要点。其瘀、热见症是辨证的关键。具体运用还可随症化裁，多酌加青皮、枳壳、木香、川芎等行气药；疼痛剧烈者，加延胡索、乳香、没药；热重者，加牡丹皮、栀子；瘀重者，加地龙、穿山甲等；气血亏虚者，加黄芪、党参、当归等。

第六节　治水诸方研究及临床应用

《伤寒论》中治水的方剂较多，包括以下几种。①水气病：苓桂术（枣）甘汤；②蓄水病：茯苓甘草汤（苓桂姜甘汤）、五苓散；③水结病：猪苓汤，真武汤，桂枝去桂加茯苓白术汤；④泻水：大陷胸汤、大陷胸丸、十枣汤；⑤逐水：牡蛎泽泻散。以下就治疗水液代谢失常的病证做一分析。

《黄帝内经》云："饮入于胃，游溢精气，上输于脾，脾气散精，上归于肺，通调水道，下输膀胱，水精四布，五经并行。"前人总结水病的形成是"其本在肾，其标在肺，其制在脾"。《伤寒论》中水病涉及以下脏腑：①肾阳虚衰；②膀胱气化失司，下焦有热致水液内蓄；③脾阳运化水湿功能下降，土不制水，水邪上逆；④心阳不足，镇摄下焦阴寒水气之力下降，下焦水邪上凌于心。以下就具体方证做一讲解。

一、苓桂枣甘汤

【原文】

发汗后，其人脐下悸者，欲作奔豚，茯苓桂枝甘草大枣汤主之。

苓桂枣甘汤方

茯苓半斤　桂枝四两（去皮）　甘草二两（炙）　大枣十五枚（擘）

上四味，以甘澜水一斗，先煮茯苓，减二升，内诸药，煮取三升，去滓。温服一升，日三服。作甘澜水法：取水二斗，置大盆内，以杓扬之，水上有珠子五六千颗相逐，取用之。

【注释】

此证因于表证过汗之后，心阳受损，对下焦阴寒水气镇慑无力，致下焦水气乘虚有上逆之势而见脐下悸、欲作奔豚。方中重用茯苓利水宁心，以治水邪上逆；桂枝助心阳，而降冲逆；炙甘草温中扶虚；大枣健脾养胃，共奏培土制水与利水而不伤津之义。茯苓为方中主要药物，须先煎而力始胜，对利水的功能更为有效。甘澜水，《金匮玉函经》作"甘烂水"，又名"劳水"。程林曰："扬之无力……取其不助肾邪也。"钱天来又说："动则其性属阳，扬则其势下走故也。"其意是将水扬数遍，令其烂熟，可去其水寒之性而不助水邪之义。甘澜水最早见于《黄帝内经》之半夏秫米汤。

发汗后伤及哪个脏腑主要与患者素体禀赋有关，"弱者先伤之"，如平素心阳不足，首先伤心；脾阳不足，则先伤脾。下焦阴寒水气乘虚上犯之奔豚气在《金匮要略》中主要表现为气从少腹上冲咽喉，发作欲死，复还止。临床辅助检查多无阳性发现，常诊断为神经官能症。"脐下悸"因水邪与正气相争，患者自觉下腹部有不自主、无规律的跳动。

【临床应用】

临床上苓桂枣甘汤可治疗：①心阳虚，下焦水邪欲冲，欲作奔豚；②心阳虚，下焦水邪上冲，发作奔豚；③多种胃肠病、癔病、神经官能症等。本方能温通心阳，降冲制水。方中重用茯苓伐水邪；桂枝通阳下气，以制阴邪之逆；炙甘草、大枣健脾培土，以防水泛。其中桂、甘相合，温补心阳；桂、苓相伍，化气行水。

二、苓桂术甘汤

【原文】

伤寒若吐、若下后，心下逆满，气上冲胸，起则头眩，脉沉紧，发汗则动经，身为振振摇者，茯苓桂枝白术甘草汤主之。（67）

苓桂术甘汤方

茯苓四两　桂枝三两（去皮）　白术 甘草（炙）各二两

上四味，以水六升，煮取三升，去滓，分温三服。

【注释】

本证因于外感误用吐下之法后，心脾阳气被伤，不能温化水气而致水邪稽留，犯及心脾。水邪阻遏胸中阳气则见气从少腹上逆，心下、胸部胀满，胸闷，心悸；水邪阻滞，清阳不升则见头眩。若误用汗法，发汗则更伤经脉阳气，水饮更盛，扰动经脉而身体震颤，摇动不定，可治以苓桂术甘汤。其是温阳健脾、利水化饮的代表方，主治中阳虚弱，水饮内停诸证。茯苓补心益脾，淡渗利湿，消补兼施，利水中寓通阳；桂枝通阳化气，化气中兼有利水之功；白术健脾利湿，脾健则能运化水湿，久饮得消，新饮不生，与茯苓、桂枝相辅相成，绝饮之源。炙甘草健脾益气，兼以调和诸药。本方配伍严谨，温而不热，利而不峻，共奏温阳健脾、利水化饮的功效。钱潢《伤寒溯源集》曰："伤寒本当以麻黄汤汗解，若吐下之，则治之为逆。心下者，胃脘之间也。逆满，气逆中满也。脉沉紧，沉为在里，紧则为寒，盖阴寒在里也。动经，经脉动也。身为振振摇，即上编振振欲擗地之渐也。言伤寒不以汗解，而妄吐下之，致胃中阳气败损，寒邪陷入而逆满，阴气上冲而头眩也。阴寒在里，故脉见沉紧也。阳气已为吐下所虚，若更发其汗，必至亡阳而致经脉动惕，身不自持而振振然摇动矣。动经振摇，与上编心悸头眩、身动而振振欲擗地者几希矣，故用桂枝以解散外邪、通行阳气，而以茯苓、白术、甘草补中气而治其吐下之虚也。然伤寒而不忌桂枝者，以桂枝本能解表且不用全汤，无芍药之酸收故也。但药物平易，倘用之而未效，真武汤或在可拟之列也。"

《金匮要略》以之治中阳不足，饮停心下之胸胁支满，目眩短气，以及心下痞坚等，是"温药和之"的代表方。此外临床用苓桂术甘汤治疗慢性心功能不全见胸闷、喘、心悸；老年性咳喘；眩晕，如梅尼埃病、颈椎病、高血压、低血压、脑供血不足等属于心脾阳虚、水邪上逆者。还可以治疗胆汁反流性胃炎、慢性胃炎、小儿慢性唇炎等。

三、茯苓甘草汤

【原文】

伤寒汗出而渴者，五苓散主之；不渴者，茯苓甘草汤主之。(73)

太阳病，小便利者，以饮水多，必心下悸；小便少者，必苦里急也。(127)

茯苓甘草汤方

茯苓二两　桂枝二两（去皮）　甘草一两（炙）　生姜三两（切）

上四味，以水四升，煮取二升，去滓，分温三服。

【注释】

患外感病，饮水过多，水停胃脘，上犯于胃，水停中焦胃脘而作诸症。提示感冒期间，因正气抗邪于外，里气相对不足，脾胃功能下降，若过量饮水则往往会导致机体无力运化而停留体内，形成水饮犯及中焦，常见胃脘胀满，心下悸动或胃部水液潴留的震水音；或见到水邪阻滞中阳，中阳不达四末的厥而心下悸，上腹部震水声，如囊裹水。

茯苓甘草汤是《伤寒论》中治疗胃阳虚水停证的代表方剂，为苓桂术甘汤中白术易为生姜。方中以茯苓淡渗利水为君；桂枝通阳化气为臣；生姜走而不守，温胃阳而辛散水气为佐；甘草健脾和中调和为使。诸药合用，以渗水为主，通阳为辅，通阳利水则诸证悉解。

本方以茯苓、生姜为主，以治中焦停水；茯苓甘草汤、苓桂术甘汤、茯苓桂枝甘草大枣汤三方仅一味之差，方中苓、桂、甘是共有的，故三方均有化气行水的作用，可治疗水饮内停证。茯苓甘草汤选用生姜温胃散水，治疗胃阳不足，水停中焦之证，以心下悸为主。苓桂术甘汤选用白术，重在健脾，治疗脾失健运证，以心下逆满、气上冲胸为主；茯苓桂枝甘草大枣汤选用大枣，意在缓其冲逆，治疗心阳不足，水停下焦如奔豚之证。

王子接《绛雪园古方选注》云："茯苓甘草汤，治汗出不渴，其义行阳以统阴，而有调和营卫之妙。甘草佐茯苓，渗里缓中并用，是留津液以安营。生姜佐桂枝，散外固表并施，是行阳气而实卫，自无汗出亡阳之虞。"

【临床应用】

研究表明，茯苓甘草汤可降低功能性消化不良大鼠胃液体排空及胃窦中一氧化氮及乙酰胆碱酯酶含量，改善大鼠胃液体排空延迟。采用改良 K－B 法，发现50%～100% 茯苓甘草汤对宋内氏痢疾杆菌均有低敏感度抑菌作用。采用小白鼠利尿实验法发现50% 茯苓甘草汤在服药后第2小时有类似速尿样明显的利尿作用。同时，应用茯苓甘草汤治疗顽固性便秘亦有较好疗效。

四、桂枝去桂加茯苓白术汤

【原文】

服桂枝汤，或下之，仍头项强痛，翕翕发热，无汗，心下满微痛，小便不利者，桂枝去桂加茯苓白术汤主之。(28)

桂枝去桂加茯苓白术汤方

芍药三两　甘草二两（炙）　生姜(切)白术 茯苓各三两　大枣十二枚（擘）

上六味，以水八升，煮取三升，去滓。温服一升，小便利则愈。

【注释】

本证中为何会出现汗下之误治，主要是因为膀胱气化不利，水饮内停，影响经气不利，营卫失调而见头项强痛，翕翕发热，无汗，误为表邪用桂枝汤发汗；或心下满微痛，误为里实证而用下法。本方即桂枝汤去桂枝加茯苓、白术组成，为表里双解剂。所以去桂枝者，因汗下之后津液有伤。仍用芍药、甘草可以益阴；生姜、大枣可以调和营卫，加茯苓、白术健脾行水以利小便。表里宣通，气机和畅。有人认为本方"去桂"应为"去芍"，桂枝通阳化气，苓桂同用化气行水。《神农本草经》记载芍药可以利小便，刘渡舟教授认为白芍通过养血柔肝，助肝疏泄气机，促进气化以达通利小便之功，并对小便不利者，常加白芍30g或更多以利小便，效果较好。

陈修园在分析本方的治疗作用时指出："此时须知利水法中，大有旋转之妙用，而发汗亦在其中……助脾之转输，令小便一利，而诸病霍然矣。"陈氏之说，为方后注"小便利则愈"提供了理论依据。

【临床应用】

药理及动物实验证实，本方可减弱冰醋酸造成的胃黏膜损伤，有益于促进溃疡的愈合，能够有效地调节脾胃功能，可见，本方调和营卫的作用是通过调补脾胃而实现的。本方还有解痉、镇痛作用，故多用于治疗消化性溃疡慢性愈合期及慢性萎缩性、浅表性胃炎，用桂枝去桂加茯苓白术汤以增加健脾化湿之力。

五、真武汤

【原文】

太阳病，发汗，汗出不解，其人仍发热，心下悸，头眩，身瞤瞤动，振振欲擗地者，真武汤主之。(82)

少阴病，二三日不已，至四五日，腹痛，小便不利，四肢沉重疼痛，自下利者，此为有水气。其人或咳，或小便利，或下利，或呕者，真武汤主之。(316)

真武汤方

茯苓 芍药 生姜(切)各三两 白术二两 附子一枚（炮，去皮，破八片）

上五味，以水八升，煮取三升，去滓，温服七合，日三服。若咳者，加五味子半升，细辛、干姜各一两；若小便利者，去茯苓；若下利者，去芍药，加干姜二两；若呕者，去附子，加生姜，足前为半斤。

【注释】

本方用附子辛热以壮肾阳，使水有所主。白术燥湿健脾，使水有所制。生姜宣散，佐附子之助阳，是于主水中有散水之意，茯苓淡渗，佐白术健脾，是于制水中有利水之用，芍药既可敛阴和营，又可制附子刚燥之性。前一条是太阳病过寒损伤少阴之阳而成，后一条是少阴病邪气渐深，肾阳日衰所致，但病史虽异而病机皆属阳虚水泛，故均主以真武汤。

这两条症状归纳如下：水邪浸渍四肢则肢体沉重疼痛，甚则水肿；水气凌心则心下悸；水邪犯肺则咳喘；水邪浸渍胃肠则吐、利；水邪上犯清阳则头眩；水邪浸渍经脉则身瞤动，振振欲擗地，可见肌肉不自主跳动或走路摇摆不稳；肾阳虚衰，气化不利，固摄失司则小便不利或清长。

《医宗金鉴》指出："真武汤，治表已解，有水气，中外皆寒虚之病也。真武者，北方司水之神也，以之名汤者，赖以镇水之义也。夫人一身制水者，脾也；主水者，肾也；肾为胃关，聚水而从其类者；倘肾中无阳，则脾之枢机虽运，而肾之关门不开，水虽欲行，孰为之主？故水无主制，泛溢妄行而有是证也。用附子之辛热，壮肾之元阳，而水有所主矣；白术之苦燥，创建中土，而水有所制矣；生姜之辛散，佐附子以补阳，温中有散水之意；茯苓之淡渗，佐白术以健土，制水之中有利水之道焉。而尤妙在芍药酸敛，加于制水、主水药中，一以泻水，使子盗母虚，得免妄行之患；一以敛阳，使归根于阴，更无飞越之虞。然下利减芍药者，以其阳不外散也；加干姜者，以其温中胜寒也。水寒伤肺则咳，加细辛、干姜者，散水寒也。加五味子者，收肺气也。小便利者，去茯苓，以其虽寒而水不能停也。呕者，去附子倍生姜，以其病非下焦，水停于胃也。所以不须温肾以行水，只当温胃以散水，佐生姜者，功能止呕也。"

真武汤证与苓桂术甘汤证皆属阳虚水泛为患，但发病部位与疾病程度不同。苓桂术甘汤证以脾阳虚为主，水饮停聚中焦，故见心下逆满，气上冲胸，起则头眩，其病为轻；真武汤证以肾阳虚为主，水饮之邪居于下焦，泛溢周身，故症见腹痛，小便不利，四肢沉重疼痛，自下利，或咳，或小便不利，或下利，或呕等，其病为重。在治法上也有温肾利水与温脾化饮之别。

【临床应用】

真武汤在临床中应用广泛，主要用于治疗阳虚水泛的各类水肿，如慢性肾小球肾炎、慢性肾盂肾炎、肾衰竭、心源性水肿；或水邪犯及胃肠的吐利，如慢性肠炎、肠结核；或水邪犯及头目的头眩，如梅尼埃病；水邪犯及经脉，振振欲擗地的帕金森氏综合征、小舞蹈病等。此外如水气凌心的慢性心衰、肺源性心脏病；水邪犯肺的咳喘，如慢性支气管炎、肺气肿；阳虚水寒下注的妇科白带清稀量多、小腹发凉等，均可用本方治疗。药理研究发现，真武汤具有改善心功能、肾功能和微循环，降低血脂的作用。

六、五苓散

【原文】

太阳病，发汗后，大汗出，胃中干，烦躁不得眠，欲得饮水者，少少与饮之，令胃气和则愈。若脉浮，小便不利，微热，消渴者五苓散主之。（71）

中风发热，六七日不解而烦，有表里证，渴欲饮水，水入则吐者，名曰水逆，五苓散主之。（74）

本以下之，故心下痞，与泻心汤。痞不解，其人渴而口燥烦，小便不利者，五苓散主之。（156）

五苓散方

猪苓十八铢（去皮）　泽泻一两六铢　白术十八铢　茯苓十八铢　桂枝半两（去皮）

上五味，捣为散。以白饮和服方寸匕，日三服。多饮暖水，汗出愈。如法将息。

【注释】

方中重用泽泻为君，取其甘淡性寒，直达肾与膀胱，利水渗湿泄热，最善通水道，专能通行小便，透达三焦蓄热停水，为利水第一佳品；臣以茯苓、猪苓之甘淡、淡渗，茯苓利小便化水气，是利水除湿的要药，而猪苓利水道，能化决渎之气且淡渗利水之功较茯苓更强。白术甘温健脾，运化水湿，助脾气，布水津。桂枝辛温通阳、化气利水，又可兼散表邪而不伤正。五苓散功善利湿，诸药相合，脾运得复，气化水行，小便通利，湿去泻止。同时服药后要求白饮和服，补胃气、助津液；多饮暖水以助药温阳发汗，使水津布散。所以从整个方药分析来看，五苓散也是仲景在外感中由于水液代谢失常而出现消化道症状后，通过温通阳气、促进津液布散而治疗消化道疾病的一个重要方法。

本证与真武汤证均属下焦水邪为患，但本证为太阳表邪不解，随经入腑，邪与水结，膀胱气化失职，水蓄膀胱之腑，故以小便不利、口渴欲饮、少腹里急为主，治以化气行水，兼以解表。真武汤证由肾阳虚弱，不能制水，水邪犯溢而成，故以下利、腹痛、四肢沉重疼痛、小便不利为主，并兼见阳虚寒盛之象，治当温养化气行水。

【临床应用】

中医名家赵锡武曾提出"五苓散若为利水专剂，则吐、泻既已伤津，何能再用利水之剂，以重伤其津"，并认为"五苓散为中焦淡渗健脾之剂，能恢复脾之功能，使脾阳振则吐泻止，而小便始利，非小便利而后吐泻方止。多饮暖水，是补充失去之津液"。国外一些临床医家也认为，五苓散证存在治疗有"脱水"的病理改变。他们在治疗小儿单纯性及中毒性消化不良、急性小肠性腹泻、小儿假性霍乱，以及其他原因所致的吐泻时，常把脱水一症做为应用五苓散的重要指标，甚至可以不用输液即可收到良好的临床效果。

《寿世保元》记载："本方去桂，名四苓散，加茵陈，名茵陈五苓散；加辰砂，名辰砂五苓散。一方加大黄，治初痢，亦治积聚食黄，并酒疸。"《证治要诀》中则云春泽汤治伤暑泻后仍渴，即本方加人参。《济阴纲目》指出，五苓散治湿生于内，水泻、小便不利。以上也均是本方在脾胃病治疗中的应用。所以五苓散虽然作为仲景治疗太阳蓄水证的代表方，但其主要药物却是调治中焦，改善机体水液代谢的。

成无己《伤寒明理论》曰："苓令也，号令之令矣。通行津液，克伐肾邪，专为号令者，苓之功也。五苓之中，茯苓为主，故曰五苓散，茯苓味甘平，猪苓味甘平，甘虽甘也，终归甘淡。《内经》曰：淡味渗泄为阳，利大便曰攻下，利小便曰渗泄，水饮内蓄，须当渗泄之，必以甘淡为主，是以茯苓为君，猪苓为臣，白术味甘温，脾恶湿，水饮内蓄，则脾气不治，益脾胜湿，必以甘为助，故以白术为佐。泽泻味咸寒，《内经》曰：咸味下泄为阴，泄饮导溺，必以咸为助，故以泽泻为使。桂味辛热，肾恶燥，水蓄不行，则肾气燥，《内经》曰：肾恶燥，急食辛以润之，散湿润燥，故以桂枝为使。多饮暖水，令汗出愈者，以辛散水气外泄，是以汗润而解也。"

五苓散临床中主要用于膀胱气化不利之证，津液不能输布上承的口渴、消渴、渴欲饮水；排出废水功能下降见小便不利；少腹苦里急，心下痞；下窍不利，水邪上逆，阻滞中焦气机；渴欲饮水，水入则吐之水逆证；表证，脉浮或浮数，身微热。本方外疏内利，表里两解。

现代研究表明，五苓散还可以治疗慢性腹泻、术后胃瘫综合征等。本方还可敷脐治疗小儿水湿内盛所致腹泻，药物组成：茯苓 20g，猪苓 20g，泽泻 15g，桂枝 12g，白术 15g，上药焙干研粉，混合均匀，每次取药粉 5g，用醋调匀，把调好的药粉敷于脐部，用纱布敷盖，胶布固定。每日换药 1 次。一般连用 4 天，主要用于腹泻而无发热，偏虚寒证者。

七、猪苓汤

【原文】

若脉浮，发热，渴欲饮水，小便不利者，猪苓汤主之。（223）

少阴病,下利六七日,咳而呕渴,心烦不得眠者,猪苓汤主之。(319)

猪苓汤方

猪苓(去皮) 茯苓 泽泻 阿胶 滑石(碎)各一两

上五味,以水四升,先煮四味,取二升,去滓,内阿胶烊消。温服七合,日三服。

【注释】

前一条为阳明热证误下后津液受伤,阳明余热未退而引起。后一条属于膀胱气化不利,伴有虚热上扰,即阴虚水热互结之证。其有三个主证:①小便不利与真武汤、五苓散不同,伴见小便短赤,尿道热痛,为水热互结,水湿下泄之证;②水热互结,津液不化,阴虚津乏则渴欲饮水;③阴虚阳亢,心肾不交则见心烦不得眠。该证还有一些或见证,如水热邪气犯肺见或渴;犯胃肠见或呕,或利。

方中以猪苓、茯苓渗湿利水为君;滑石、泽泻通利小便,泄热于下为臣,君臣相配,既能分消水气,又可疏泄热邪,使水热不致互结;更以阿胶滋阴为佐,滋养内亏之阴液。诸药合用,利水而不伤阴,滋阴而不恋邪,使水气去,邪热清,阴液复而诸症自除。

成无己《注解伤寒论》云指出:"甘甚而反淡,淡味渗泄为阳,猪苓、茯苓之甘,以行小便。咸味涌泄为阴,泽泻之咸,以泄伏水。滑利窍,阿胶、滑石之滑,以利水道。"

清代柯韵伯《伤寒来苏集》云:"脉证全同五苓,彼以太阳寒水,利于发汗,汗出则膀胱气化而小便行,故利水之中仍兼发汗之味;此阳明燥土,最忌发汗,汗之则胃亡津液,而小便更不利,所以利水之中仍用滋补之品。二方同为利水,太阳用五苓者,因寒水在心下,故有水逆之证,桂枝以散寒,白术以培土也;阳明用猪苓者,因热邪在胃中,故有自汗证,滑石以滋土,阿胶以生津也。散以散寒,汤以润燥,用意微矣。"

【临床应用】

本方创滋阴利水法,开中医育阴利水法先河。用于治疗消渴、水肿、淋证、尿血、咯血属热盛伤阴、水热互结之证者。现代临床广泛运用于各种急、慢性肾系疾病等,如急性肾盂肾炎、慢性肾盂肾炎、肾结核、泌尿系感染、乳糜尿、肾病综合征、肾结石、输尿管结石、肾积水、慢性肾炎以及肝硬化腹水、前列腺肥大、干燥综合征、流行性出血热、顽固性呕吐等病。若热淋者,加萹蓄、瞿麦;血尿明显者,加大蓟、小蓟、白茅根;急性泌尿系感染者,加连翘、败酱草、土茯苓;急、慢性肾盂肾炎属阴虚者,加墨旱莲、女贞子、生地黄等;血尿或镜下红细胞者,可加三七、白茅根30g,仙鹤草30g等。

此外,猪苓汤临床还多用于治疗泄泻。有学者在临床运用于婴幼儿湿热伤阴泻,辨证要点为必须有阴虚之见证,以舌红绛无津、苔少而干或无苔为主,伴见皮肤干燥,目眶凹陷,身热夜甚,烦渴,尿少,脉细数等,若舌质出现淡胖、嫩、润,舌苔滑、腻,则不可滥投阿胶一类滋腻药物。猪苓汤尚可治疗胆管结石术后关格出现尿少、呕吐、腹泻反复发作不止及产后腹痛、小便不利、便秘等。

第七节　痞证诸方研究及临床应用

中焦脾升胃降,为半上半下之枢,关系到心火、肾水相交,肝气生发,肺气肃降,主调气机上下。中焦脾胃对人体气机、水火有主动的调控作用,此为中焦的斡旋作用。如出现脾胃气虚,邪气干扰,阻滞中焦气机则可致痞。痞证是以心下痞为主的病症,心下痞是胃脘部胀满堵塞不通的自觉症状,《伤寒论》中涉及痞为主症的方证包括五个泻心汤证、旋覆代赭汤证。此外,水邪上逆阻滞中焦气机的五苓散证,脾虚寒下利兼太阳表证的桂枝人参汤证,水饮邪气停滞在胸膈的十枣汤证,少阳不利兼阳明里实的大柴胡汤证,也均可兼见心下痞(或见症)。本节主要阐述以治疗痞证为主的方剂。

一、半夏泻心汤

【原文】

伤寒五六日,呕而发热者,柴胡汤证具,而以它药下之,柴胡证仍在者,复与柴胡汤;此虽已下之,不为逆,必蒸蒸而振,却发热汗出而解。若心下满而硬痛者,此为结胸也,大陷胸汤主之。但满而不痛者,此为痞,柴胡不中与之,宜半夏泻心汤。(149)

半夏泻心汤方

半夏半升(洗)　黄芩　干姜　人参　甘草(炙)各三两　黄连一两　大枣十二枚(擘)

上七味,以水一斗,煮取六升,去滓,再煎取三升。温服一升,日三服。

【注释】

半夏泻心汤的主要功效为和胃降逆,开结消痞。本方治疗因寒热错杂之邪,痞塞于中焦，脾胃升降失和，气聚而痞满。

本方以半夏为君，故名半夏泻心汤。半夏燥湿化痰，开结降逆，和胃消痞，为方中主药。痞因寒热错杂，气机痞塞而成，故既用苦寒之芩、连以泄热和胃，又用辛温之姜、夏以祛寒而散结降逆止呕。更佐以人参、甘草、大枣甘温益气，补益脾胃，助其健运，以复其升降之职。诸药相合，为辛开苦降、寒温并用、阴阳并调、消补兼施之法，共奏降逆和中、畅达气机、消除痞满之功。

本方的药物组成，实为小柴胡汤去柴胡，加黄连，以干姜易生姜而成。因本方具有和阴阳、顺升降、调虚实的功用，故亦属和解之剂，是治痞之良方。方后云"去滓再煎"，其目的在于使药性和合，而利于和解。

钱天来《伤寒溯源集·结胸心下痞》中指出"半夏辛而散痞，滑能利膈，故以之为君……干姜温中，除阴气而蠲痞；人参、炙甘草，大补中气，以益误下之虚，三者补则气旺，热则流通，故以之为臣；黄芩、黄连即前甘草泻心汤中之热因寒用，苦以开之之意，故黄连亦仅用三倍之一，以为之反佐，大枣和中濡润，以为倾痞之助云。"唐容川《伤寒论浅注补正·辨太阳病脉证下》曰："柴胡是透膈膜而外达腠理；陷胸是攻膈膜而下通大肠；泻心等，则只和膈膜以运行之，皆主膈膜间病，而有内外虚实之分。"成无己《注解伤寒论·辨太阳病脉证并治中》曰："伤寒五六日，邪在半表半里之时；呕而发热，邪在半表半里之证，是为柴胡证具。以他药下之，柴胡证不罢者，不为逆，却与柴胡汤则愈……至于下后，邪气传里，亦有阴阳之异。若下后，阳邪传里者，则结于胸中为结胸，以胸中为阳受气之分，与大陷胸汤以下其结；阴邪传里者，则留于心下为痞，以心下为阴受气之分，与半夏泻心汤以通其痞。经曰：病发于阳而反下之，热入因作结胸；病发于阴而反下之，因作痞。此之谓也。"

仲景用半夏泻心汤治疗误下后，中气虚斡旋失司，中焦枢机不利，气机痞塞，寒邪干扰而见心下痞。脾寒气逆见呕；脾寒气陷则肠鸣下利。《黄帝内经》指出"中满者，泻之于内"，因此，在组方上以辛开苦降为法，通畅中焦气机之壅滞。

【临床应用】

本方广泛运用于消化系统疾病，凡因寒热错杂于中，损伤脾胃，导致中焦升降失司，证见心下痞满、时时欲呕、大便稀溏、肠鸣不适、苔薄白或淡黄、脉沉弦者均可应用本方或加减治疗。现代报道较多地用于治疗胃炎（急性胃炎、浅表性胃炎、萎缩性胃炎、糜烂性胃炎、胆汁反流性胃炎、疣状胃炎）、十二指肠炎、溃疡（胃溃疡、胃十二指肠溃疡、胃窦部溃疡、胃角部溃疡、胃大弯溃疡、胃小弯溃疡）、上消化道出血、消化系统溃疡大出血、贲门痉挛、急性肠炎、痢疾、泄泻、慢性结肠炎、小儿暑泻、小儿消化不良、胃下垂、便秘、胃扭转、消化道肿瘤（胰头肿瘤、贲门癌、食管中段癌术后综合征）、胃黏膜脱垂等。

1. 调节胃肠动力

半夏泻心汤对呕吐、腹泻、消化不良等消化系统疾病具有明显疗效，提示该方对胃肠动力具有调节作用。张胜等研究表明，本方对新斯的明、胃复安、乙酰胆碱等引起的胃排空亢进和小肠推进加快具有明显拮抗作用，对芬氟拉明、多巴胺等所致的胃排空抑制和小肠推进减慢也具有明显拮抗作用，但对左旋麻黄碱、吗啡、肾上腺素等引起的胃肠抑制及正常动物的胃肠运动无明显影响或呈轻微抑制倾向。麻春杰等的"定点记录大鼠胃运动方法"显示，半夏泻心汤对大鼠胃运动具有双相调节作用：在胃运动受抑制时具有促进胃运动作用，其作用强于多潘立酮；在胃运动增强时，具有抑制胃运动作用，而多潘立酮则无此作用，认为这一作用是本方治疗非溃疡性消化不良的机制之一。李宇航等观察了半夏泻心汤及其拆方对大鼠离体胃底条的作用，发现苦降组减小收缩幅度，甘补组、辛开苦降组、全方组收缩增幅明显。本方在一定条件下的双向调节作用得到各实验的证实。李秀峰等用本方治疗顽固性非溃疡性消化不良（FD）的结果显示，治疗后患者的胃蠕动次数和蠕动幅度都较治疗前明显增加，而胃半排空时间和完全排空时间则较治疗前明显缩短，表明本方对 FD 患者具有显著的促胃动力作用。许景峰等采用半夏泻心汤胶囊提取物皮下给药，3 天后小鼠甲基橙胃残留率降低，说明半夏泻心汤有增加小鼠胃排空作用；结扎幽门下十二指肠结合部后，在十二指肠注入本品，3 小时后收集胃液进行分析，发现半夏泻心汤能大大提高小肠推进率，但对肠容积无明显影响，对胃液分泌、酸度和胃酶活性无明显影响。

2. 抗幽门螺旋杆菌作用

近年来，研究发现幽门螺旋杆菌（Hp）感染与慢性胃炎和消化性溃疡的发病、病变程度、活动性及复发率密切相关，检出率可达 70% ~ 100%。脾虚证大鼠 Hp 感染模型建立成功后，经本方治疗，其脾虚及 Hp 感染情况均有好转。有人认为单独应用半夏泻心汤对 Hp 的抗菌活性较弱，半夏泻心汤与奥美拉唑、阿莫西林并用，对 Hp 的杀菌率较高，而且无不良反应，患者容易接受。另外，体外药敏试验发现，本方对 Hp 有一定的抑杀作用，其单味主药黄芩、黄连对 Hp 亦具有明显药敏作用。

3. 胃黏膜保护作用

本方对大鼠幽门结扎型、醋酸性、水浸应激胃溃疡模型具有明显的保护和治疗作用，均能显著降低溃疡指数，提示该方可能是一个有效的胃黏膜保护剂。其机理可能与加强胃黏膜、黏液屏障作用，促进黏膜细胞再生修复，促进胃黏蛋白分泌，加强黏蛋白合成有关。吴氏等研究发现，半夏泻心口服液对乙醇及脱氧胆酸钠诱发的实验性慢性胃炎大鼠，可降低血清 MDA 含量，提高 SOD 含量和活性，说明半夏泻心汤治疗胃炎，防止胃黏膜损伤可能与清除氧自由基以及防止脂质氧化对胃黏膜的刺激有关。吴丽芹等以乙醇、脱氧胆酸灌胃、Hp 灌胃综合方法得到慢性胃炎的大鼠模型，发现本方能较明显地增加胃黏液层磷脂、氨基己糖的含量，并有一定量效关系，半夏泻心汤增加胃黏液层磷脂和氨基己糖含量的作用，对胃黏膜屏障有一定的保护作用。许景峰等人对半夏泻心汤防治胃溃疡的作用进行了实验研究。他们在给予大鼠半夏泻心汤胶囊 30 分钟后，再采用水浸应激法致胃溃疡，结果大鼠胃溃疡的发生率明显降低；对于醋酸法致胃溃疡的大鼠，连续 11 天给予半夏泻心汤胶囊，发现溃疡面积明显减少。

4. 治疗胃炎、十二指肠炎

苑静通过临床观察，中药半夏泻心汤与西医三联疗法在总有效率、Hp 根除率、胃镜下胃黏膜病变组织的修复等几个方面均无显著差异（$P > 0.05$）；但是，在不良反应方面，中药治疗组比对照组有明显的优势，因此证明中药半夏泻心汤加味治疗 Hp 相关胃病有重要的临床意义。刘洁采用半夏泻心汤治疗幽门螺旋杆菌（Hp）相关性慢性浅表性胃炎 51 例，并与丽珠得乐冲剂合阿莫西林治疗 45 例进行对照观察，结果在症状疗效、胃镜疗效、Hp 疗效几个方面两组均有显著差异（$P < 0.01$），中药组明显优于对照组。厉兰娜等通过对 325 例慢性胃病患者中医辨证分型及 Hp 检测结果进行分析，发现慢性胃炎以半夏泻心汤证组最高，占 36.3%，而 Hp 感染阳性率也以该组最高，占 81.4%，认为半夏泻心汤证"心下痞"之邪与 Hp 感染有关，半夏泻心汤在以健脾药改善机体抗病环境的同时，可通过抑杀 Hp 的药味起到祛邪的作用。姚保泰等以本方加减治疗慢性萎缩性胃炎（CAG）癌前病变 80 例，显效 33 例，有效 40 例，无效 7 例，有效率 91%。Hp 阳性者由治疗前的 52 例降至治疗后的 20 例，提示本方有抑制 Hp 作用。王氏采用半夏泻心汤加减治疗急性胃肠炎 85 例，对吐泻产生明显脱水者，配合补液疗法，3 日为 1 疗程。结果：治愈 78 例，好转 6 例，无效 1 例。总有效率为 98.8%。结论：应用半夏泻心汤加味治疗急性胃肠炎疗效满意。罗氏等以半夏泻心汤为主辨证加减治疗慢性胃炎。治疗结果：本组 45 例，痊愈 30 例，好转 13 例，无效 2 例。治愈率 66.6%，总有效率 95.5%。郑氏应用半夏泻心汤治疗慢性浅表性胃炎寒热夹杂型 180 例，180 例均以心下痞满或伴有轻微胀痛为主要症状。胃镜检查黏膜充血、水肿，或

"花斑样"改变，部分病例黏膜出现点状或小片状糜烂等。治疗结果：180 例中显效 76 例，有效 85 例，无效 19 例，总有效率 89.4%。项氏以半夏泻心汤为基本方，辨证分型治疗慢性浅表性胃炎 346 例。结果治愈 139 例，有效 189 例，无效 18 例。总有效率 94.8%。张氏用半夏泻心汤加味治疗肥厚性胃炎 40 例，40 例病人均只用半夏泻心汤加味治疗，服药 1~2 个疗程统计疗效。结果：服药 1 个疗程痊愈 11 例，好转者 28 例，无效 1 例；服药 2 个疗程痊愈 30 例，好转 9 例，无效 1 例，总有效率为 97.5%。杨氏用半夏泻心汤加减治疗萎缩性胃炎 156 例，其中 62 例治疗一个疗程显效，29 例治疗 2 个疗程显效。经治 1~3 疗程，156 例中，显效 107 例（占 68.5%），有效 41 例（占 26.3%），无效 8 例（占 5.2%），总有效率 94.8%。

5. 治疗反流性食管炎

采用半夏泻心汤加减治疗反流性食管炎 40 例，并与多潘立酮、奥美拉唑治疗 40 例对照观察，两组均治疗 4 周，停药 3 个月后观察疗效。结果：两组总有效率比较无显著差异（$P > 0.05$）。复发率比较有显著差异（$P < 0.01$）。结论：半夏泻心汤加减治疗反流性食管炎疗效较好，可明显降低复发率。

6. 治疗上消化道出血

报道用本方加味治疗上消化道出血 24 例，其中有慢性胃炎、胃溃疡、十二指肠溃疡、贲门黏膜糜烂并浅表性胃炎、胃癌等所导致的吐血、便血，用本方加大黄、白及、三七粉（冲服），气虚者，加黄芪，并加重人参用量；腹痛者，加延胡索、九香虫；水煎取汁 300mL，待温后频服，6 天为 1 个疗程。配合对症治疗，如纠正休克，血红蛋白 < 60g/L 者，给予输血、输液等。结果痊愈 22 例，无效 2 例（1 例胃溃疡穿孔，1 例胃癌转手术治疗）。服药 1 个疗程大便转黄，大便隐血转阴 22 例，总有效率 92%。

7. 治疗消化性溃疡

用半夏泻心汤治疗胃溃疡 34 例，治愈（自觉症状消失，胃镜复查溃疡消失）28 例；有效（自觉症状基本消失，胃镜复查溃疡面明显缩小）4 例；无效（自觉症状好转，胃镜复查溃疡面无明显变化）2 例。

8. 治疗胃黏膜脱垂症

胃黏膜脱垂症是消化内科常见病，其病因病机和发病机理是多方面的，西医学无特殊的治疗方法。本病以胃脘痞闷胀痛为主症，中医将其归纳为"胃脘痛""痞证"的范畴。用半夏泻心汤治疗胃黏膜脱垂症 54 例，治疗组以半夏泻心汤加味治疗，对照组用多潘立酮（即吗丁啉）10mg，每日 3 次；法莫替丁 20mg，每日 2 次。两组疗程均为 4 周，治疗 1 个月后做 X 线钡餐检查或胃镜检查，治疗组 54 例中，治愈 22 例，显效 12 例，有效 16 例，无效 4 例，总有效率 92.60%；对照组 38 例，治愈 11 例，显效 8 例，有效 10 例，无效 9 例，总有效率 76.32%。治疗组与对照组疗效比较有显著差异（$P < 0.05$）。

9. 治疗消化道肿瘤

消化道肿瘤患者最常出现的症状就是乏力、食欲不振、心下痞满、呕吐、泄泻等，既有肿瘤疾病的全身表现，又有脾胃不和的消化系统症状。用半夏泻心汤化裁治疗消化系统肿瘤 54 例，病种包括有食管癌 10 例，胃癌 16 例，肝癌 6 例，胰腺癌 5 例，胆管癌 5 例，结肠癌 5 例，直肠癌 7 例。疗效结果：食管癌总有效率 100%；胃癌总有效率 75.0%；胰腺癌总有效率 60.0%；肝癌总有效率 66.7%；胆管癌总有效率 60.0%；大肠癌总有效率 83.3%；总计总有效率 77.8%。

10. 治疗功能性消化不良

刘文奇等采用加味半夏泻心汤治疗 45 例该病患者，取得满意效果，并与吗丁啉治疗的 45 例对照，治愈率 88.9%，明显优于对照组 55.6%。王定康等用本方加减治疗功能性消化不良 85 例，痊愈 58 例，占 68.2%；好转 21 例，占 24.7%；无效 6 例，占 7.1%。总有效率 92.9%。

二、生姜泻心汤

【原文】

伤寒汗出，解之后，胃中不和，心下痞硬，干噫食臭，胁下有水气，腹中雷鸣下利者，生姜泻心汤主之。(157)

生姜泻心汤方

生姜四两(切) 甘草三两(炙) 人参三两 干姜一两 黄芩三两 半夏半升（洗）黄连一两 大枣十二枚（擘）

上八味，以水一斗，煮取六升，去滓，再煎取三升。温服一升，日三服。

【注释】

生姜泻心汤即半夏泻心汤减干姜二两，再加生姜四两而成。其组方原则仍属辛开苦降，阴阳并调之法。但因本证胃虚食滞，兼有水饮内停。故重用生姜为君，协同少量干姜，开结散水，温胃，降逆止呕。姜、夏相配，以增强和胃降逆、化饮消痞之功。姜、夏与芩、连为伍，辛开苦降，以开泄寒热错杂之痞塞。更佐以人参、甘草、大枣补益脾胃而复中焦升降之职。诸药相合，共奏和胃降逆、宣散水气、化饮消痞之功效。

方有执《伤寒论条辨·辨太阳病脉证并治中》云："解，谓大邪退散也。胃为中土，温润则和，不和者，汗后亡津液，邪乍退散，正未全复而尚弱也。痞硬，伏饮抟膈也。噫，饱食息也。食臭，䐸（䐸，音 duàn。孵卵不成鸟之败卵）气也。平人过饱伤食，则噫食臭。病患初瘥，脾胃尚弱，化输未强，虽无过饱，犹之过饱而然也。水气，亦谓饮也。雷鸣者，脾为阴，胃为阳，阴阳不和，薄动之声也。下利者，惟阴阳之不和，则水谷不厘清，所以杂进而走注也。"

尤在泾《伤寒贯珠集·太阳篇下》："汗解之后，胃中不和，既不能运行真气，亦不能消化饮食，于是心中痞硬，干噫食臭，《金匮》所谓中焦气未和，不能消谷，故令人噫是也。噫，嗳食气也。胁下有水气，腹中雷鸣下利者，土德不及，水邪为殃也。故以泻心消痞，加生姜以和胃。"

陈修园："伤寒汗出，外邪已解之后，唯是胃中不和，不和则气滞内结，故为心下痞硬，不和则气逆而上冲，故为干噫。盖胃为所司者，水谷也，胃气和则谷消而水化矣，兹则谷不消而作腐，故为食臭，水不化而横流，故为胁下有水气。腹中雷鸣下利者，水谷不消，糟粕未成而遽下，逆其势则不平，所谓物不得其平则鸣者是也，以生姜泻心汤主之。"（《伤寒论浅注·辨太阳病脉证》）

【临床应用】

本方主要用于治疗胃中不和，兼水饮食滞的消化系统疾病的治疗，凡症见心下痞硬，胃脘嘈杂，干噫食臭，呕吐酸水，腹中雷鸣下利，脉弦滑，苔腻者，均可用本方或其加减治疗。常用于治疗急性胃肠炎、慢性胃肠炎、胃炎、胃溃疡、幽门梗阻、胃肠功能紊乱、胃下垂、慢性结肠炎、心下痞、胃脘痛、呕吐、泄泻、嘈杂、胃扭转、胃弛缓扩张等。

1. 抗胃溃疡

用几种实验性胃溃疡模型（应激型、消炎痛型、盐酸－乙醇型、幽门结扎型）大鼠，观察生姜泻心汤的抗溃疡作用。结果表明生姜泻心汤对这四种模型的病变都有显著抑制作用，并降低胃液中胃蛋白酶活性和升高前列腺素 E2（PGE2）水平。加强五肽胃泌素和毛果芸香碱诱发胃液的作用，同时也抑制胃蛋白酶活性和升高 PGE2 水平；对组织胺诱发胃液除显著升高 PGE2 水平外，对其他无显著影响。提示生姜泻心汤对胃溃疡的攻击因子和防御因子的平衡有一定效应。

2. 调节胃肠运动

通过观察生姜泻心汤对大鼠胃排空作用的影响证实,该方对大鼠的胃排空有明显的抑制作用($P < 0.05$);大鼠血中生姜泻心汤黄芩苷、甘草次酸含量与生姜泻心汤的抑制胃排空作用之间存在正相关($P < 0.05$);黄芩苷有促进大鼠胃窦平滑肌细胞舒张的作用。结论:黄芩苷、甘草次酸可能是生姜泻心汤抑制胃运动的物质基础之一。观察生姜泻心汤对伊立替康化疗后迟发性腹泻模型大鼠肠黏膜免疫屏障的影响,证实本方可以提高大鼠肠黏膜免疫功能,并且可改善肠黏膜损伤程度,预防大鼠腹泻。

3. 防治反流性食管炎

通过实验证实生姜泻心汤能降低大鼠反流性食管炎模型血管活性肠肽(VIP)水平、提高抗氧化能力,具有防治大鼠反流性食管炎的作用。回顾性分析20例反流性食管炎患者,服用生姜泻心汤7天后,停药观察1个月,应用反流性疾病问卷及胃镜检查,判断治疗效果。结果20例患者,治愈者7例,占35%;好转者11例,占55%;无效者2例,占10%。总有效率为90%。

4. 治疗泄泻

以生姜泻心汤加减治疗水热互结型泄泻49例,所有病例均为门诊病例,都有泄泻,每日3次以上,腹中雷鸣,干噫食臭,脉滑数而按之无力,舌胖嫩,苔水滑。辨证属气虚不运、水走肠间之水热互结型泄泻。49例患者经治疗后临床痊愈44例,有效5例,无效0例,有效率100%。以生姜泻心汤加味治小儿腹泻56例,男性29例,女性27例。其共同症状为外感发烧,腹胀肠鸣,泄泻,大便色黄秽臭。结果:治愈48例,有效6例,无效2例,总有效率为96%。

5. 治疗急性胃肠炎

以生姜泻心汤加减治疗急性胃肠炎157例,治疗过程中不用抗生素。治疗结果:157例中,显效152例,有效3例,无效2例(其中1例患者服药1剂后,因出差改服西药)。结论:生姜泻心汤治疗急性胃肠炎疗效不逊于西药且有效高价廉、服用方便、毒副作用小的特点。

6. 治疗幽门梗阻

孙大兴以生姜泻心汤加减治疗幽门不全性梗阻48例,均有慢性上消化道疾病史,并经胃镜或胃肠钡透检查确诊,其中十二指肠球部溃疡34例,胃溃疡6例,慢性胃炎或十二指肠球炎8例。本次发病均以食后胃脘部胀满不适、呕吐为主症,呕吐或食后

1～2小时即作，或朝食暮吐、暮食朝吐，完谷不化，或隔日呕出酸臭停积之物。并排除肿瘤和其他外科性梗阻。发作诱因：饮食不节者32例（其中饮酒10例），劳累者9例，情志所伤者4例，受寒者3例。结果：经1～2疗程治疗后，32例显效（症状消失，饮食、大便恢复正常），占66.67%；13例好转（症状基本消失，饮食、大便基本正常），占27.08%；3例无效（其中2例因出现其他并发症行外科手术而中止服药），占6.25%。总有效率为93.75%。

三、甘草泻心汤

【原文】

伤寒中风，医反下之，其人下利日数十行，谷不化，腹中雷鸣，心下痞硬而满，干呕、心烦不得安。医见心下痞，谓病不尽，复下之，其痞益甚。此非结热，但以胃中虚，客气上逆，故使硬也。甘草泻心汤主之。（158）

甘草泻心汤方

甘草四两（炙）　黄芩三两　干姜三两　半夏半升(洗)　大枣十二枚(擘)　黄连一两

上六味，以水一斗，煮取六升，去滓，再煎取三升。温服一升，日三服。

【注释】

此方即半夏泻心汤加重甘草用量而成。甘草，甘平之品，独入脾胃，为中宫之补剂，能健脾胃，固中气之虚羸。证因脾胃虚甚而谷不化，肠鸣下利频作，故重用甘草以益中州之虚，而缓客气之上逆；佐人参、大枣则补中益气之力更增；半夏辛开降逆和胃，消痞止呕；芩、连苦寒清热，解邪热之烦；干姜之辛，温中散寒。诸药协和，寒温并用，使脾胃之气得复，升降调和，阴阳通达，其痞消利止而愈。《医学金鉴》："方以甘草命名者，取和缓之意也。用甘草、大枣之甘，补中之虚，缓中之急；半夏之辛，降逆止呕；芩连之寒，泻阳陷之痞热；干姜之热，散阴凝之痞寒。缓中降逆，泻痞除烦，寒热并用也。"

成无己《注解伤寒论·辨太阳病脉证并治法第七》："伤寒中风，是伤寒或中风也。邪气在表，医反下之，虚其肠胃而气内陷也。下利日数十行，谷不化，腹中雷鸣者，下后里虚胃弱也。心下痞硬，干呕心烦，不得安者，胃中空虚，客气上逆也。与泻心汤以攻表，加甘草以补虚。前以汗后胃虚，是外伤阳气，故加生姜；此以下后胃虚，是内损阴气，故加甘草。"

【临床应用】

甘草泻心汤为补中之虚，缓中之急，苦辛并用，和胃消痞之剂，常用于脾胃虚弱，寒热错杂于中，中焦升降失司之心下痞硬胀满、腹中雷鸣，下利至甚，水谷不化，干呕心烦不安诸症的治疗。凡属此病机之寒热互见，虚实夹杂的胃肠炎、消化不良、溃疡、胰腺炎、免疫功能低下等疾病，均可用本方或其加减治疗。

四、大黄黄连泻心汤

【原文】

心下痞，按之濡，其脉关上浮者，大黄黄连泻心汤主之。(154)

大黄黄连泻心汤方

大黄二两　黄连一两

上二味，以麻沸汤二升渍之，须臾，绞去滓，分温再服。

【注释】

大黄、黄连均为苦寒之品，大黄泄热、和胃、开结，黄连善清心胃之火，二药合用，使热邪得去，气机通畅，则痞满自消。本方煎服法尤有妙义，大黄、黄连苦寒，气味俱厚，若煎服必下攻肠道而具泻下作用。今不取煎煮，而以麻沸汤浸泡少顷，绞汁饮服，意在取其气之轻清上行，不欲其味之重浊，使之利于清中焦无形之邪热以消痞，薄其苦泻之味，又可避免大黄苦寒泻下之弊。

【临床应用】

以该方加味治疗各种胃肠功能紊乱或器质性病变所致的胃脘部闷胀、灼热、自觉有物堵塞等症状及因各种原因所致的急性消化道出血等证，效果颇佳。

朱良春老中医用大黄黄连泻心汤加味治疗各种胃脘痛病证，每获良效：①对于胃火、胃热引起的胃脘热痛，轻证用"大黄黄连泻心汤"加知母、竹茹；重证则用"大黄黄连泻心汤"加生石膏、知母、金银花（或蒲公英）。②对于肝胃郁热、火邪犯胃者，用上方加吴茱萸、蒲公英、生白芍、生甘草，以清肝泄热，和胃养阴，肝热盛者加牡丹皮、炒山栀子。③若病人见胃热疼痛，但胃脘部畏寒，恶食冷物，则提示证属假寒，须与寒凉药中少加温药，如生姜汁或辛香走窜之品反佐之。

任氏应用大黄黄连泻心汤加味辨证治疗胃溃疡、胆汁反流性胃炎、萎缩性胃炎均收到良好疗效。胃气以降为顺，以通为补，应用大黄黄连泻心汤以随其下降之性。

实验研究表明，大黄黄连泻心汤能抑制五肽胃泌素和 2 - 脱氧葡萄糖引起的胃酸分泌。通过减少钠、氢离子从薄膜向胃内腔的流量，从而抑制牛磺胆酸盐引起的胃黏膜损伤，并且可促进胃黏膜合成前列腺素，增强胃黏膜的防御功能。刘氏还研究发现该方可抑制胃蛋白酶的活性，可减轻胃蛋白酶对受损胃黏膜的侵蚀作用，并可对抗利血平所致小鼠胃黏膜损伤，提示该方剂对胃黏液—黏膜屏障具有一定的保护作用。

临床应用于充血性或出血性疾病，如脑充血（头胀目赤）、脑溢血、咯血、吐血、衄血、尿血、便血。服用本方要快煮，取其泄热作用，常用三黄（芩、连、大黄）同用，其中大黄可化瘀止血。血热造成的各类皮肤病，可用本方或三黄泻心汤，如血热之眼痛；血热之咽痛；血热之口腔、牙齿、舌肿痛；胃肠炎性疾病，如急性胃肠炎、痢疾。

五、附子泻心汤

【原文】

心下痞，而复恶寒汗出者，附子泻心汤主之。(155)

大黄二两　黄连一两　黄芩一两　附子一枚（炮，去皮，破，别煮取汁）

上四味，切三味，以麻沸汤二升渍之，须臾，绞去滓，内附子汁，分温再服。

【注释】

本方由大黄黄连泻心汤加附子而成。取苦寒之三黄，用麻沸汤浸泡绞汁，是取其气之轻扬，以清泄心胸之热邪而消痞；用辛热之附子另煎取汁，得醇厚之药力，以温经扶阳而固表。四味相合，寒温并用，此乃生熟有别，性味有异，共奏泄热消痞、扶阳固表之功效。

章虚谷《伤寒论本旨·结胸痞证》曰："上条恶寒无汗，为表邪未解，此恶寒而又汗出，是表阳虚而腠理不固也。表虚而内痞，若攻其痞，则表里之阳皆脱也。故以三黄渍汁取气，以泻浮热，另煎熟附子汁和入，固其元阳，熟附达下不碍上，三黄泻上不伤下，邪去而阳气保固，非心通造化者所能也。"

【临床应用】

附子泻心汤临床可用于治疗慢性胃炎、胃溃疡、急性上消化道大出血、胃脘痛、寒热错杂的胃肠炎久痢腹泻等。

六、旋覆代赭汤

【原文】

伤寒发汗，若吐若下，解后，心下痞硬，噫气不除者，旋覆代赭汤主之。(161)

旋覆代赭汤方

旋覆花三两　人参二两　生姜五两(切)　半夏半升(洗)　代赭石一两　大枣十二枚（擘）　甘草三两（炙）

上七味，以水一斗，煮取六升，去滓，再煎，取三升。温服一升，日三服。

【注释】

本证噫气顽固久久不消除；心下痞硬不因噫气而消除，因为是有形痰浊阻滞，非纯气机阻滞。噫气，《说文解字》指出，噫，饱食之息。今本方多用于呃逆不止，而呃逆即哕，为膈肌痉挛，有节律。哕，宋以前指呃逆，即膈肌痉挛；宋以后指干呕。

方中旋覆花能升能降，消痰下气，软坚散结；代赭石平肝镇逆，二者协同则能降气镇逆消痰。生姜、半夏辛温主散，故能和胃化痰散饮而消心下痞硬。人参、大枣、甘草补益脾胃。诸药相合，既能消痰又能疏肝，并能和脾胃之气，清升浊降而诸症得消。

本方属于和解之剂，故在煎药时，须去滓再煎，取其药性调和，并有浓缩的作用。旋覆花多绒毛，施今墨指出本药包煎上浮，药效难以利用，故主张旋覆花、代赭石一同包煎。代赭石重镇降逆，但本汤方中用量最小，又具有特殊的意义。代赭石其性重坠，若用量过大，必损其已伤之中气，噫气不除，反会加重，多则直抵下焦降肝气之逆，不可不知。临证之际，在用药剂量上要注意生姜与代赭石的比例。病变重在于胃，故要重用生姜以健胃去痰消痞，而代赭石的剂量宜小不宜大，以免其质重直走下焦，而影响疗效。

黄坤载《伤寒悬解·太阳经下篇》："旋覆花代赭石汤，参、甘、大枣，补其中脘；半夏、姜、赭，降其逆气；旋覆花行痰饮而开郁浊也。浊气上填，痞闷噫气，以旋覆花代赭石汤补虚降逆，噫气立除。若除后再用，则病下陷，不可常服也。"

【临床应用】

1. 治疗反流性食管炎

用旋覆代赭汤加减治疗 43 例反流性食管炎患者，对照组 64 例以吗丁啉治疗，两组均治疗 1 个月后观察疗效。结果：总有效率治疗组为 100%，对照组为 90.6%，治疗组优于对照组。

2. 治疗中风后顽固性呃逆

旋覆代赭汤加减治疗中风后顽固性呃逆 19 例，其中脑出血 12 例，脑梗塞 7 例，均于发病一周内出现呃逆症状。临床治疗中按中风病辨证分型：痰热腑实型 7 例，气虚血瘀型 3 例，肝阳上亢型 4 例，阴虚火旺型 1 例，风痰瘀阻型 4 例。以旋覆代赭汤加减治疗，处方：旋覆花 15g，代赭石 9g，半夏 10g，陈皮 10g，枳壳 9g，当归 15g，川芎 9g，牡丹皮 10g。加减：痰热腑实型加竹茹 12g，胆南星 6g，生大黄（后下）6g，芒硝（冲服）10g；气虚血瘀型加党参 15g，桃仁 9g，红花 9g；肝阳上亢型加天麻 10g，钩藤 15g，石决明 15g；阴虚火旺型加白芍 15g，生地黄 10g，麦冬 15g；风痰瘀阻型加白术 10g，茯苓 15g，竹茹 12g。每日 1 剂，水煎，早晚服。结果：治愈 18 例（呃逆消失，住院期间未再发作），有效 1 例（服药期间症状消失，停药后再次发作）。总有效率 100%，用药最少 3 剂，最多 7 剂。

第八节　四逆辈研究及临床应用

一、四逆汤

【原文】

少阴病，脉沉者，急温之，宜四逆汤。（323）

少阴病，饮食入口则吐，心中温温欲吐，复不能吐。始得之，手足寒，脉弦迟者，此胸中实，不可下也，当吐之。若膈上有寒饮，干呕者，不可吐也，当温之，宜四逆汤。（324）

四逆汤方

甘草二两（炙）　干姜一两半　附子一枚（生用，去皮，破八片）

上三味，以水三升，煮取一升二合，去滓，分温再服。强人可大附子一枚，干姜三两。

【注释】

第 323 条论四逆汤证的脉象与急温之法。此条如从字面理解，仅据脉沉即确定急温，看似不符合脉证合参之旨，而有轻率孟浪之嫌，实则寓有深意。此条以"少阴病"

冠首，则当结合提纲证综合分析。因此，此脉沉当是沉而微细，并当有但欲寐之症。但欲寐而脉沉微细，标志少阴阳气大虚，阴寒极盛，若不及早救治，则恶寒、身蜷吐利、四肢厥逆等症将相继出现，甚则有格阳、亡阳之虞，故治当急温，以四逆汤急救回阳。因此，本条据脉定治，不但无轻率孟浪之嫌，反有见微知著，防微杜渐，防患未然之积极意义。

第 324 条论少阴病膈上有寒饮与胸中有实邪的辨别，兼论少阴阳衰阴盛证的临床表现与治法。"饮食入口则吐，心中温温欲吐，复不能吐"，即第 282 条"欲吐不吐"之象，此虽多见于少阴阴寒上逆证，然亦可见胸中实邪阻滞之证，故应予以鉴别。若病初起，即兼见手足寒，脉弦迟者，则不是少阴虚寒证，而是邪阻胸中之实证。由于痰食之邪阻滞胸膈，正气向上驱邪，气机上逆，故饮食入口即吐，不进食时，心中也郁郁不舒而泛泛欲吐，但因痰实之邪胶着难出，故虽欲吐而复不能吐；痰食郁遏胸中阳气，不达四末，故手足寒；邪结阳郁，则脉象弦迟有力。证属痰食阻滞于胸膈，病位偏上，故不可攻下，治宜因势利导，"其高者，因而越之"，当施以吐法去其膈上之邪。如果因膈上有寒饮而干呕，又不可误认为胸中实邪而妄施吐法，因为寒饮虽在膈上，其源实由于脾肾阳虚不能化气布津而津液停聚所致，治当用四逆汤温运脾肾之阳而化寒饮，阳复则饮去，饮去则病除。

【临床应用】

现代临床主要将四逆汤应用于循环系统疾病，如风湿性心脏病、心力衰竭、休克、心肌梗死、完全性右束支传导阻滞、病态窦房结综合征；呼吸系统疾病，如肺气肿、支气管哮喘；消化系统疾病，如急性肠胃炎、慢性肠胃炎、胃下垂，以及其他疾病，辨证属于阳气大虚、阴寒极盛者。药理研究发现，四逆汤具有强心、保护心肌、增强免疫功能、抗休克和清除自由基的作用。

二、四逆加人参汤

【原文】

恶寒脉微而复利，利止亡血也，四逆加人参汤主之。(385)

甘草二两（炙）　附子一枚（生，去皮，破八片）　干姜一两半　人参一两

上四味，以水三升，煮取一升二合，去滓，分温再服。

【注释】

本条论霍乱亡阳脱液的证治。霍乱病吐利交作，气随液泄，阳随气脱，不能温暖

周身而恶寒脉微。阳虚不运，水谷不化而下利不止。复因泻利不止，暗耗阴液，以致无物可下而利自止，此利止绝非阳气来复之候，若阳气回复，则下利自止，今下利虽止，却无阳复脉证，仍见恶寒脉微是阴盛阳虚，阳气下脱，阴血大伤之故。"亡血"是指亡津液，反映了脱液的病机。《金匮玉函经》所说的"水竭则无血"，即是此意。故急用四逆加人参汤，回阳救阴。

【临床应用】

现代临床主要将四逆加人参汤应用于冠心病心肌缺血、心动过缓、新生儿硬肿症、肝癌术后等，辨证属于亡阳液竭证者。

三、茯苓四逆汤

【原文】

发汗，若下之，病仍不解，烦躁者，茯苓四逆汤主之。（69）

茯苓四逆汤方

茯苓四两　人参一两　甘草二两（炙）　干姜一两半　附子一枚（生用，去皮，破八片）

上五味，以水五升，煮取三升，去滓。温服七合，日二服。

【注释】

本条论汗下后阴阳两虚烦躁的证治。本证乃太阳误治，伤阴损阳，使病传少阴，从而形成少阴阴阳两虚之证。少阴为心肾水火之脏，阴阳两伤，水火失济，阳衰而神气浮越，阴损而不能敛阳，故神不内守而烦躁不宁。本条叙证极简，从治用茯苓四逆汤推测，证属少阴阴阳两虚，而以阳虚为主，故除见烦躁外，还当见脉微细、肢厥、恶寒等症。治以茯苓四逆汤回阳益阴。

【临床应用】

现代临床主要将茯苓四逆汤应用于各种心力衰竭、心肌梗死、心律失常、急性肠炎、慢性肠炎、大汗等见阳虚而阴液不继者。也有报道使用本方治疗急性脑血管病、肺心病、帕金森病、难治性雷诺病、头痛、妊娠呕吐、黄疸、肾盂肾炎、急性胆囊炎、慢性肾炎、癫痫、尿路结石等，均取得了满意疗效。药理研究发现，茯苓四逆汤有一定的强心及抗休克作用。

四、通脉四逆汤

【原文】

少阴病，下利清谷，里寒外热，手足厥逆，脉微欲绝，身反不恶寒，其人面色赤，或腹痛，或干呕，或咽痛，或利止脉不出者，通脉四逆汤主之。(317)

甘草二两(炙)　附子大者一枚(生用，去皮，破八片)　干姜三两(强人可四两)

上三味，以水三升，煮取一升二合，去滓，分温再服，其脉即出者愈。面色赤者，加葱九茎；腹中痛者，去葱，加芍药二两；呕者，加生姜二两；咽痛者，去芍药，加桔梗一两；利止脉不出者，去桔梗，加人参二两。病皆与方相应者，乃服之。

【注释】

第317条论少阴阴盛格阳的证治。少阴病，下利清谷，手足厥逆，脉微欲绝，是阴寒内盛、阳气大虚所致。寒邪内盛，损伤脾肾，脾肾阳虚故见下利清谷；寒邪凝滞，阳虚不布，故见手足厥逆，脉微欲绝。寒邪内盛，虚阳被格于外，故身反不恶寒。虚阳被格于上，故面色赤。所谓"里寒外热"，即内真寒而外假热。肾阳虚衰，必累及脾阳，脾主一身之大腹，气血凝滞则腹痛；少阴寒气犯胃，胃气上逆则干呕；虚阳循经上浮，郁于咽嗌则咽痛；阳虚气不化津，利多津耗气脱，终致阴液内竭，阳气虚极，而见利止而脉不出。证属阴盛格阳，恐四逆汤方小力薄，故增大其用药之量，以通脉四逆汤主治。

【临床应用】

现代临床主要将通脉四逆汤应用于急慢性心力衰竭，急慢性肠胃炎，以及风湿性关节炎等，辨证属于阳虚、格阳证者。药理研究还发现，通脉四逆汤具有抗休克、抗炎、镇静镇痛、促进肾上腺皮质功能的作用。

五、通脉四逆加猪胆汁汤

【原文】

吐已下断，汗出而厥，四肢拘急不解，脉微欲绝者，通脉四逆加猪胆汁汤主之。(390)

甘草二两（炙）　干姜三两（强人可四两）　附子大者一枚（生，去皮，破八片）　猪胆汁（半合）

上四味，以水三升，煮取一升二合，去滓，内猪胆汁，分温再服，其脉即来。无猪胆，以羊胆代之。

【注释】

"吐已下断"，说明阴液已竭，上无可吐，下无可下，是阴竭之征，而不是阳复吐利得止。阳回自愈必见四肢转温，脉象缓和，今吐利虽止，但更见厥逆、脉微欲绝，说明吐利停止并非阳复，而是吐利太甚，以致水谷津液涸竭，无物可吐无物可利而自断；"汗出而厥"，是阳亡欲脱，既不能固表以止汗，又不能通达四末以温养；"四肢拘急不解"，是阴液已竭，筋失濡养；"脉微欲绝"，是阳亡阴竭的脉象。病情危笃，故急需通脉四逆加猪胆汁回阳救阴以通脉。

本方即四逆汤倍用干姜，再加猪胆汁而成。倍干姜，意在加强其回阳之力。加入猪胆汁苦寒性润，一是反佐以防格拒，借其寒性，引姜、附之热药入阴，以免阴寒对辛热药物格拒不受，取"甚者从之"之意；二是滋阴以和其阳，借其润燥滋阴之功，以补充吐、下后伤阴之虚竭；三则制约姜、附辛热伤阴燥血之弊。

本条与第385条四逆加人参汤证皆属亡阳液竭之证，但二者病情轻重有别。二者都有吐利交作而后利止，均属亡阳脱液，无物可下而下利自止。第385无汗出、四肢厥冷且拘急不解，另虽见脉微而微欲绝，但亡阳不至太重且无阴阳格拒之势，故宜用四逆加人参汤；而本条之证亡阳液竭且阴盛格阳之势已成，显然重于前证，故以通脉四逆加猪胆汁汤治之，当然亦可仿第385条加入人参，以增强疗效。

【临床应用】

通脉四逆加猪胆汁汤证则是在通脉四逆汤证的基础上，更有吐利俱停、四肢拘急不解、脉出等阴液涸竭之候，病变程度更为严重，古今临床单纯用通脉四逆加猪胆汁汤者较为罕见。

六、白通汤

【原文】

少阴病，下利，白通汤主之。(314)

葱白四茎　干姜一两　附子一枚（生，去皮，破八片）

上三味，以水三升，煮取一升，去滓，分温再服。

【注释】

少阴阴寒内盛，除下利一症外，尚有恶寒蜷卧、四肢逆冷、脉微欲绝等症，本条仅见下利，即以白通汤主之，可知本证除下利之外，尚有他症。此下利是因阴寒偏盛，寒邪伤及脾肾，下焦不得温煦，水谷不别所致，应兼见有恶寒蜷卧、手足厥逆，更结合第 315 条，其脉当微。从白通汤用葱白并结合第 317 条通脉四逆汤方后加减法中"面色赤者加葱九茎"看，白通汤证中应有面赤、身热且以面赤为主，病机当属阴寒内盛，虚阳被格于上，形成戴阳证。本证的病情较通脉四逆汤证略轻，所以不同通脉四逆汤；其戴阳又不同于四逆汤证，所以亦不用四逆汤，而用白通汤主治。

【临床应用】

现代临床主要将白通汤应用于各种原因引起的心力衰竭、尿毒症、肝昏迷、霍乱、肠伤寒及雷诺病等，辨证属于阳虚、戴阳证者。

七、白通加猪胆汁汤

【原文】

少阴病，下利脉微者，与白通汤。利不止，厥逆无脉，干呕烦者，白通加猪胆汁汤主之。服汤脉暴出者死，微续者生。(315)

白通加猪胆汁汤方

葱白四茎　干姜一两　附子一枚（生，去皮，破八片）　人尿五合　猪胆汁一合

上五味，以水三升，煮取一升，去滓，内胆汁、人尿，和令相得，分温再服。若无胆，亦可用。

【注释】

本条可分为三段理解。第一段从"少阴病"至"与白通汤"，论少阴病阴盛戴阳证的证治，与第 314 条基本相同。但本条指出阴盛戴阳证的脉象为微脉，使白通汤证更加完备。

第二段从"利不止"至"白通加猪胆汁汤主之"，论阴盛戴阳证服白通汤后发生格拒的证治。阴盛戴阳之证，服白通汤后，不但下利不止，反而出现四肢厥逆、无脉、干呕、心烦等病情加重之征象。利下不止，自比下利为甚，此乃真阳衰微，不能固摄所致，不仅有亡阳之虑，而且有液竭之忧；厥逆无脉，自甚于厥逆脉微，此乃阳亡阴竭，心肾俱衰，血脉既不能充盈，复无力鼓动之征；至于干呕、心烦，服药前本无此证，药后见此，乃阴寒之气上干于胃，寒热相争扰乱于心所致。纵观上证，乃阴阳格拒有加重之势，而导致阴阳格拒加剧的原因，并非药不对证，而是由于阴寒太盛，对大热之药拒而不受，反而更激发寒邪之势，以致服药后证情反而增剧。当此之时，应

遵《黄帝内经》"甚者从之"之法，于白通汤中加入咸寒苦降之猪胆汁、人尿以为反佐，使之引阳入阴，庶可避免再致格拒，从而达到破阴回阳的目的。

第三段从"服汤"至"微续者生"，论服白通加猪胆汁汤后的两种转归。服汤后，如果脉突然出现浮大躁动之象，是谓"脉暴出"，此乃阴液枯竭，孤阳无依，完全发露于外，故为死候；若服汤后脉由沉伏不至，而缓缓出现，渐趋明显，是谓"脉微续"，此乃阴液未竭，阳气渐复，预后良好。

【临床应用】

现代临床主要将白通加猪胆汁汤应用于虚寒性腹泻、烦躁症、顽固性心力衰竭、咽峡炎及皮肤结节性红斑等疾病。

八、附子汤

【原文】

少阴病，得之一二日，口中和，其背恶寒者，当灸之，附子汤主之。(304)

少阴病，身体痛，手足寒，骨节痛，脉沉者，附子汤主之。(305)

附子二枚（炮，破八片，去皮） 茯苓三两 人参二两 白术四两 芍药三两

上五味，以水八升，煮取三升，去滓，温服一升，日三服。

【注释】

第304条论少阴病阳虚寒湿证的审证要点。所谓"口中和"，指口中不苦、不燥、不渴，表明里无邪热。背为督脉循行部位，阳虚而寒湿凝滞，督脉先受影响，故背恶寒。本证可用灸、药并行之法，内服附子汤以温阳除湿，外用灸法以温通经脉。至于所灸穴位，一般认为可灸大椎、关元、气海等穴。

本条以口中和、背恶寒作为审证要点，但背恶寒也可见于阳明病热盛汗多，损伤气阴的白虎加人参汤。但阳明病气分热盛的白虎加人参汤证见，口燥渴或大渴引饮，与附子汤证"口中和"，不欲饮水截然不同。

第305条论阳虚寒湿身疼的证治。本证的病机在于阳气虚弱，湿气浸渍筋脉肌肉关节，经气不利，故身体骨节疼痛；四肢为诸阳之本，一则寒湿之气弥漫，二则虚弱之阳，难以温煦，故手足寒；由于阳气不足，鼓动无力，加之水性沉下，所以其脉沉。治疗以附子汤以温阳化湿，祛寒镇痛，使阳气复而寒湿去，则诸证可除。

【临床应用】

现代研究主要将附子汤应用于风湿性关节炎、风湿性肌肉疼痛、习惯性流产、妊

娠腹痛、妊娠中毒症及慢性盆腔炎、慢性附件炎等，辨证属于阳虚寒湿盛者。药理研究发现，附子汤具有抗心肌缺血、抗心肌缺氧、抗血小板聚集、镇痛及抗炎等作用。

九、吴茱萸汤

【原文】

食谷欲呕，属阳明也，吴茱萸汤主之。得汤反剧者，属上焦也。(243)

少阴病，吐利，手足逆冷，烦躁欲死者，吴茱萸汤主之。(309)

干呕，吐涎沫，头痛者，吴茱萸汤主之。(378)

吴茱萸汤方

吴茱萸一升（洗）　人参三两　生姜六两（切）　大枣十二枚（擘）

上四味，以水七升，煮取二升，去滓，温服七合，日三服。

【注释】

吐利、四逆，应是四逆汤证，但从治用吴茱萸汤来看，本证属少阴寒邪上干中焦，致中焦升降颠倒，清浊混淆，气机逆乱，阴阳气不相顺接，而出现吐利交作，四肢逆冷。文中虽是吐利并称，但是以吐为主。"烦躁欲死"一症，反映阴邪虽盛，而阳气尚不致极虚，此烦躁欲死不是阴盛阳亡，而是正邪剧争所致，其特点是虽烦躁特甚，但精神及一般状态尚好，亦无脉微欲绝等象。治以吴茱萸汤温胃散寒，暖身降浊。

【临床应用】

现代临床主要将吴茱萸汤应用于消化系统、神经精神系统、循环系统，以及妇、儿、泌尿、眼、耳鼻喉、传染、肿瘤等各科疾病，如慢性浅表性胃炎、十二指肠球部溃疡、慢性非特异性溃疡性结肠炎、2型糖尿病性胃轻瘫、慢性胆囊炎、偏头痛、神经官能症、癔病、临界性高血压、痛经、输卵管粘连等，辨证属于肝寒犯胃者。药理研究发现，吴茱萸汤具有强心、升压、调节和改善微循环的作用。

十、桃花汤

【原文】

少阴病，下利便脓血者，桃花汤主之。(306)

少阴病，二三日至四五日，腹痛，小便不利，下利不止，便脓血者，桃花汤主之。(307)

桃花汤方

赤石脂一斤（一半全用，一半筛末）　干姜一两　粳米一升

上三味，以水七升，煮米令熟，去滓，温服七合，内赤石脂末，方寸匕，日三服。若一服愈，余勿服。

【注释】

第306条论述少阴虚脱下利之主证。下利便脓血，有寒热之别。少阴的下利便脓血，多为脾肾阳衰，络脉不固而统摄无权，大肠滑脱所致。临床所见应是脓血杂下，但无里急后重之感且无臭秽之气，兼见腹痛绵绵，喜温喜按，口淡不渴，舌淡苔滑。此与热性下利便脓血之脓血色鲜，里急后重，肛门灼热，腹痛如绞，口渴喜冷，舌红苔黄之证迥别。治宜桃花汤温涩固脱。

第307条是对上条桃花汤证的补充。少阴病二三日至四五日，寒邪内入，阳虚寒凝，故腹痛。脾肾阳衰，统摄无权，滑脱不禁，故下利不止，便脓血。而下利过多，则津液损伤，故小便不利。与津液偏渗不同，仍用桃花汤温涩固脱。

【临床应用】

现代临床主要将桃花汤应用于慢性结肠炎、慢性痢疾、慢性阿米巴痢疾、消化道出血、功能性子宫出血等疾病。

十一、干姜附子汤证

【原文】

下之后，复发汗，昼日烦躁不得眠，夜而安静，不呕，不渴，无表证，脉沉微，身无大热者，干姜附子汤主之。(61)

干姜附子汤方

干姜一两　附子一枚（生用，去皮，破八片）

上二味，以水三升，煮取一升，去滓，顿服。

【注释】

本条乃汗下失序，致阳气暴脱，阴寒内盛，病入少阴所致。人与自然是一个有机整体，昼日阳旺，虚阳得自然阳气相助，尚能与阴争，故见昼日烦躁；夜间阳衰，虚阳无助，不能与阴争，故见夜而安静；但这种安静是与烦躁相对而言，实为神疲似睡之"但欲寐"状态，并非常人之安然入睡之可比；阳气暴伤，鼓动无力，故脉见沉微；阴寒内盛，逼虚阳外越，故见身无大热。总之，本证为阳气暴虚，阴寒内盛所致且病

情发展迅速，虚阳外亡之征已现，故治以干姜附子汤急救回阳，防生叵测。

【临床应用】

现代临床主要将干姜附子汤应用于各种急性病后期之虚脱者，亦可用于心衰水肿、肝硬化腹水、肾炎浮肿、感染性休克等而见本方证者。对虚寒性之胃痛、腹痛、腹泻等也均有良效。还有应用于小儿腹泻者。药理研究发现，干姜附子汤对休克家兔具有升压、强心等作用。

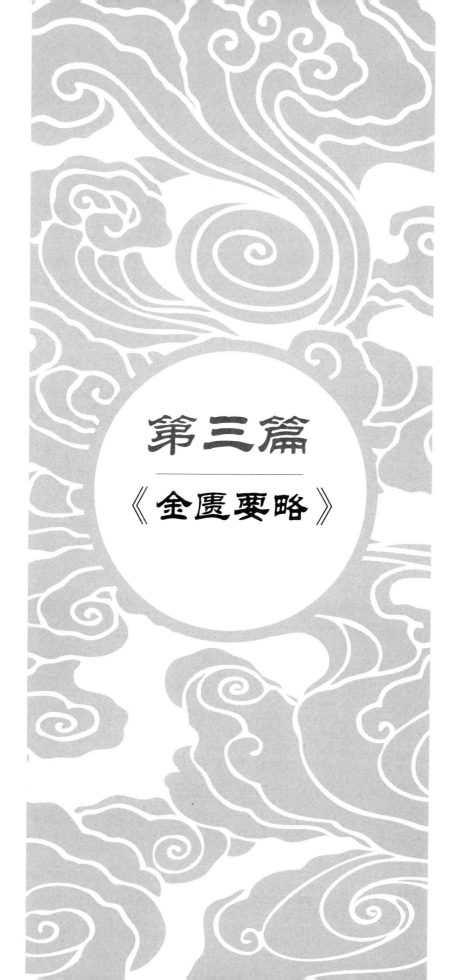

第三篇

《金匮要略》

第一章 《金匮要略》版本及注家研究

第一节 《金匮要略》版本研究

有关《金匮要略》（以下简称《金匮》）的版本，其来龙去脉，甚难理清，故今之报刊及有关书籍所涉极少。日·丹波元简《金匮玉函要略辑义》前有两篇序文，一篇"综概"。其序文，一为林亿等校定的《金匮要略方论序》；一为《金匮要略序》，小字云"出赵本"，内容为邓珍的序和徐镕的序。在自撰的那篇"综概"中，记有自注小字，曰："案仲景金匮，他书无其目，唯宋本及俞桥本、赵开美本、林序后，有一小序云：仲景金匮录云云。"仅就丹波氏所指，《金匮》的版本已不下 5 种，即宋本、赵开美本、邓珍本、俞桥本、徐镕本等。

一、宋本

现行《金匮要略》的祖本是宋朝校正医书局校定并刊行的版本，通称"宋本"。北宋治平三年（1066 年）校正医书局校刊了"大字本"。其后，北宋绍圣元年（1094年）国子监又奉敕刊行了"小字本"。其原版者，至明已少见，今已不可得。

二、明代赵开美本

赵开美于明万历二十七年（公元 1599 年）刊行了《仲景全书》，全书包括张仲景《伤寒论》十卷，成无己《注解伤寒论》十卷，宋云公《伤寒类证》三卷，张仲景《金匮要略方论》三卷，共四种。这就是赵开美本，简称赵本。

至于赵氏所刻之《金匮要略方论》是径用宋本，还是经他人校刻后的本子，可有两种推测：一为赵氏家藏之宋本，这可由赵开美写在《仲景全书》前面的"刻仲景全书序"来推测："沈君曰：《金匮要略》，仲景治杂病之秘也，合并刻之，且见古人攻击、补泻、缓急、调停之心法。先大夫曰：小子识之，不肖。孤曰：敬哉！既合刻，则名何从。先大夫曰：可哉，命之名《仲景全书》。"知原属家藏，不像先刻之成注《伤寒论》，是从沈氏而得。虽沈君曰《金匮要略》，但所刻之《金匮》名却为《金匮要略方论》，与宋本名同。二为据家藏之邓珍本。因邓珍本早在元朝惠宗至元庚辰（公元1340年）已经刊行，所刻《金匮》最前面是邓珍序，其次为林亿等的序文，仅用宋本之名不能视为宋本，因邓本也同宋本，可以演袭。故可以推知，赵本可能是以邓珍本为底本翻刻的。徐镕本早赵本一年刊行，因刻书在当时甚需时日，故不可能以徐镕本为底本。

三、元代邓珍本

该版本是《金匮要略》现存最早的版本。它的存在曾不为界内人士所知，后由日本真柳诚于北京大学图书馆调查发现，为唯一藏本。据邓珍序可知，出身于福建南平的邓珍从位于邻地的江西抚洲丘氏处得到了当时久未通行的《金匮方论》，并加以刊行。原序作于元·后至元六年（1340年），但北京大学藏本卷上第三四页匡郭略大，字体显示为明·嘉靖间新安修刻，可能是因原版木破损后又新雕而成。如实表述则该本为元·后至元六年序刊、明·嘉靖间修刻重印本。此本为清末藏书家杨守敬旧藏，入手于上海寄观阁。杨氏鉴定此本为元刊本，但遗漏了其中属明中期修刻、重印部分。

邓珍版保留了之前所见各版中未见的宋版本旧态，如书名前冠有"新编"二字；由林亿序文中可见有对"国家""主上""太子"三词的敬畏书写方式。这些均可考虑为书中残留了部分宋版线索，原是依底本仲景《金匮玉函要略方》而成。并且此本各卷起始处编著人员顺序依次为林亿、王叔和、张仲景，与其他通行本完全相反。从邓珍版部分书写方式，可推测出底本《金匮玉函要略方》原文与宋改补填文字之别。以上特征说明，邓珍版保存了宋版大字本之古态。

四、俞桥本

俞桥，明医家，字子木，号溯洄道人，海宁（今属浙江）人。少业儒，潜心研究理学，兼精岐黄。嘉靖中以名医被征，累官太医院判。桥于方书无所不晰，更博询诸名家，得河间、洁古、东垣未刻诸稿及古今秘方（据康熙二十二年《海宁县志》卷十一《人物志》九《艺术》；又据康熙二十三年《浙江通志》卷四十二《方伎·本传》）。

其著《医学大原》一书，搜辑《灵枢》《素问》以下诸名家……皆有考证。知桥为当时名医，注意搜集古代名家之言进行刊刻。

上海中医学院图书馆有日本仿明俞桥本。称日本皮纸本，前加有两篇日本人的序，后有俞桥序。清光绪间成都邓崇文斋的《仲景全书》即据日仿俞本重刻。民国间上海商务印书馆据此影印为《四部丛刊》本，题名为《新编金匮要略方论》。

五、徐镕本

徐镕，号匿迹市隐逸人，应天（今江苏南京）人。业医数十年，唯推崇仲景书，于《伤寒论》《金匮》研究颇深。以为成无己注《伤寒论》和《伤寒明理论》毕时年事已八旬，未暇注《金匮》，致使俗医分伤寒杂病为二门，诮仲景能治伤寒而不能疗杂证。徐氏有慨《金匮》与《伤寒论》睽离孤处，于是与新安古史文学家吴勉学商议为《金匮》校梓。以后即收入《古今医统正脉全书》，于明·万历二十六年（公元1589年）刊行。世称徐镕本或医统正脉本。

现有明·万历二十九年辛丑（公元1601年）吴勉学校刻本；明·万历新安吴氏清初金陵古堂重修本；清·江阴朱文震校刻本；清·光绪二十年甲午（公元1894年）维新书局刻本；清·光绪三十三年丁未（公元1907年）京师医局修补，江阴朱文震刻本重印；1923年北京中医学社补刊本（上所引，据《中国图书联合目录》）。商务印书馆据《古今医统正脉》本排印，题名为《新编金匮要略方论》；中华书局据此排印的《四部备要》本，题名为《金匮玉函要略方论》；上海涵芬楼影印明刊《古今医统正脉》本，面题《金匮要略》，里面书名同上。

仔细推敲该版本的版式、字句，可以看出，作为徐镕校合的底本是元代邓珍本系统和明代无名氏及俞桥本系统。因而粗看文意不明的字句很少，书式好像也一仍宋版之旧。但与前三种版本比较，该版随意的改变、省略部分经常可见且误刻亦多。因而，虽然该版系广为流传，但作为内容研究的教本或作为校勘的底本仍然问题较多。

第二节　《金匮要略》注家研究

上海中医学院裘沛然教授将主编的《中国医籍大辞典》中专门研讨《金匮》的书籍进行统计，截至目前，已达230多种。它虽非《伤寒论》逾千的惊人数目，但已不是宋明时期那种肥瘠显分了，亦甚为可观。今就其不同时期的研究注释情况及研究侧重点，略举有代表性的注家以作探讨。

一、不同时期的研究注释

1. 宋、金元时期

这一时期百家争鸣，唯重研究仲景的学术思想以发展自己的学说与观点，无一专著。这一时期，只是朱肱在《南阳活人书》中采用了《金匮》的方剂；陈无择据《金匮》理论发展了三因说；张元素谓"仲景药为万世法，号群方之祖，治杂病若神"，在小注中提到了《金匮》；李东垣受《金匮》治虚劳当甘温扶中思想的影响，发展了脾胃学说；朱丹溪的《局方发挥》常以《金匮》的理论与方药为依据，详述《局方》之弊。可见这一时期的医家，只是从不同方面对《金匮》的某个理论、某种学说或某些病证做出专题阐发，终无一专门著作问世。

2. 明代

据曹炳章《历代伤寒书目考》所载："注伤寒，宋有五十七家，金二十家，元三十家，明九十一家，共计一百九十八家。而《金匮》，惟明·赵以德《金匮玉函要略衍义》一家而已。"赵氏为丹溪弟子，承其学作《衍义》，首开注解《金匮》之先河。但也只有抄本，未有刻本，因此流传不广。

3. 清代

清代考据训诂之风盛，注《金匮》者达十余家。江西喻昌研究《金匮》甚精，其名言"白术、黄芩为安胎圣药"，即从《金匮》妊娠养胎用白术散方中悟得，其著《医门法律》也主要以《金匮》为准。周扬俊乃喻氏弟子，其认为明代赵氏之注"理明学博，意用虑审，本轩歧诸论，相为映照，合体用应变，互为参酌"，鉴于赵注尚未完成，周又采喻氏之说，加以"补注"，融合题名为《金匮玉函经二注》，于康熙二十六年付梓。

在周氏之前，尚有卢之颐《金匮要略注疏》，但书未见。还有按徐镕本之次序注释刊于康熙十年（公元1671年），徐忠可的《金匮要略论注》（徐亦为喻氏弟子）；有康熙十二年（公元1673年）程林的《金匮要略直解》，皆早于周氏（公元1687年）。再以后又有沈明宗的《编注》、魏荔彤的《本义》、尤怡的《心典》、黄坤载的《悬解》、吴谦作为总修官于乾隆四年奉敕主编的《医宗金鉴·订正仲景全书金匮要略注》、陈修园的《浅注》，高学山的《高注》，唐容川的《浅注补正》。计凡要者共13家。

其中卷数较多的为徐忠可、沈明宗、黄坤载3家（各22卷~24卷），较少者为程林、尤怡之作（各3卷）。此虽数不如伤寒巨丰，但因俱系积学之士，毕生研究，造诣精深，亦为后学拓开了门径。

4. 近代

近代早期，中西汇通，既有纯以中医之理研究者，也有结合西说进行阐发者。较有代表性的有曹家达的《发微》，黄竹斋的《集注》，陆渊雷的《今释》，余无言的《编释》，朱光被的《正义》等。

在国外，日本丹波氏父子的《金匮玉函要略辑义》及《金匮玉函要略述义》二书，较有代表性，阐发多有新意。

二、各注家研究的特点

1. 从《内经》，阐文义

此以赵以德为代表，多结合《黄帝内经》原文精神，予以阐发。

2. 遵原序，注心得

此以徐忠可、魏念庭、尤怡为代表，均按原文编排次序，结合自己的心得，逐条解释，探求病机，阐述方义，最大的好处是保持了原书面貌，是注释《金匮》的主要形式。

3. 重编次，正讹误

沈明宗、《医宗金鉴》对原书条文进行了次序的整理调整，删订正误，并在此基础上加以注释。

4. 宗内科，按病证

喻昌、张璐全然不睬条文次序，而是将其主要内容纳入内科病证中归门别类，进行注释，并加以补充。

5. 析汤方，释药物

王晋三《绛雪园古方选注》、陈灵石《金匮方歌括》、汤本求真《皇汉医书》等，择《金匮》方，以分析方剂的意义来研究《金匮》；而邹澍《本经疏证》则就药物结合方剂及主治意义来研究仲景的方药。

回顾《金匮》的流传历史，虽历经风波，仍不泯灭，这是由它自身的科学价值和极高的实用性所决定的，也与无数医家学者的共同努力分不开。前人智慧的结晶，为我们打开了登堂问省的门径，其笃诚于志、严谨治学的精神，必将激励我们向更高的深度和广度去探索。

参考文献

[1] 徐成贺.《金匮要略》的流传、版本及注家 [J]. 国医论坛, 1998, 13（3）：
    1 - 3.

第二章 《金匮要略》辨证方法研究

辨证论治是中医认识疾病和治疗疾病的基本原则，是中医学对疾病的一种特殊的研究和处理方法。

仲景在《金匮要略》一书中，首创脏腑经络辨证方法，在突出脏腑经络辨证的同时，也融会运用了六经辨证、八纲辨证、病因辨证、三焦辨证、卫气营血辨证等辨证方法，可谓冶多种辨证方法于一炉。

第一节 脏腑经络辨证

《金匮要略》以整体观为指导思想，以脏腑经络学说为理论依据，认为疾病证候的产生都是整体功能失调，即脏腑经络病理变化的反应，在此基础上首创了脏腑经络辨证方法，即根据脏腑经络病理结合八纲进行病与证相结合的辨证方法。

这一精神从其首篇《脏腑经络先后病脉证》就得到了充分体现。在病因发病和病理传变方面，以脏腑经络为内外，提出了"千般疢难，不越三条"的病因分类，从整体观出发，根据正与邪，人体内脏腑间的相互关系，提出"若五脏元真通畅，人即安和"，以及"见肝之病，知肝传脾"等有关发病和病理传变的理论；在诊断方面，通过四诊的举例，结合八纲，把疾病的种种临床表现都具体地落实到脏腑经络的病变上，示范性地运用了病与证相结合的辨证方法，这一精神，还贯串了全书各篇，在具体的病证上也得到体现。如《中风历节病脉证并治》提出内因是中风的主要致病因素，据其经络脏腑所产生的病理变化以在络、在经、入腑、入脏进行辨证。又如《水气病脉证并治》根据水肿形成的内脏根源和其所出现的证候，而有肝水、心水、肺水、脾水、肾水之论述。再如《肺痿肺痈咳嗽上气病脉证治》的肺痈与《疮痈肠痈浸淫病脉证并治》之痈肿和肠痈，虽然均为痈，但由于在脏、在腑、在肌肤经络的部位不同，因而各有其不同的病理变化和临床特征的论述。这些论述都是脏腑辨证特点的充分显示，全书涉及五脏的有 150 处，涉及六腑的有 35 处，涉及经络百脉的有 23 处，不愧为脏腑经络辨证之鼻祖。

《金匮要略》继承《黄帝内经》的脏腑经络学说理论并加以发展，把这些理论运用于杂病的辨证上，认为证候的产生是脏腑经络病理变化的反映，脏腑经络的疾病义可以相互传变和影响。在《中风历节病脉证并治》一篇中，将中风分为中络、中经、中腑和中脏 4 种类型，以辨别邪中深浅，病情轻重；在《血痹虚劳病脉证并治》篇中，注重补养脾肾治疗虚劳；在《痰饮咳嗽病脉证并治》中，分别论述水在五脏；《水气病脉证治》中，分述"五脏水"且确立温阳利水为治疗原则之一。这些足以说明，本书是以脏腑经络辨证为理论核心，也是对疾病进行证候分类和辨证论治的具体应用。

《金匮要略》无论是在病因上、发病机制上，还是在审因论治上，无不贯穿着以脏腑经络为辨证核心的思想。仲景的脏腑经络辨证论治方法奠定中医治疗内伤杂病的基础，至今仍运用于临床，指导着临床，是中医治疗疾病的经典方法之一。

第二节　八纲辨证

仲景在四诊基础上进行脏腑经络辨证的同时，又将病情归纳为表、里、寒、热、虚、实、阴、阳等八种类型，从而发展为后世所称的"八纲辨证"，它是从各种辨证方法的个性中概括出来的共性，为中医诸辨证方法之纲领，故《金匮要略》为后世"八纲辨证"奠定了坚实的基础，是对中医学辨证方法的又一较大贡献。现分别举例说明如下。

一、表里辨证

《金匮要略》中涉及"表、里、外、内、上、下"等属于表里辨证的文字约 20 处，但必须与寒热、虚实等病性联系进行了辨证方为全面。譬如，《脏腑经络先后病脉证》："师曰：病人脉浮者在前，其病在表；浮者在后，其病在里，腰痛背强不能行，必短气而极也。"此通过脉象变化的部位辨别疾病之在表、在里。因为浮脉见于寸部，寸部属阳主表，寸脉浮是正气抗邪于表的现象，故曰"其病在表"；如果浮脉见于尺部，尺部属阴主里，并且伴有腰痛背强和呼吸短促时，为肾气不足，虚阳外浮，阳气不能潜藏，故曰"其病在里"。"病有急当救里、救表者，何谓也？师曰：病，医下之，续得下利清谷不止，身体疼痛者，急当救里；后身体疼痛，清便自调者，急当救表也。"此处下利清谷为里气虚寒，身体疼痛为表寒不解。此处确定部位之在表在里，是与病性的虚实辨证紧密联系的，故为运用表里辨证的实例。

二、寒热辨证

《金匮要略》中涉及"寒、热、冷、火"等属寒热辨证的文字多达250处以上，说明辨别病性的寒热至关重要。譬如，《疟病脉证并治》："师曰：疟脉自弦，弦数者多热，弦迟者多寒……弦迟者可温之……弦数者风发也，以饮食消息止之。"此处仲景通过脉象来辨别疟病的寒、热病性，并确定治法。《腹满寒疝宿食病脉证治》："腹满时减，复如故，此为寒，当与温药。"此为论述腹满虚寒证辨证和方法。由于脾胃虚寒，运化功能减退，腹中寒气得阳而暂开，故"腹满时减"，得阴而复合，故腹满"复如故"，而"此为寒"一句则是辨别本条病性的高度概括，也是确定"当与温药"这一治疗原则的前提。《五脏风寒积聚病脉证并治》："大肠有寒者，多鹜溏；有热者，便肠垢。小肠有寒者，其人下重便血；有热者，必痔。"此处论述大、小肠的寒热证。大肠为传导之官，其病则传导失职。大肠有寒，水谷不分，则水粪杂下如鸭粪；大肠有热，燥伤肠液，涩滞不行，则大便黏滞垢腻而不爽。小肠为受盛之官，病则受盛化物功能失常。故小肠有寒，则阳虚气陷不能统摄阴血，故下重便血；有热则热移肛肠，蓄于肛门而为痔疮。

《金匮要略》还非常重视对寒热真假的辨别。如《呕吐哕下利病脉证治》："下利清谷，里寒外热，汗出而厥者，通脉四逆汤主之。"本条是论述寒厥下利、阴盛格阳的证治。下利清谷，属于里寒，由脾肾阳虚所致；若是阴盛格于外，则有身热、面赤、自汗出等外热之象。故此条里寒外热，里寒是真，为病之本；外热是假，为病之标，即"真寒假热"之证。

三、虚实辨证

《金匮要略》中涉及虚实辨证的文字约80处。譬如《腹满寒疝宿食病脉证治》："病者腹满，按之不能为虚，痛者为实，可下之。舌黄未下者，下之黄自去。"本条虽是论述腹满属实热的辨证和治法，然而又指出了辨别腹满属虚属实的一般方法。虚证腹满是脾虚而气聚，按之可助脾气运转，不仅没有痛感，而且喜按，故腹满"按之不痛为虚"；若有形实邪积结胃肠，则胀满拒按，故曰"痛者为实"。可见仲景非常重视辨别病性的属虚属实。

然而对虚实证的辨别还要注意区分真假，如《腹满寒疝宿食病脉证治》："心胸中大寒痛，呕不能饮食，腹中寒，上冲皮起，出见有头足，上下痛而不可触近，大建中汤主之。"本条论述脾胃虚寒的腹满痛证治，虽然原文并无"虚""实"文字，则此条因有"痛而不可触近"之证，似乎当属实证，但原文"心胸中大寒痛"之状，为"上冲皮起，出见有头足，上下痛……"而无定处，并且"上冲皮起"时方见以上症状，说明痛势有减缓之时，则又当与"腹满时减，复如故，此为寒"的辨证方法互参了。因此，此条实为"至虚有盛候"的真虚假实证。以上为虚实辨证的实例，说明了对虚实证邪正盛衰的辨别有一般与特殊、真象与假象的不同，应当详加审辨。

四、阴阳辨证

《金匮要略》中涉及阴阳辨证的文字约45处，譬如《脏腑经络先后病脉证》："问曰：阳病十八，何谓也？师曰：头痛、项、腰、脊、臂、脚掣痛。阴病十八，何谓也？师曰：咳、上气、喘、哕、咽、肠鸣、胀满、心痛、拘急。"此处以阴阳做为杂病的分类纲领。因为头、项、腰、脊、臂、脚六者，病兼上下而在外，属于处表经络的病证，故称为"阳病"；咳、上气、喘、哕、咽、肠鸣、胀满、心痛、拘急九者，病及脏腑而在内，属于内部脏腑的病证，故通称"阴病"。《百合狐惑阴阳毒病脉证治》："百合病见于阴者，以阳法救之；见于阳者，以阴法救之。"因百合病的病机，主要是阴虚内热，治当补其阴之不足，以调整阳之偏胜，此即所谓"见于阳者，以阴法救之"，"阳者"指病性及病位（偏表），"阴法"指治法。百合病阴虚之甚者，阴中之阳亦受损害，往往兼见怯寒、神疲等症，在治疗上又当酌用养阳之法，此即所谓"见于阴者，以阳法救之"，"阴者"指病性及病位（偏里），"阳法"指治法。又如《妇人杂病脉证并治》："妇人之病，因虚、积冷、结气……三十六病，千变万端，审脉阴阳，虚实紧弦……"此则以脉象之阴阳作为辨证诊脉的总纲。如阴虚之脉多细数，阳虚之脉多沉微，浮脉属阳而沉脉属阴，数脉属阳而迟脉属阴等，皆可以阴阳作为诊脉的总纲。

综上，《金匮要略》中与八纲辨证有关的文字约400处之多，这充分说明仲景非常重视八纲辨证的方法，而且将这种辨证方法有机地与脏腑经络辨证方法结合在一起，更好地体现了内伤杂病辨证论治的规律。

第三节 病因辨证

病因就是致病因素，病因辨证是以中医病因理论为依据，通过对临床资料的分析，识别疾病属于何种因素所致的一种辨证方法。

在病因分类方面，仲景在《脏腑经络先后病脉证》指出："千般疢难，不越三条，一者，经络受邪入脏腑，为内所因也；二者，四肢九窍，血脉相传，壅塞不通，为外皮肤所中也；三者，房室、金刃、虫兽所伤。以此详之，病由都尽。"他将病因按其传变概括为三个途径。邪气在人体正气不足的情况下，侵犯人体经络，然后再转入脏腑，从而引起人体脏腑功能失调，病位较深在内者为脏腑病；当人体正气尚可的情况下，邪气先侵犯人体皮肤，再传入血脉，从而引起人体四肢九窍血脉壅塞不通，疾病较浅在外者为经络病。其他病因为房室、金刃、虫兽等致病因素损伤人体。总之，仲景主要是以病变的位置是在脏腑还是在经络来分疾病是在内还是在外，为宋代陈无择创立"三因学说"启发很大。

在具体的病因辨证方面，在《金匮要略》中约有 200 处以上的文字涉及有关六淫、七情、痰饮、水气、瘀血、疟邪、痈脓、蛔虫等致病因素，内容非常广泛，为后世病因辨证奠定了坚实的理论基础。如《脏腑经络先后病脉证》："清邪居上，浊邪居下，大邪中表，小邪中里，馨饪之邪，从口入者，宿食也。五邪中人，各有法度，风中于前，寒中于暮，湿伤于下，雾伤于上，风令脉浮，寒令脉急，雾伤皮肤，湿流关节，食伤脾胃，极寒伤经，极热伤络。"本条总结了风邪、寒邪、湿邪、雾露之邪、谷饪之邪、热邪等病邪伤人致病的规律。"清邪居上""雾伤于上""雾伤皮腠"，谓雾露轻清之邪，伤于上部皮腠为病。"浊邪居下""湿伤于下"，谓水湿重浊之邪，伤于下部流入关节为病。"大邪中表""风中于前""风令脉浮"，谓风为阳邪，午前伤人，引起伤风，脉浮缓等表证。"小邪中里""寒中于暮""寒令脉急"，谓寒为阴邪，旦暮伤人，引起寒邪外中，脉紧急等表证。"馨饪之邪，从口入者，宿食也"，谓饮食不节，则伤脾胃，引起腹痛胀满等证。"极寒伤经"，谓寒邪归于阴经而主静，引起经脉不通，疼痛等证。"极热伤络"，谓热邪入于脉络而主动，引起脉络血奔、出血等证。这是从五种病邪的性质并结合发病的一般规律而认识的，这些规律是符合临床实际的，对分析病位的在上在下，在表在里，性质属阴属阳，是清邪还是浊邪，都具有指导意义。

需要注意的是，仲景往往将病因辨证方法与脏腑经络辨证方法紧密结合在一起。如《中风历节病脉证并治》："寸口脉浮而紧，紧则为寒，浮则为虚，寒虚相搏，邪在皮肤。浮者血虚，络脉空虚，贼邪不泻，或左或右，邪气反缓，正气即急，正气引邪，㖞僻不遂。"本条明确指出了寒邪客于络脉，引起络脉的气血瘀滞，以致筋脉肌肉失去正常的功能缓而不用，健侧牵引患侧，故见口眼㖞斜。

《肺痿肺痈咳嗽上气病脉并治》篇："肺痿吐涎沫而不咳者……此为肺中冷……"本条指出肺中虚冷是引起虚寒肺痿的根本原因。

《五脏风寒积聚病脉证并治》云："肾着之病，其人身体重，腰中冷，如坐水中，形如水状，反不渴，小便自利，饮食如故，病属下焦，身劳汗出，衣（一作表）里冷湿，久久得之，腰以下冷痛，腹重如带五千钱，甘姜苓术汤主之。"本条指出了寒湿之邪痹阻于腰部，日久形成以腰以下冷痛，腹重如带五千钱为主证的肾着病。在本篇仲景还描述了肝中风、肝中寒、肺中风、肺中寒、心中风、心中寒、脾中风等五脏风寒证。

第四节　六经辨证

仲景在《伤寒论》中创立了六经辨证的方法，为"伤寒"外感热病之辨证纲领，由于内伤杂病与外感病有一定的联系，故仲景在《金匮要略》中亦有关于六经辨证的条文约 20 处。

如《痉湿暍病脉症治》："太阳病，关节疼痛而烦，脉沉而细者，此名湿痹。"本条论述了太阳病与湿痹的关系和鉴别。太阳病为表证，湿为六淫之一，故先伤太阳而见表证。但湿为阴，易流关节，阻遏阳气，以致关节痹阻不通，故有关节疼痛而烦的症状。湿性重浊凝滞，亦可见沉而细的脉象，此称为湿痹，与太阳有别。

《水气病脉证治》："太阳病，脉浮而紧，法当骨节疼痛，反不疼，身体反重而酸，其人不渴，汗出即愈，此为风水。"本条论述太阳病与风水的关系及其鉴别。太阳伤寒病，是感受风寒邪气所引起，脉象应为浮紧，骨节也必然疼痛，如果身体反重而酸，不疼痛，口亦不渴，则虽见浮紧脉，不得认为伤寒，这是由于内有水湿，潴留于肌肤之间，而为风水。

《黄疸病脉证并治》："阳明病，脉迟者，食难用饱，饱则发烦头眩，小便必难，此欲作谷疸。虽下之，腹满如故，所以然者，脉迟故也。"此条论述阳明病与谷疸从寒化的关系。谷疸属于阳明实证，多因湿邪为病，其脉当数，今脉反迟，是太阴虚寒证。若误以为阳明实证而用攻下，必重伤中阳而腹满不减。

《伤寒论》中治疗六经病的代表方，如桂枝汤、五苓散、白虎汤、承气汤、理中汤、吴茱萸汤、乌梅丸和四逆汤等，在《金匮要略》中亦可用于对杂病的治疗。这说明六经辨证是以脏腑经络辨证为基础的，二者有密切联系。

第五节　三焦及卫气营血辨证

卫气营血和三焦，在《黄帝内经》中均有论述，但以其说明病理的演变和辨证，却始于张仲景的《金匮要略》。据统计，全书涉及上、中、下三焦文字的约 20 处，涉及卫气营血文字的约 180 处。

如《五脏风寒积聚病脉证并治》云："热在上焦者，因咳为肺痿；热在中焦者，则为坚；热在下焦者，则尿血，亦令淋秘不通。"此条论述了热在三焦的病证。因肺居上焦，热邪在上焦，肺被热灼，肺气上逆，则为咳嗽；久咳不止，气阴俱伤，则为肺痿。脾胃居中焦，热邪在中焦，则耗伤脾胃之液，大肠失于濡润，故为大便硬坚。肾与膀胱居下焦，热邪在下焦，则热邪伤肾及膀胱，而为尿血，亦可为小便淋沥疼痛，或小便癃闭。同时该篇通过三焦辨证，又进一步指出上焦、中焦和下焦在生理病理上的联系。

《肺痿肺痈咳嗽上气病脉证治》云："风中于卫，呼气不入；热过于荣，吸而不出。风伤皮毛，热伤血脉。风舍于肺，其人则咳，口干喘满，咽燥不渴，时唾浊沫，时时振寒。热之所过，血为之凝滞，蓄结痈脓，吐如米粥。"则是论肺痈是因风热时毒伤及营卫气血所致的病理变化。肺痈患者因感受风邪，肌表卫气受伤，病位较低浅，病邪易于驱出；但热邪侵犯血脉而入于营分时，病位较深，甚至舍肺酿脓，病邪则难以排出了。

《呕吐哕下利病脉证治》："寸口脉微而数，微则无气，无气则营虚，营虚则血不足，血不足则胸中冷。"此条是通过脉象阐述了卫气营血俱虚导致胃反的病理。本条说明胃中虚冷，不能消谷，气血生化之源不足，以致气血俱虚，全身虚寒，故云"微则无气"，"无气"犹言气虚。人体卫气营血是相互资生的，营以气为主，气虚则营虚；

营为血之源，营虚则血亦不足；气血俱虚，则宗气不足而胸中寒冷，可见气血不足、胸中寒冷是胃反证所常见的一种病变反应。

上述例证说明，《金匮要略》在论述杂病的过程中，不少条文涉及三焦，特别是卫气营血的病变。在这里，仲景显然是以脏腑经络辨证为基础，同时以运用了三焦和卫气营血的生理病理变化，以阐明杂病的病因病机，它们之间也是紧密结合在一起的。当然，在《金匮要略》中有关卫气营血与三焦病因病机的论述，还没有形成独立的、系统的辨证方法，但是却为后世温病学关于卫气营血与三焦辨证纲领，提供了某种雏形，对其产生与发展有相当的影响。

第六节　抓主证辨证

在《金匮要略》全书中，仲景始终抓住"必伏气所主，而先其所因"，意即分析疾病时应抓住主证，以推求其根本原因。如"胃反呕吐者，大半夏汤主之"和"食已即吐，大黄甘草汤主之"，可见主证不同治法也有根本区别，大半夏汤证以"胃反"之朝食暮吐、暮食朝吐为主证，其病机为胃虚脾伤，不能磨谷，食物留在胃的时间较长，故治当益气补虚、降逆润肠。而大黄甘草汤主证为"食已即吐"，病机为实热阻于胃肠，腑气不通，治当攻下泄热。具体辨证特点有以下三点：

一、辨主证时，当对其病位、病机具体分析

《呕吐哕下利病脉证治》有几个方剂都具姜、夏，均用于寒饮犯胃，但主证却有别。在寒饮呕逆的共性之下包含有各自特殊的方面。具体病位病机不同，反应主证亦不同，治疗也有别，有干姜、生姜之分，有药物剂量之差。小半夏汤和生姜半夏汤选用生姜之散寒、"走而不守"的特性，以治饮盛抑阳的呕吐。而半夏干姜汤选干姜温阳、"守而不走"，以治中阳不足的寒饮呕逆。而前两方中生姜半夏汤重用半夏以散结通气治中阳闭郁，不得伸发，气之出入升降受阻，似呕不呕，似喘不喘，似哕不哕，彻心中愦愦然无奈者；而小半夏汤则重用生姜以降逆化饮，主治诸呕吐，谷不得下。

二、不论病程之久暂，凡有是证，则用是方

如《妇人产后病脉证治》曰："产后风，续之数十日不解，头微痛，恶寒，时时有热，心下闷，干呕，汗出，虽久，阳旦证续在耳，可与阳旦汤。"此即认为，不为病之长短，只以临床症状辨证，抓住主证治之，但见有其证，即可用其方。

三、主证不变，总治则不变，兼证已变，则"随证治之"

如《痰饮咳嗽上气病脉证并治》曰："冲气即低，而反更咳，胸满者，用桂苓五味甘草汤去桂，加干姜、细辛以治其咳满。"此桂苓五味甘草汤治冲气上逆之咳喘气逆，服此方冲气已平，但仍有咳喘气逆且兼见胸满，故治疗仍在原方的基础上随症加减，故桂苓五味甘草汤去桂加干姜、细辛，以散寒泄满。又如《百合狐惑阴阳毒病脉证治》中之百合知母汤、百合鸡子汤、滑石代赭汤，三方皆是百合病误治之治法，误用汗、吐、下后，出现汗出津更伤，虚热更甚，下后津更损，内热加重，小便短赤和苦寒攻下胃伤气逆；吐后肺胃阴伤，扰乱肺胃和降之气，致虚烦不安，胃中不和，三者主证均未变，故治疗总则不改，均用百合润肺清心，益气安神，同时照顾兼证，随证加减。

第七节　辨证与辨病相结合

一、辨证与辨病相结合，以辨证为主

《金匮要略》根据脏腑病机对疾病的脉症进行分析，归纳为某种证候类型，即应用脏腑辨证的方法对杂病进行分析，是《金匮要略》的主要特点，它对疾病的分析，以辨证为主，同时还注意到辨病。从其篇名可知，"病脉证"表示疾病的特殊规律，也就是个性。就病而言有一定的可重复之因、脉、证，所以证和病是个性和共性的关系。仲景既重视个性，但也不忽视共性，确切地说《金匮要略》对疾病的辨识，是以辨证与辨病相结合，而以辨证为主的方法。

二、在一定的情况下以辨病为主

如《肺痿肺痈咳嗽上气病脉证治》中，将肺痿、肺痈两病列为一篇，从病因、病理、脉症各方面对此分析以鉴别，即体现了辨病的精神。又如白虎汤既治中暍，又治消渴，证相同，即同为胃热津伤，病相异，一为中暍，一为消渴。此既体现辨证之精神，也包含了辨病之意。

三、辨别证候与病的标本属性

内在病因病机为本，外在证候为标，即现象与本质的关系。临床当标本不一致时，要区别真假，以便决定治疗之主法。证与病之间也存在标本关系。如"呕家有痈脓，不可治呕，痈去呕自愈"，此"呕"为一病，"有痈脓"为一证且是产生呕吐的病因，在此为本，呕为标，故治当求本，故"痈去呕自愈"。然标本在一定情况下可互相转化，如"疟多寒者，名曰牝疟，蜀漆散主之""温疟者……白虎加桂枝汤主之"，前者病为本，故治病为主，故用专治疟之蜀漆散治之；后者证为本，故以治"证"为当务之急，故用白虎加桂枝汤，可见同一疾病在治疗上也当服从证与病之标本属性。

四、将证与病的病机相结合确定治法

如《呕吐哕下利病脉证治》之小柴胡汤、半夏泻心汤、黄芩加半夏生姜汤三方皆治"呕吐"之病。然何以选三方，此仍根据其病所伴兼证之病机相结合而来的。小柴胡汤"呕而发热"，为邪热郁于少阳而迫胃气上逆，治以泄热降逆止呕；半夏泻心汤治"呕而心下痞"，为病邪内伤，寒热互结于胃，中焦痞塞，上下升降失常，胃气上逆，治以苦降辛开和胃；黄芩加半夏生姜汤则为呕而下利，为邪热内陷，下迫于肠，上逆于胃，治以清热和中降逆止呕。可见三方都不只着眼于止呕，而是从病机出发，确定具体治则，因皆有胃气上逆之共性，故均用姜夏降逆止呕，此即证与病之病机相结合治病之典范。

五、辨主证决定病之预后

全书论述预后的条文有 31 条，皆体现辨主证（包括病症、病位、病程），辨脉象以决定疾病的预后。如《呕吐哕下利病脉证治》有"呕吐见厥者，难治"，又如阴阳毒"五日可治，七日不可治"等。主证，常代表疾病产生的病机，所以辨主证也就意味着辨病之预后。

总之，《金匮要略》全书共论疾病308种，皆以脏腑经络辨证方法为指导，抓住主要矛盾，或以辨病为主，或以辨证为主，无不反复诲人以病与证相结合的具体辨证方法，以达到确切掌握其脏腑经络病机所在。仲景脏腑经络辨证方法至今指导着并运用于临床，是中医诊治疾病的重要手段之一。

第三章 《金匮要略》方药学研究

第一节 药量研究

《金匮要略》对药物剂量的使用有一定的规律性，并且药物剂量与药效有一定的关系：①每一药物用量有常用量、大量、小量之分。②影响药量使用的因素，与所治病证、组方配伍、剂型及用法、制方大小及药物性质有关。③重视药物用量间的比例，即药物比例有异，方治不同；相反药性配伍，比例要恰当；随证变化，按比例调整用药；整个方剂，要注意比例协调。

一、药物用量有常量、大量、小量之分

《金匮要略》各方用药，均标明用量，据药物性状，有不同的使用单位，如附子"一枚"，豆豉"半升"，石膏"半斤"等。仲景决定药物用量，每以病证、药性等为依据，具体应用则有常用量、大量、小量的不同。

1. 常用量

仲景用每一味药，皆有常用剂量，这是他在长期的临床实践中对药物量效关系的反复观察与不断总结而形成的。譬如桂枝除桂枝茯苓丸、五苓散、茵陈五苓散 3 方是用"分"（即份）作比例配制成药以外，其余 33 方，用过 5 个剂量，其分布情况如下（表 2）。

表 2 桂枝不同药量分布表

药量	方数	方名	百分比（%）
三两	18 方	瓜蒌桂枝汤 黄芪桂枝五物汤 桂枝加龙骨牡蛎汤 小建中汤 泽漆汤 小青龙汤 苓桂术甘汤 桂枝生姜枳实汤 大青龙汤 木防己汤 小青龙加石膏汤 防己黄芪汤 芪芍桂酒汤 桂枝加黄芪汤 桂枝去芍药加麻辛附子汤 土瓜根散 桂枝汤 桂枝去芍药加龙骨牡蛎汤	55%

续表

药量	方数	方名	百分比（%）
二两	7方	葛根汤 麻黄加术汤 白虎加桂枝汤 厚朴七物汤 茯苓泽泻汤 温经汤 木防己去石膏加茯苓芒硝汤	21%
四两	4方	桂枝附子汤 甘草附子汤 桂枝芍药知母汤 桂苓五味甘草汤	12%
一两	3方	八味丸 竹叶汤 枳实薤白桂枝汤	9%
五两	1方	桂枝加桂汤	3%

由上表可见，桂枝用三两者高达55%，可以推定仲景对桂枝的常用量为"三两"。以三两为中心，二至四两者高达88%，为其常用范围。

又如五味子、川芎、柴胡、芒硝，在所有非配制成药各方中，皆用同一剂量，具体如下（表3）。

表3 方中五味子、川芎、柴胡、芒硝用量归纳表

药物	用量	方数	所在方剂
五味子	半升	9方	射干麻黄汤 厚朴麻黄汤 小青龙汤 小青龙加石膏汤 桂苓五味甘草汤 苓甘五味姜辛汤 桂苓五味甘草去桂加姜辛夏汤 苓甘五味加姜辛半杏汤 苓甘五味加姜辛半杏大黄汤
川芎	二两	4方	酸枣仁汤 奔豚汤 芎归胶艾汤 温经汤
柴胡	半斤	2方	大柴胡汤 小柴胡汤
芒硝	三合	2方	大承气汤 木防己去石膏加芒硝汤

表3是上述几味药的常用量。其他，如白芍多用三两，甘草常用二两或三两，大枣常用十二枚，杏仁常用半升或50~70个，附子常用一枚，半夏常用半升，黄芩常用三两，茯苓常用四两，百合常用七枚等。

不同药物在方中的用量有所区别，一些药性甘平、作用温和的药物用量变化范围较大。如大枣可从7枚用到30枚，相差约4倍；甘草可从1两用到5两，相差5倍；生姜从1两到8两，相差8倍。在剂量范围中，各剂量的应用分布极为不均衡，如在含甘草的方中，70%以上甘草用量是2两或3两，在含桂枝的方中桂枝用2两或3两的情况占到74%，含芍药的方中90%的芍药用量是2两或3两。可见大部分方中药物的用量仍然遵循其常用量。

2. 大量与小量

药量之大小（轻重），是相对常用量与方中药物间的用量比例两方面而言的。如桂

枝常用量为三两，桂枝加桂汤用至五两则为大，肾气丸用一两则为小，五两与一两相较，大小明显不同。又如薯蓣丸，薯蓣量用至三十分则为大，同方中之白薇用二分则为小。总括桂枝用量的治疗规律为：①三两为常用量，在一般性的解表方、温建中阳方中使用。②二两比常用量稍小，用于解表但表邪不太重，或解表方中已用有麻黄，或证稍兼表邪，或用于温经和温化阳气。③四两比常用量稍大，多用治痹证、历节。④用一两为小量，主要用于肾气丸中，在补肾阴的基础上，轻拨温发启动肾中阳气；或用于阳虚外感，以免阳气耗散。⑤用五两为大量，主要用其平冲降逆，以治奔豚。

二、影响药量的因素

1. 与所治病证有关

由于病证不同，药物的治疗量自然不同。其用大量者，如生姜，常用量为三两，而治呕吐哕则要用至半斤，小半夏汤、小半夏加茯苓汤、橘枳姜汤、橘皮竹茹汤等，皆以半斤为用。又如半夏，在《金匮要略》中有17方均用半升，但在治胃反之大半夏汤中则用至二升，唯因胃反之呕吐，病程长，治疗难，非寻常可比，非重用不能降逆止其呕。其用小者，如滑石代赭汤中之代赭石，用量仅"如弹丸一枚"，乃因百合病本禁汗、吐、下，此是治误下后之方，误下之后，胃气虚逆，故用量当小，并用散剂。据上所知，用量大小，皆与所治病证的性质与特点有关。

2. 与组方配伍有关

一张完整的方剂，方中药物是根据组方要求并按照主次配伍关系来设定每味药的位置的，故药量的使用也必须合乎组方用意，突出药物的配伍关系。否则，用药虽是，量已倒置，则不能实现组方的要求。仲景在组方中，一般主治之药用量较大。如酸枣仁汤，酸枣仁用至二升；麻子仁丸中，麻子仁用至二升，用量均较他药为大。相反，一些治兼证的佐使药，用量则相对较小。如酸枣仁汤中的知母、川芎、茯苓，仅用二两，甘草用一两；又如小青龙加石膏汤，所治病证为外寒内饮兼有里热"烦躁"者，石膏为清热而设，属治兼证之药，其常用量为半斤至一斤，此则仅用二两。

3. 与剂型及用法有显著关系

方剂常用的剂型有汤剂、散剂、丸剂等。其中汤剂的用量较易于比较，而散剂和丸剂由于配置规模、服用方式等方面的原因，用量差别很大，无法与汤剂进行比较。例如，芍药在汤剂中通常用二三两，而在王不留行散中用二分，鳖甲煎丸中用五分，当归散及当归芍药散中用一斤，变化较大。

4. 与制方大小有关

单方、小方，因用药味数少，故用量较大，如此则药专效宏。如大乌头煎治寒邪极盛、疼痛剧烈之寒疝，乌头用至五枚，附子量才一二枚，乌头量明显为大。枳术汤中之枳实，在承气汤类方中最多才用至五枚，而此方则用达七枚，以突出其泄痞消满的作用。

5. 与药物的性质有关

药物质地有轻重，气味有厚薄，作用有强弱，性情有缓急，毒性及不良反应不一，这也是影响用量大小的重要因素。一般矿石类药，因其质重而用量偏大，如石膏多用至半斤或一斤，桃花汤中赤石脂用一斤等。食类、无毒药用量也偏大，如粳米用至半斤或一升（附子粳米汤、桃花汤），饴糖一升（小建中汤、大建中汤），白蜜一升（大半夏汤），小麦一升（厚朴麻黄汤），羊肉一斤（当归生姜羊肉汤），白酒七升（瓜蒌薤白白酒汤）。而毒性药、峻烈药则用量偏小，如巴豆，于《伤寒论》白散方中用一分，每服半钱匕，半钱匕药中尚含有另外两种药（桔梗、贝母），可见巴豆量甚小；《金匮要略》九痛丸中，用巴豆一两，与附子、人参等六药配制成丸药如"梧桐子大"，每服三丸，实际摄入量也甚小；走马汤中用巴豆一枚制成霜用，其量也甚微。其他，如葶苈子于葶苈大枣泻肺汤中用"弹丸大"，甘遂于甘遂半夏汤中用三枚，皆为虑其毒性、峻烈之性而慎用之例。

6. 与体质差异性有关

仲景在药量使用上，也极重视体质与年龄因素。如干姜人参半夏丸中之半夏，用量仅为二两，较常用量半升明显减小，责其因，乃是治"妊娠呕吐不止者"，半夏有堕胎之弊，故用小量。又如仲景于小青龙加石膏汤方后言"强人服一升，羸者减之，日三服，小儿服四合"，说明羸人、小儿、服用量有明显不同。

三、重视药量比例

1. 药量比例及轻重有异，方治不同

即使药物完全相同，但由于药物用量的比例不同，其方名、主治亦因之而异。例如桂枝汤、桂枝加桂汤、桂枝加芍药汤，三方药物相同，只因主药桂枝与芍药的用量比例有异，而成为不同名称的三方且各有主治。桂枝汤中桂、芍皆用三两，桂枝解肌发表，芍药敛阴和营，作用并举，则成调和营卫之方；桂枝加桂汤，为桂枝增至五两，桂芍比例为5：3，突出了桂枝的作用，则全方平降冲气以治奔豚；桂枝加芍药汤，为仅加重芍药用量至六两，桂、芍比例为3：6，芍药处于主要位置，则全方以和脾营为主，而治太阴腹痛。可见，药物之间，尤其是主治药物的用量比例对突出全方的主治作用至关重要。

此外，在不同的用量下，药物体现的功效具有不同的倾向性。甘草具有和中、解毒、调和诸药、甘温益气的功效，如在酸枣仁汤中，用甘草一两以清热；用作调和诸药时多用二两，如桂枝汤、桂枝芍药知母汤等；用作和中与甘温益气时，用量较大，如甘麦大枣汤中用三两，甘草泻心汤中用四两，炙甘草汤中用四两。桂枝具有解表散寒、温经通脉的功效，如在木防己汤，用桂枝二两以通阳化气；用作解表时多用三两，如桂枝汤等。生姜具有散寒、止呕的功效，当用作散寒时，多用三两，如桂枝加黄芪汤、桂枝去芍药加麻黄细辛附子汤等；用作降逆止呕时多用八两，如小半夏汤、小半夏加茯苓汤、橘皮竹茹汤、橘皮枳实生姜汤等。芍药具有凉血行瘀、养血敛阴的功效，当用作行瘀时多用二两，如温经汤；用作养血敛阴时多用三两，如桂枝加龙骨牡蛎汤等。

2. 反药性配用，比例要恰当

仲景对相反性质的药物的配伍，重视其拮抗作用，以合理使用药量比例。如麦门冬汤，在《肺痿肺痈咳嗽上气病脉证治》中治"火逆上气，咽喉不利"，证为肺胃阴伤，火气上逆者。方中麦冬滋养肺胃之阴，半夏降其逆气，但半夏性燥，对阴伤火气上逆证有伤阴耗液之弊，故仲景用七升麦冬与一升半夏相配，麦冬与半夏的药量比例为7：1，如此麦冬制约了半夏的燥性，使得半夏独具降逆之用，共收滋阴降逆之功。若不守这一比例，半夏量大，必致药害。

3. 随证变化，按比例调整用药

仲景在随证治疗的过程中，不断调整用药，药量比例有时也作相应调整。例如，治风湿痹证之桂枝附子汤与白术附子汤，先用桂枝附子汤治之，桂枝与附子为主药，祛风散寒，因风邪易去，湿性难除，用之后，风去湿存，湿邪相对偏胜，但因已用过桂枝附子汤，病情已轻一等，故在组合白术附子汤时，用量均较桂枝附子汤减少一倍。

4. 整个方剂，注意整体比例协调

仲景组方用药，虽药物之间在用量上有大、有小，但也很注意整个方剂药量的协调性，要用量大各药物用量都大，要小各药物的用量都按比例相对缩减，有一个整体的协调性。如两张养胎方当归散与白术散是紧连在一起叙述的，当归散要用"斤"作单位，各药物皆用"斤"为单位，白术散要用"分"为单位，各药物皆用"分"为单位，整体比例协调明显。

第二节 《金匮要略》方剂配伍及组方特点研究

《金匮要略》组方因病立法，以法治方，随证用药。紧扣病机，立法严谨，辨证论治，用药精当，加减灵活，善遣主次，配伍严谨，寒热并用，倡用反佐，善组药对，是《金匮要略》组方的特点和优点。

一、立法严谨

其中大多数方剂，体现了"八法"的具体应用。例如：桂枝汤为汗法；瓜蒂散为吐法；承气汤为下法；小柴胡汤为和法；大乌头煎、通脉四逆汤为温法；白虎加人参汤、白头翁汤为清法；鳖甲煎丸、枳术丸为消法；当归生姜羊肉汤、肾气丸等为补法。除上述八法外，如将《金匮要略》方剂所体现的治法再进一步区分，还有表里双解法，如厚朴七物汤、大柴胡汤、越婢汤、大青龙汤、小青龙汤、射干麻黄汤、乌头桂枝汤等。固涩法，如桂枝加龙骨牡蛎汤、桃花汤等。止血法，如黄土汤、柏叶汤、胶艾汤等。润燥法，如麦门冬汤。除湿法，如五苓散、茵陈五苓散、猪苓汤、苓桂术甘汤等。又如同属消法一类方剂，但其用途也各有不同，如枳术丸重在调治气分；鳖甲煎丸体现活血化瘀。还有除湿利水的防己茯苓汤、化痰散饮的小半夏汤等，均可在消法一类方剂中加以区分，故前人有"八法之中，百法备焉"的说法。

二、辨证论治的特色

原书对于方剂的运用，有时一病可用数方，有时一方可以多用，充分体现了"同病异治"和"异病同治"精神。一病用两方、三方于同一条文内的，在书中屡见不鲜，如《胸痹心痛短气病脉证治》曰："胸痹心中痞，留气结在胸，胸满，胁下逆抢心，枳实薤白桂枝汤主之；人参汤亦主之。"又如《消渴小便不利淋病脉证并治》曰"小便不利，蒲灰散主之；滑石白鱼散、茯苓戎盐汤并主之。"此同病异治。又如痰饮病，治用苓桂术甘汤、八味肾气丸、五苓散、小半夏加茯苓汤、甘遂半夏汤或己椒苈黄丸，此亦同病异治。反之，不同的疾病，由于病因病机或病位相同，虽病名各异，症状不同，但其治法及用方亦可相同。例如原书中用肾气丸者有五：一是治脚气上入，少腹

175

不仁；二是虚劳腰痛，少腹拘急，小便不利；三是治短气微饮；四是治男子消渴，小便反多，以饮一斗，小便一斗；五是治妇人烦热不得卧，但有饮食如故之转胞不得溺者。以上五病，虽然病名、症状俱有所不同，但病机皆属于肾阳虚衰，气化功能减退，故均可用肾气丸以扶助肾气。又如五苓散，既可用于痰饮，亦可用于消渴，两病虽有差异，但皆属水邪为患，故均可用五苓散。书中亦有治胸痹的名方瓜蒌薤白白酒汤，总共三味药，方中瓜蒌开胸中痰结，薤白通阳行气，白酒轻扬以助药力，共奏通阳开结、豁痰下气之功，使胸阳宣通，则胸痹诸证可解。如证见不得卧，心痛彻背者，是水饮上逆，病势较重，则加半夏以降水饮，成为瓜蒌薤白半夏汤。如再加"心中痞气，胸满、胁下逆抢心"等症，则加枳实、厚朴、桂枝等以降胸中、胁下之气，成为枳实薤白桂枝汤，其药力则强于以上二方。又如用小青龙汤治支饮咳喘，针对寒饮为病之本质，则方中必用干姜、细辛、五味子。如阳虚而有水气上冲时，则方中必用桂枝；水饮而致呕吐者，则方中必用半夏；如血虚而见浮肿时，防止麻黄对血虚不利，则改用杏仁；如确有胃热上冲，"面热如醉"者，则加大黄。故唐宗海认为"仲景用药之法，全凭乎证，添一证则添一药，易一证则易一药"（《金匮要略浅注补正》）。这正是在辨证论治，治病求本的前提下，当证候发生变化时，随证用药的范例。

三、选药精专、简练

《金匮要略》方剂 177 首方共涉药物 148 味，其中 3 味以下药物组成方为 71 首，占方剂总数的 40.11%；由 6 味以下药物组成方为 145 首，占方剂总数的 81.95%。使用频率在 3 次以上的药物为 62 味，占药物总数的 41.89%；使用频率在 10 次以上的药物为 20 味，占药物总数的 13.51%。由此说明金匮组方的用药范围并不广泛，堪称选药精专、简练而疗效专一。

四、善遣主次，配伍严谨

除去 12 首单味药方（矾石汤、狼牙汤、皂荚丸、一物瓜蒂散、诃梨勒散、鸡屎白散、蛇床子散、文蛤散、乌头煎、红蓝花酒、百合洗方、雄黄熏方），余方不论药味多寡，无不主次有别，搭配恰当，组织严谨，秩序井然，其中绝大多数方还严格按照君臣佐使组方原则加以组合，使其所用药物各领其职，各得其所，互相支持，互相制约，扬长避短，共同作用，无不收其预期疗效。如葶苈大枣泻肺汤用药仅两味，但主用葶荞子开肺逐痰，辅以大枣安中缓急，攻邪不伤正，扶正不碍邪，从而可广泛用于治疗以肺痈与支饮实证为代表的各种痰涎壅塞肺叶之病。又如专治疟母的鳖甲煎丸，用药多达 25 味，但却配伍精妙，有条不紊，即君用鳖甲伐癥块，除寒热；臣以乌扇（即射干）、桃仁、牡丹皮、芍药、紫葳、赤硝、大黄（以上为第一组）、鼠妇、䗪虫、蜂窠、蛴螬（以上为第二组）、柴胡、桂枝、半夏、厚朴、黄芩、干姜（以上为第三组），其中以第一组药物协鳖甲祛瘀通滞，以第二组药物协鳖甲消坚、杀虫、治疟，以第三组药物理气机并调寒热；佐以葶苈子、石韦、瞿麦与人参、阿胶，借前三味药物通水道，用后两味药物补气血；再使以灶下灰主癥瘕积聚，清酒行药势，诸药相合，即可发挥平调寒热、行气化瘀、除痰消癥等作用。

五、寒热并用，倡用反佐

反佐为反治法的特殊运用形式，源出于《黄帝内经》，有赖于《金匮要略》的补充、发展和倡导而为后世广泛应用，其方法为每于大队热药中，佐一味寒药，或在大剂凉药中伍以小量热药，使之各得所矢，相反相成。如桂枝芍药知母汤，从主治外感风寒湿邪化热伤阴的历节病出发，在用附子、桂枝、干姜等多味热药温经散寒的同时，佐以一味苦寒的知母泄热顾阴，从而使得全方并去风、寒、湿、热之邪而不至于顾此失彼。又如大青龙加石膏汤、半夏泻心汤两方，前方于麻、桂、姜、辛等辛热之品中内寓一味甘寒的石膏，后方则为芩、连与干姜之并用，无不做到标本分治，恰到好处。

六、善组药对

所谓药对，乃指临证组方将具有相须、相使或相畏关系的两味药物固定组对，反复运用，此两味药即为对药。如书中每以桂枝、白芍组对，辛酸相合，散收并举，谐阴阳而和营卫；麻黄与白术组对，发汗力缓而并行表里之湿；麻黄与石膏组对，可收平喘、利水之双重功效；附子与白术相对，陡增祛风湿之力；半夏与生姜或干姜组对，则可使半夏降低毒性，增强化痰止呕之效，并保留姜之温散之性。

第三节 《金匮要略》用药思路研究

在用药上，《金匮要略》随证用药，用药既注重单味药物的原有主治功能，又注重药物配伍后所产生的协同作用，同时注意用药的剂量、炮制、煎煮和服用方法。

在药剂方面，剂型丰富，除汤剂外，丸、散、酒剂及导药、坐药、熏、洗、搐鼻等靡不皆备，达10余种之多，成为后世药剂发展的先声。

一、注重单味药物的独特效用

如取黄连泻心火，解热毒以疗浸淫疮；白头翁治热痢；瓜蒌开通胸痹；柴胡和解退热。又如百合病主用百合；狐惑病以苦参汤熏洗，以雄黄熏肛；阴毒或阳毒均用升麻、鳖甲解毒；治疟疾用蜀漆；治黄疸用茵陈等，皆含有一病常有专药之意。

二、注重药物配伍所产生的协同作用

药物经配伍所产生的作用，不等于组成方剂所用的单味药物的功效相加。例如溢饮证见身疼痛烦躁者，是邪盛于表而兼有郁热，可用发汗兼清郁热的大青龙汤治疗。但从大青龙汤的组成药味看，凡麻、桂、杏、草、姜、枣、膏等七味，无一药是专门起止痛作用的。故从单味药物原有作用上看，是难以理解该方功效的。而事实上这些药味组成大青龙汤后，确能收到祛水、止痛、除烦之效。因此，仲景用药重在发挥药物配伍后的综合作用，这正是经方的可贵之处，亦是《金匮要略》用药的特色。

仲景在药物配伍应用方面经验丰富，例如：麻黄与石膏配伍，可解表清里，用治风水与咳喘，如越婢汤、大青龙汤；与厚朴配伍，则可散饮降逆，用于咳而脉浮者，如厚朴麻黄汤；与白术配伍，则可发散寒湿，用于寒湿在表，可发汗而不致过汗，如麻黄加术汤；与薏苡仁配伍，则轻清宣化，发散风湿，用于风湿在表，如麻杏薏甘汤；与乌头配伍，则可逐寒宣痹，用于寒湿历节，如乌头汤；与半夏为伍，则可宣肺和胃，平喘止呕，用于水饮凌心之心下悸，如半夏麻黄丸。又如桂枝的配伍应用，与附子合用，可治风湿表阳虚，如桂枝附子汤；与芍药、姜、枣合用，可以解表和营卫、化气调阴阳，如桂枝汤；与黄芪、胶饴等同用，可以建立中气，如小建中汤、黄芪建中汤；与瓜蒌、薤白等同用，可以宣通胸痹，如枳实薤白桂枝汤；与茯苓、白术同用，可以温化水饮，如五苓散、苓桂术甘汤；与茯苓、五味子同用，可以下气平冲逆，如桂苓五味甘草汤；与乌头合用，可以散寒止痛，如乌头桂枝汤；与石膏、知母等合用，可以治疗温疟，如白虎加桂枝汤；与牡丹皮、桃仁、当归、川芎等合用，可以温经行瘀，如桂枝茯苓丸、温经汤等。再如附子的配伍应用，与干姜合用，可增强回阳救逆之效；

与白术合用，可以温散寒湿；与乌头合用，可以峻逐阴邪；与薏苡仁合用，可以缓急止痛；与粳米合用，可以温中止痛；与大黄合用，可以温下寒积；与瓜蒌、瞿麦合用，可以温阳化气，利水润燥；与灶中黄土、地黄等合用，可以温脾摄血。

三、用药剂量严谨

如小承气汤、厚朴三物汤与枳实大黄汤，三方同样用厚朴、枳实、大黄三味药组成，由于剂量不同，治疗作用亦不相同，方名也因之不同。小承气汤中大黄用至四两，为全方主药，其方主要功效为泻下腑实；厚朴三物汤中用厚朴八两为主药，其方主要功效为除满去实；厚朴大黄汤则用厚朴一尺、大黄六两为主药，因此，其方的主要功效为开胸泻饮。此三方一治胃实，一治腹满，一治痰饮，显然有别。又如，小半夏汤和生姜半夏汤皆由姜、夏二味组成，小半夏以半夏一升为君药，重在降逆化饮，生姜半夏汤以生姜汁一升为君药，功在通阳。由此可见，仲景在《金匮要略》中用药剂量之严谨，剂量不同而主要功效自不同。

四、注重药物炮制、煎煮及服用方法

《金匮要略》药物炮制方法多有不同，如姜分生姜、炮姜、干姜，地黄分生地黄、熟地黄，附子有生附子、炮附子之分等。凡用以回阳救急者，多用生附子；而用以除寒止痛者，多用炮附子。再如治虚寒肺痿者用甘草干姜汤，干姜炮用，以辛通而兼苦降，开后世温上治下法之先河。

煎煮方法亦记载颇详，有先煎、后下、分煎、去滓再煎、冲服等。如茵陈蒿汤的煎煮法，先煮茵陈，后下大黄、栀子，因后入大黄、栀子，可以速泄其热，久煮茵陈，则可缓除其热中之湿。又如乌头汤、乌头桂枝汤中，乌头与白蜜同煎，既可制乌头药性之峻烈，又可使药力持久。煎药用水亦各有所异，如清水、甘澜水、浆水、泉水、醋水合煎、水酒合煎等。

服药方法上，有日再服、日三服及日夜连续多次服、一日不可再服等，皆依病情所需、体质强弱及药物毒性而定，这些经验和方法，诚足可贵。

第四章　《金匮要略》 常见病证研究

第一节　湿病研究

湿病系湿邪为患，有外湿、内湿之分和夹风、夹寒、夹热之别，本篇所述的湿病多因感受外湿（或兼风、寒）所致，以发热身重、骨节疼烦为主证，邪在肌肉、关节，治宜发汗，但以微汗为要；小便不利、大便反快者，是以内湿为主，为脏腑功能失调，治当利小便。对于湿病治疗，应根据风湿的轻重及体内阳气虚弱的程度而运用不同的方法，表实者发汗不忘利湿，表虚宜微汗而不忘益气，阳虚者补阳为先，正虚者扶正为主，是临床应用应掌握的精髓。

一、病因病机

湿病是以病因命名的病，分为外湿和内湿。主因为感受外湿，湿为六淫之一，其感而伤人，亦如风寒之邪，首犯太阳，常伤人肌腠，而湿邪则易流关节，导致关节疼痛。湿又多与风寒相合为病，既伤肌肉，又侵筋节，其病情较重。内湿多因脾运失常而生，而内湿外湿常交互影响。素体湿盛，复感湿邪所致，外湿引动内湿，故形成内外合邪之湿痹证。

湿病的总病机为湿邪痹阻阳气。《医门法律》指出："湿痹者，湿邪痹其身中之阳气也。"湿为阴邪，侵犯人体，外而经络，内而脏腑，郁遏气机，最易导致阳气痹阻不通。叶天士的"湿胜则阳微"之说，是对湿病病机进一步概括，临床也颇具指导意义。

二、治则治法

1. 微汗法

【原文】

风湿相搏，一身尽疼痛，法当汗出而解，值天阴雨不止，医云此可发汗，汗之病不愈者，何也？盖发其汗，汗大出者，但风气去，湿气在，是故不愈也。若治风湿者发其汗，但微微似欲出汗者，风湿俱去也。

【释义】

风湿袭表，伤于肌肤，客于关节，此时本应以汗法治之。然风为阳邪，易于表散；湿为阴邪，其特性为重浊黏滞，不易速去。若过发其汗，则风气去湿气留，不仅没有起到治疗效果，反而伤人体阳气。所以正确的治疗方法为微汗法，"但微微似欲汗出者"，令湿邪缓缓蒸发，营卫畅通，则风湿俱去而病愈。微汗法实施中的最大特色与关键在坚持辨证的前提下，通过审证择药、合理配伍、斟酌剂量、按法煎服、周密调护等一系列连续而完整的措施来实行。

【临床应用】

有学者基于病理生理学的机体反应学说认为，使用汗法的着眼点，即通过汗法的使用，来达到扶助机体抵抗疾病的生理防御性反应，压制致病因子对机体的病理反应，增强机体代偿能力，从而使机体恢复正常。

2. 利湿法

【原文】

太阳病，关节疼痛而烦，脉沉而细者，此名湿痹。湿痹之候，小便不利，大便反快，但当利其小便。

【释义】

由于内湿不去，阳气难以外达，因此，在内外湿相合的情况下，但当利其小便，小便利则阳气通，外湿得以尽除。尤氏《心典》认为"中湿者，必先有内湿而后感外湿""其人平日土德不及而湿动于中"为湿痹的重要病因病机。治疗方面当先逐其内湿，而后去其外湿，故应以利小便为先。本条原文为后世医家从脾论治痹病提供了理论依据。

【临床应用】

以本条为例，据以法统方，以方识证的研究思路，试将利小便一法的主要治法及方证分述如下：①淡渗利水法，即以甘淡渗泄之品化饮利尿，如茯苓泽泻汤。又"下利气者，当利其小便"，乃"急开支河"之法。②降肺利水法，如茯苓甘草汤证。③通下利水法，如己椒苈黄丸。④化瘀利水法，如当归芍药散。⑤运气利水法，如枳术汤。⑥清热利水法，如茵陈蒿汤。⑦温阳利水法，如茯桂剂类。⑧养阴利水法，如猪苓汤等。

历代医家对湿邪提出较完整的治疗原则，概括起来有苦温燥湿、淡渗利湿、疏风胜湿、清热祛湿等。历代医家对湿病治疗方药的总结，如《备急千金药方》中独活寄生汤、《温病条辨》中宣痹汤、《医学正传》中三妙丸、《医学心悟》中蠲痹汤、《医林改错》中身痛逐瘀汤等对目前临床均有重要的指导价值。

三、病证特点

1. 头中寒湿

【原文】

湿家病身疼发热，面黄而喘，头痛鼻塞而烦，其脉大，自能饮食，腹中和无病，病在头中寒湿，故鼻塞，内药鼻中则愈。

【释义】

本条论证寒湿在上的证治。由于湿犯肌表，阳气被郁，则身疼发热。这里的"面黄"，在病机上不同于黄疸，是湿郁于表的反应。"自能饮食，腹中和无病"，说明湿邪并未传里，只需纳药鼻中，宣泄上焦，使肺气通利，寒湿散则疾病愈。

【临床应用】

历来注家多主张用瓜蒂散搐鼻，或以绵裹塞鼻中，令出黄水宣泄寒湿。后世对于类似本条证候的治法，多采用辛香开发之味做嗅剂，如《证治准绳》辛夷散一类方剂，亦多有效。

2. 寒湿在表

【原文】

湿家身烦疼，可与麻黄加术汤发其汗为宜，慎不可以火攻之。

麻黄加术汤方

麻黄二两（去节）　桂枝二两（去皮）　甘草一两（炙）　杏仁七十个（去皮尖）白术四两

上五味，以水九升，先煮麻黄，减二升，去上沫，内诸药，煮取二升半，去滓，温取八合，覆取微似汗。

【释义】

用麻黄加术汤治"湿家身烦疼"，这"湿家"两字概括了寒湿的发热、恶寒、脉沉细等症状，又湿在肌肤，尚未入关节，故突出疼痛不在"关节"，而是一身烦疼。用麻黄汤发越肌表之寒湿，加白术是根据《神农本草经》"白术苦温，治风寒湿痹……止汗"之意。白术除可制约麻黄汤的发汗作用外，同时还有《黄帝内经》"以苦燥湿"之意，与微汗共成去湿之功。陶葆荪在《金匮要略易解》也提出"重用白术和缓麻黄的发散，使微微汗解"。

《三因极一病证方论》云："麻黄加术汤治寒湿，身体烦疼，无汗恶寒，发热者。"《类聚方广义》云："麻黄加术汤，治麻黄汤证而一身浮肿，小便不利者，随证加附子。"

【临床应用】

有动物实验研究证明，麻黄加术汤可降低血清中淋巴细胞刺激因子（IL-1β）和肿瘤坏死因子-α（TNF-α）的浓度，其有效成分通过降低佐剂性关节炎大鼠血清中的炎性介质，从而达到抗炎止痛、改善关节微循环、免疫调节等作用，促进大鼠足跖炎症肿胀的吸收和消散，减轻关节肿胀，可有效缓解风湿性关节炎的早期症状。

本方也可以治疗急性肾炎初起，发热恶寒、肢体浮肿、身重疼痛者。以本方治疗有风湿表现、疹色较淡的荨麻疹亦多有效。

3. 风湿在表

【原文】

病者一身尽疼，发热，日晡所剧者，名风湿。此病伤于汗出当风，或久伤取冷所致也。可与麻黄杏仁薏苡甘草汤。

麻黄杏仁薏苡甘草汤方

麻黄半两（去节，汤泡） 甘草一两（炙） 薏苡仁半两 杏仁十个（去皮尖，炒）

上锉麻豆大，每服四钱匕，水盏半，煮八分，去滓，温服，有微汗避风。

【释义】

湿邪夹风，微汗之法与上相同，所不同者，从病因讲，风为阳邪，寒与湿都属阴，湿邪夹风，是阴中有阳，非寒湿可比，故用麻黄汤去辛温之桂枝，加甘寒的薏苡仁，以达散寒除湿之功。

《类聚方广义》云："麻黄杏仁薏苡甘草汤，治孕妇浮肿，而喘咳息迫，或身体麻痹，或疼痛者。"又云："治风湿痛风，发热剧痛，而关节肿起者，随证加术附，奇效。"

【临床应用】

本方不但可治疗风湿痹证，亦可治疗风湿咳嗽、哮喘、感冒、鼻渊等。此外，该方临床上常重用薏苡仁以治疗皮肤病，如扁平疣、银屑病等，疗效显著。

4. 风湿兼气虚

【原文】

风湿，脉浮身重，汗出恶风者，防己黄芪汤主之。

防己黄芪汤方

防己一两　甘草半两（炒）　白术七钱半　黄芪一两一分（去芦）

上锉麻豆大，每抄五钱匕，生姜四片，大枣一枚，水盏半，煎八分，去滓温服，良久再服。喘者加麻黄半两；胃中不和者加芍药三分；气上冲者加桂枝三分；下有陈寒者加细辛三分。服后当如虫行皮中，从腰下如冰，后坐被上，又以一被绕腰以下，温令微汗，差。

【释义】

脉浮主表，身重主湿，脉浮身重并见，说明风湿伤于肌表。汗出恶风，一是气虚卫外不固，汗出卫阳更伤；二是风性疏泄，风易行而湿黏滞，故汗出湿不解。证属风湿在表，气虚不固，故以健脾益气、祛风除湿的防己黄芪汤治之。与麻黄加术汤相比可见，仲景治外湿，表虚以黄芪益气，表实以麻黄解表。气虚则不可用麻黄，恐其过汗伤阳，改用防己以驱肌肤之里。

《方极》云："防己黄芪汤，治水病身重，汗出恶风，小便不利者。"《类聚方广义》云："防己黄芪汤，治风毒肿，附骨疽，穿踝疽，稠脓已歇，稀脓不止，或痛或不痛，或见浮肿者。若恶寒或下利者，更加附子为佳。"

【临床应用】

药理研究证明，防己黄芪汤具有以下作用：①镇痛作用，其抗炎镇痛的机理可能与煎剂中 SOD 样活性物质有关。②利尿作用，对实验性肥胖症大鼠有明显增加尿量的作用。③降血脂作用，其提取物或煎剂能明显降低实验性肥胖鼠或人体胆固醇、甘油三酯、低密度脂蛋白的血清水平。④抗凝血作用，能明显降低人体全血黏度、血浆比黏度，提高红细胞变形能力，抑制血小板聚集性。⑤抗动脉硬化作用，能明显降低实验性动物及人类血清血脂水平，并降低致动脉粥样硬化指数。⑥减肥作用，其提取物或煎剂能明显降低实验性肥胖大鼠或人类的体重和肥胖度。

本方在临床上应用广泛，内科可用于治疗风湿性关节炎、特发性水肿、慢性肾炎等，骨伤科可用于治疗骨折愈后肿胀、腰椎间盘突出症等。有报道防己黄芪汤加炒山楂可治肥胖病，加车前子利湿治疗荨麻疹，加桂枝、茯苓、半夏等治疗风湿性心脏病心功能不全，加车前草、青皮、土茯苓等治疗痛风、高尿酸血症，加茵陈、虎杖、丹参、桃仁、益母草等治疗慢性活动性肝炎、肝纤维化。

5. 风湿兼表阳虚

【原文】

伤寒八九日，风湿相搏，身体疼烦，不能自转侧，不呕不渴，脉浮虚而涩者，桂枝附子汤主之；若大便坚，小便自利者，去桂加白术汤主之。

桂枝附子汤方

桂枝四两（去皮）　生姜三两（切）　附子三枚（炮去皮，破八片）　甘草二两（炙）　大枣十二枚（擘）

上五味，以水六升，煮取二升，去滓，分温三服。

白术附子汤方

白术二两　附子一枚半（炮去皮）　甘草一两（炙）　生姜一两半（切）　大枣六枚

上五味，以水三升，煮取一升，去滓，分温三服。一服觉身痹，半日许再服，三服都尽，其人如冒状，勿怪，即是术、附并走皮中，逐水气未得除故耳。

【释义】

本条以"伤寒"两字，指有发热、恶寒、身疼等太阳寒湿症状，所不同者，关键在于"脉虚而涩"，涩者湿也，浮而见虚，是体虚夹风之象，此与脉沉细之寒湿证不尽相同之处，当为其虚之未甚，仍可借助扶正以散风邪，祛寒湿，则选出更适宜解肌治风的桂枝汤，去酸寒的芍药，加助阳散寒的附子，共成散风邪祛寒湿之方。若"大便坚，小便自利者"说明湿在表而不在里，可于前方去桂枝之辛散，加白术化湿，术、附相合能并走皮中而逐残留之水气。

《方极》云："桂枝附子汤，治桂枝去芍药汤证，而身体疼痛，不能自转侧者。"《三因极一病证方论》云："术附汤，治冒雨湿，着于肌肤，与胃气相并，或腠开汗出，因浴得之，即于本方加白术茯苓。"

【临床应用】

该方具有以下药理作用：①抗炎作用，该方对弗氏完全佐剂所致关节炎大鼠原发病变的足趾肿胀及大鼠关节液炎症介质前列腺素（PGE2）生成有显著抑制作用，对大鼠棉球肉芽组织增生有显著的抑制作用。②镇痛作用，该方对醋酸所致的小鼠扭体反应和热板所致小鼠舔足反应均有显著的抑制作用。③免疫调节作用，该方可减轻佐剂型关节炎大鼠足趾肿胀并可降低大鼠血清中一氧化氮（NO）的含量水平，对过高的脂质过氧化产物丙二醛（MAD）的含量水平无明显的抑制作用但有降低趋势。

桂枝附子汤加减可用于治疗类风湿关节炎、坐骨神经痛、心动过缓、寒疝、糖尿病性神经病变、乙型肝炎、支气管炎等。白术附子汤还可治疗脾胃阳虚的腹胀、便秘等。

6. 风湿兼表里阳虚

【原文】

风湿相搏，骨节疼烦，掣痛不得屈伸，近之则痛剧，汗出短气，小便不利，恶风不欲去衣，或身微肿者，甘草附子汤主之。

甘草附子汤方

甘草二两（炙）　附子一枚（炮去皮）　白术二两　桂枝四两（去皮）

上四味，以水六升，煮取三升，去滓。温服一升，日三服，初服得微汗则解。能食，汗出复烦者，服五合。恐一升多者，取六七合为妙。

【释义】

"骨节疼烦，掣痛不得屈伸，近之则痛剧"，说明风湿已侵入关节。表阳虚，卫外不固，温煦失职，则见汗出、恶风不欲去衣；不能化湿，则见小便不利、身微肿。里阳虚，肾不纳气，则短气。甘草附子汤证既有汗出、恶风不欲去衣的表阳虚证候，也有短气等里阳虚证候。甘草附子汤中附子、白术配伍温里阳除湿邪，桂枝、白术配伍振表阳祛风湿，诸药合用，共奏温经助阳，祛风除湿的功效。

钱天来："虽名之曰甘草附子汤，实用桂枝去芍药汤，以汗解风邪，增入附子、白术，以驱寒燥湿也。"

【临床应用】

本方为治疗风湿在表，心肾阳虚的常用方。脾肾阳虚的慢性肾炎亦可用本方治疗。

四、研究与展望

湿病在临床常见，也以中医最善治疗。发汗、利小便、温阳为治湿正法，在经方的基础上，临床因人随证加减。秦伯未认为在湿病治疗上应补充为：轻在上者宜化，枳壳、陈皮之属；阻在中者宜燥，半夏、厚朴之属；停在下者宜利，泽泻、车前子之属。湿为浊邪，宜佐芳香，藿香、佛手之属；湿易凝滞，宜佐理气，枳壳、木香之属；湿性阴寒，宜佐温药，附子、干姜之属。

第二节 虚劳病研究

虚劳，亦称虚损，是多种慢性虚弱性疾病的总称，其证多因久病体虚，或疲劳过度，以致脏腑亏损，气血虚弱，积久而成。症状表现多寒热错杂，如小建中汤证之里急、腹中痛与手足烦热、咽干口燥并见，治疗上强调甘温扶阳，以期阳生阴长，又因肾脾为先后天之本，治疗强调健脾补肾，健脾有桂枝加龙骨牡蛎汤、小建中汤、黄芪建中汤，补肾有肾气丸，还包括治疗正虚兼感外邪的薯蓣丸，以及因虚致实的大黄䗪虫丸。

一、病因病机

虚劳的病因主要有失精、亡血、情志抑郁、饮食劳倦等。虚劳的病机关键是脾肾交亏。"肾主水，而藏五脏六腑之精""脾脉者，土也，孤脏以灌四旁者也"。肾为水火之宅，内寄真阴元阳，脾乃气血生化之源。故前人有"肾为先天之源，脾为后天之本"之论。肾损则阴阳俱虚，他脏阴阳之气无由，脾败则气血两亏，无以奉养周身。所以从根本上说，二脏实为人身阴阳气血之本源。二脏亏损乃为虚劳病机所系，既可因先天不足或后天失养，由脾肾自虚而渐致阴阳气血俱虚，演变成虚劳病的直接原因，又可由他脏之虚，日久累及脾肾，而影响肾的藏精和脾的生化功能。无论何种因素，终将导致多脏器的虚损和阴阳气血的紊乱与衰竭，形成虚劳的严重证候。

现代医家对虚劳病因病机的认识：①徐力认为，现在沿用的虚劳概念的特点是"多因、多证、多虚"，对虚劳的认识几乎是把虚劳与虚证等同，离真正的虚劳相去甚远，从而提出虚劳是一种由于思欲过度，导致失精而引起的以脏腑阴阳气血失调为主要病理变化的疾病，七情是病因，失精是关键。②李国青认为历代医家论虚劳强调正气不足的一面，而忽略由正虚而致邪恋表现为实的一面，仲景所认识的虚劳有虚有实，故治疗上以通补为主，补中寓通。③旷慧桃等通过分析比较后世所言之虚劳与《金匮要略》中虚劳病机上的不同，认为后世医家的论述可以概括为脏腑不足、阴阳亏损、气血虚乏等三点，包括了许多虚证在内，均从虚乏着眼、从不足立论。

二、病证特点

1. 虚劳失精

【原文】

夫失精家，少腹弦急，阴头寒，目眩（一作目眶痛），发落，脉极虚芤迟，为清谷、亡血、失精。脉得诸芤动微紧，男子失精，女子梦交，桂枝加龙骨牡蛎汤主之。

桂枝加龙骨牡蛎汤方（《小品》云：虚弱浮热汗出者，除桂加白薇、附子各三分，故曰二加龙骨汤。）

桂枝 芍药 生姜各三两　甘草二两　大枣十二枚　龙骨 牡蛎各三两

上七味，以水七升，煮取三升，分温三服。

【释义】

久患失精的病人，阴精损耗难复，精血不能上荣头目，则目眩发落。遗精日久阴损及阳，肾阳亏虚不能温煦，故少腹弦急，外阴寒冷，故虚劳失精多为阴阳两虚，治疗用以桂枝加龙骨牡蛎汤。方中用桂枝汤可调和阴阳，加龙骨、牡蛎，则具有潜镇固涩之力。

丹波元坚《金匮玉函要略述义》认为"芤与微反，动与紧反，盖芤动与微紧，自是两脉"。同一疾病可表现为不同的脉象，但并非脉"芤动微紧"俱见于一人。"芤动"是指芤脉，为阴虚阳浮；"微紧"即虚弦之象，主虚寒。

【临床应用】

本方对有梦无梦之遗精、带下、自汗、盗汗、偏汗、遗尿等症，辨证属阴阳俱虚者，皆有良好的疗效。本方加减治疗小儿肺炎后期，患儿体弱肺部病灶长期不能吸收，临床表现为心阳不振，营虚卫弱，正虚邪恋，虚多实少之证，亦有良好的疗效。

2. 虚劳腹痛

【原文 1】

虚劳里急，悸，衄，腹中痛，梦失精，四肢酸疼，手足烦热，咽干口燥，小建中汤主之。

小建中汤方

桂枝三两（去皮）甘草三两（炙）大枣十二枚　芍药六两　生姜三两　胶饴一升

上六味，以水七升，煮取三升，去滓，内胶饴，更上微火消解，温服一升，日三服。（呕家不可用建中汤，以甜故也）

【释义】

人体阴阳是相互维系的，由于虚劳病的发展，不仅阴损及阳，阳损及阴，而且由于阴阳两虚出现寒热错杂之证。根据"治病求本"的原则，不应简单以热治寒，以寒治热，而应和其阴阳。《金匮要略心典》谓："欲求阴阳之和者，必于中气，求中气之立者，必以建中也。"由此可知，在阴阳两虚的情况下，用甘温之剂恢复脾胃的健运功能，则气血自生，升降自调，偏寒偏热症状则消失。小建中汤由桂枝汤倍用芍药加饴糖组成。方中饴糖、甘草、大枣之甘以建中缓急；桂枝、生姜之辛以通阳调卫；芍药之酸以和营止痛。

【临床应用】

小建中汤临床广泛用于消化系统虚弱性病证，如胃脘痛、腹泻、便秘等，特别对于消化性溃疡、小儿肠痉挛等，有较好的疗效，还可治疗失眠、室性早搏等。本方属甘温除热之剂，对于病后、产后及久病虚弱，兼见四肢倦怠、面色苍白、心悸气短，证属阴阳气血失调者有良好疗效。

【原文2】

虚劳里急，诸不足，黄芪建中汤主之。（于小建中汤内加黄芪一两半，余依上法。气短胸满者加生姜，腹满者去枣，加茯苓一两半，及疗肺虚损不足，补气加半夏三两。）

【释义】

里急是腹中拘急，诸不足是气血阴阳俱虚，用小建中汤加黄芪补中以缓急迫。加用黄芪来推测，本证应有自汗或盗汗，身重或不仁，脉虚大等。

【临床应用】

实验证明，黄芪建中汤具有以下功能：①抗消化道溃疡作用，通过阻碍迷走神经而抑制胃液和胃酸分泌。②提高机体免疫功能，本方具有提高细胞免疫功能，对体液免疫也有一定的影响。

本方多用于治疗慢性胃炎、胃及十二指肠球部溃疡、神经衰弱、自汗、盗汗等各种身体虚弱型疾患。近年来，也有人用本方治疗妇科带下症、五官科过敏性鼻炎及顽固性口腔溃疡，疗效显著。

3. 虚劳腰痛

【原文】

虚劳腰痛，少腹拘急，小便不利者，八味肾气丸主之。

八味肾气丸方

干地黄八两　薯蓣四两　山茱萸四两　泽泻三两　茯苓三两　丹皮三两　桂枝一两
附子一两（炮）

【释义】

腰者，肾之外府，肾虚则腰痛；肾虚而膀胱气化失常，故少腹拘急、小便不利。
方用八味肾气丸，补阴之虚以生气，助阳之弱以化水，渗利水湿以护正。

古代医家对肾气丸的功效见解不同，有的认为是"温补肾阳的代表方"；有的认为
是"平补肾阴肾阳之方"；有的认为"以滋肾阴为主"；有的认为是"为肾虚而小水不
利者而设"。

【临床应用】

对老龄动物的实验结果表明，肾气丸能明显提高老年雌性大鼠血清雌二醇和老年
雄性大鼠血清睾丸酮的含量，以及老年雄性大鼠睾丸的重量。

今人在辨证的基础上将肾气丸广泛用于治疗心血管系统疾病，如心绞痛、缓慢性
心律失常、原发性高血压、脑血管病伴偏瘫、静脉血栓形成。呼吸系统疾病，如慢性
支气管炎。消化系统疾病，如泄泻、便秘。泌尿系统疾病，如肾病综合征、肾积水、
前列腺病。内分泌系统疾病，如糖尿病。生殖系统疾病，如性功能障碍，不育症。骨
骼系统疾病，如骨质疏松症、腰椎间盘突出症。

4. 虚劳风气

【原文】

虚劳诸不足，风气百疾，薯蓣丸主之。

薯蓣丸方

薯蓣三十分　当归 桂枝 曲 干地黄 豆黄卷各十分　甘草二十八分　人参七分
川芎 芍药 白术 麦门冬 杏仁各六分　柴胡 桔梗 茯苓各五分　阿胶七分　干姜三分
白蔹二分　防风六分　大枣百枚（为膏）

上二十一味，末之，炼蜜和丸如弹子大，空腹酒服一丸，一百丸为剂。

【释义】

"诸不足"代表气血阴阳俱不足，虚弱范围广泛，正气抗邪无力，自能招致风气百
疾，体现《黄帝内经》"邪之所凑，其气必虚"的发病学思想。若单纯扶正则邪不去，
祛风则正愈伤，因此以薯蓣丸祛邪扶正。取薯蓣配人参、甘草、大枣、茯苓、白术补
脾益；曲、干姜以调中焦；当归、芍药、地黄、阿胶、麦冬补血滋阴；柴胡、桂枝、

防风祛风散邪；杏仁、白蔹、桔梗宣肺开郁。以正气为本且扶正之又立足于脾胃，正如魏念庭说："营卫非脾胃不能宣通，而气血非饮食无以平复也。"

【临床应用】

有药理学研究表明，薯蓣皂苷元是一种重要的甾体皂苷元，是合成甾体激素类药物的重要原料，并具有抗肿瘤、抗心血管系统疾病、抗炎，以及抗皮肤病及与改善皮肤老化等的药理活性。尤其诱导肿瘤凋亡活性显著，为临应用于肿瘤的防治提供有力依据。实验研究发现，薯蓣丸能增强免疫功能受抑制小鼠廓清血中碳粒能力，从而提高机体识别抗原能力和宿主排异能力，提示该方有提高机体的非特异性免疫功能。

许多医家将薯蓣丸应用于临床，可用于治疗慢性肺源性心脏病、慢性乙型肝炎、慢性肾炎、慢性荨麻疹、慢性疲劳综合征等，均取得良好的疗效。

5. 虚烦不眠

【原文】

虚劳虚烦不得眠，酸枣汤主之。

酸枣仁汤方

酸枣仁二升　甘草一两　知母二两　茯苓二两　川芎二两（《深师》有生姜二两）

上五味，以水八升，煮酸枣仁，得六升，内诸药，煮取三升，分温三服。

【释义】

肝藏魂，心藏神，故失眠与肝心两脏密切相关。本证由肝阴不足、心血亏损所致。肝阴不足，虚热内生则魂不归肝，心血亏虚则魂难守舍，虚热扰及心神，则虚烦失眠，治以酸枣仁汤，方中酸枣仁为君以养肝阴，与甘草合用，以增养阴之力，知母清虚热，川芎理血疏肝，茯苓宁心安神，共奏养阴清热、宁心安神之功。

《医宗金鉴》："虚烦不得眠者，血虚生内热，而阴气不敛也。张路玉：肝虚而火气乘之也，故特取酸枣仁以安肝胆为主。"《方机》云："酸枣仁汤，治烦而不得眠者，烦悸而眠不寝者。"《类聚方广义》云："健忘惊悸怔忡三证，有宜此方者，随证则加黄连、辰砂。"

【临床应用】

酸枣仁汤的药理研究目前主要侧重于对其镇静催眠效应机理的探讨。实验发现，酸枣仁汤加减所得的眠得安煎剂可明显抑制小鼠自主活动，为本方镇静安神作用提供了初步的药理学依据。该方具有较强的镇静作用而单用无明显的催眠效果，可显著延长小鼠戊巴比妥钠的睡眠时间，加大剂量并不能加强此种作用，提示治疗失眠时此煎剂与巴比妥类药物合用可大大减少后者的用药量，从而明显降低其不良反应的发生，减轻药物依赖性与成瘾性的发生率，使用较大剂量也不会出现困倦嗜睡等不良反应，与传统镇静剂有所不同。

临床中，酸枣仁汤用于治疗顽固性失眠、先天性非溶血性黄疸、神经性皮炎、心绞痛等。随症加减化裁治疗更年期综合征以心肝阴血不足之失眠为主要表现者疗效显著。若火旺者可加黄连、龙胆草；肝阴不足，大便燥结者与二至丸合用或加柏子仁以养血安神、润肠通便；阴虚甚者与百合、生地黄、麦冬合用；烦躁多怒加牡蛎、白芍、石决明；阴虚肝阳偏亢者合珍珠母、龙齿、石决明组方；血瘀可加丹参；肢麻震颤加白蒺藜以养血润肝、平息肝阳；多汗，喜悲伤欲哭者合用甘麦大枣汤。

6. 虚劳干血

【原文】

五劳虚极羸瘦，腹满不能饮食，食伤、忧伤、饮伤、房室伤、饥伤、劳伤、经络营卫气伤，内有干血，肌肤甲错，两目黯黑。缓中补虚，大黄䗪虫丸主之。

大黄䗪虫丸方

大黄十分（蒸）　黄芩二两　甘草三两　桃仁一升　杏仁一升　芍药四两　干地黄十两
干漆一两　虻虫一升　水蛭百枚　蛴螬一升　䗪虫半升

上十二味，末之，炼蜜和丸小豆大，酒饮服五丸，日三服。

【释义】

肌肤甲错，两目黯黑，乃因瘀血内停，营卫受阻，外不能濡养皮肤，上不能荣注于木所致。因虚致瘀，瘀血不去新血不生，治宜祛瘀生新，以大黄䗪虫丸为主方。方中大黄、䗪虫、桃仁、虻虫、水蛭、蛴螬、干漆活血搜络化瘀；地黄、芍药养血润燥；杏仁理气润肠；黄芩清解郁热；甘草、白蜜益气和中。

【临床应用】

实验研究发现，大黄蟅虫丸具有活血化瘀，改善肝脏微循环及抗纤维化等作用，能通过促进肝细胞的修复和再生，恢复肝功能来疏通胆汁郁积。同时，可用于治疗慢性胰腺炎、颈动脉粥样硬化、高脂血症、不稳定性心绞痛、脑出血、痛风性关节炎等疗效显著。本方对慢性前列腺炎、乳腺增生、支气管哮喘、慢性心力衰竭等也有治疗作用。

三、研究与展望

朱伟常通过细析晋唐治虚诸方，认为宗于《金匮要略》法而行攻逐者比比皆是，如散风、祛寒、清热、通滞等；赵聚山认为，金元后的医家对虚劳的理论认识及临床治疗有了较大发展；吴澄《不居集》在虚劳病因方面，对外感致损有所阐发。姜德友等认为后世医家在仲景所立"脾肾论治"之法的基础上有所展，最终形成脾肾论治、脾胃论治、心肾论治、养阴学派、折衷学派、祛邪学派等不同学术派系。吕中回认为何炫在《何氏虚劳心传》提出，治疗虚劳当以补肾水、培脾土、慎调摄为主要方法，其在补脾土方面发展了仲景的经验。

第三节 胸痹、心痛研究

胸痹，痹者，闭也，不通之义，指胸膺部满闷窒塞甚至疼痛，影响及肺，则喘息咳唾，其病机主要为胸阳不振，阴邪上乘，治疗重在宣痹通阳，以瓜蒌薤白白酒汤为代表方剂。心痛的主要病机为饮阻气逆，寒邪痼结。心痛轻者见心中痞满不适，心窝部牵引疼痛，治以通阳化气，用桂枝生姜枳实汤；心痛重证见心痛彻背，背痛彻心，治以峻逐阴邪，散寒止痛，用乌头赤石脂丸。

一、病因病机

【原文】

师曰：夫脉当取太过不及，阳微阴弦，即胸痹而痛，所以然者，责其极虚也。今阳虚知在上焦，所以胸痹、心痛者，以其阴弦故也。

【释义】

本条通过脉象论述提胸痹、心痛的病因病机。诊脉当先辨别其太过与不及，因为一切疾病的发生都离不开太过与不及。"阳微阴弦"从脉象论，关前为阳，关后为阴，"阳微"指寸脉微而应指不及，为上焦阳气不足，胸阳不振之象，"阴弦"指尺脉弦而应指太过，为阴寒邪盛，水饮内停之象。由于阳虚阴盛，阴盛之邪，上乘阳虚之胸，邪正相搏，寒凝气滞，痹阻胸阳，"即胸痹而痛"。阳虚与阴盛，仅有其一者，都不至于发病。后世医家对"阳微阴弦"亦有独特见解,《张氏医通》言:"阳微在胸中气分上看,故曰阳微知在上焦,阴弦在阴脉上看。如阴寒之脉,上于胸中气分,则为胸痹,如阴脉上乘于心,则为心痛也。"清·徐忠可《金匮要略论注》:"此言治病,当知虚之所在⋯⋯假令关前为阳,阳脉主阳,阳而微,虚也。关后为阴,阴脉主阴,阴而弦,虚邪也⋯⋯虚则邪乘之,即胸痹而痛。"

历代医家对胸痹病因病机认识有以下几点:①《黄帝内经》认为,本病由寒气客于经脉,经脉痹阻,气血运行不畅所致。②宋代王怀隐《太平圣惠方》将本病病因病机归纳为脏腑虚弱,风邪冷热之气所客,正气不足,邪气甚盛。③宋代陈无择《三因极一病证方论》强调"皆脏气不平,喜怒忧郁所致",使本病的病因在认识方面又有所发展。

历代医家对心痛病因病机认识有以下几点:①《仁斋直指方》首次总结气、血、痰、水是导致心痛的致病因素。②宋代陈无择《三因极一病证方论》明确提出心痛的病因为外感六淫、七情、饮食不节、劳役所伤。③《儒门事亲·酒食所伤》有关"夫高粱之人酒食所伤,胸闷痞膈"之记载。

二、胸痹病证特点

1. 主证

【原文】

胸痹之病,喘息咳唾,胸背痛,短气,寸口脉沉而迟,关上小紧数,瓜蒌薤白白酒汤主之。

瓜蒌薤白白酒汤方

瓜蒌实一枚(捣) 薤白半升 白酒七升

上三味,同煮,取二升,分温再服。

【释义】

"寸口"候上焦,因胸部阳气不足,无力鼓动血脉,故"脉沉而迟","关上"指心下胃脘部,其脉形小,示中焦气血不足,寒邪主收引,气血运行欠畅,诊得"脉紧",肺气不利,影响水液代谢,水停胸中成饮,饮邪阻胸部气机,故"喘息咳唾,胸背痛,短气"。徐忠可指出:"此段实注胸痹之证脉,后凡言胸痹,皆当以此概之,但微有参差不同,故首揭以为胸痹主证、主脉、主方耳。"治疗以辛温通络为法,瓜蒌薤白白酒汤为基本方。瓜蒌甘寒不犯胃气,能降上焦之火,使痰气下降,古人谓久服能令人"心气内洞",即是取其畅气宽胸涤痰之力;薤白辛温,散结气、止痛,开胸下痰水气;白酒煎煮,辛散之性以助药力。诸药配伍,使痰饮除,正气复。

《方极》云:"瓜蒌薤白白酒汤,治胸背痛,喘息咳唾者。"《方机》云:"兼用姑洗(控涎丹也,甘遂、大戟、白芥子)或白散,或紫圆。"

【临床应用】

本方不仅治疗心、肺疾病有效,而且可辨证治疗胸胁等疾患。目前常以本方治疗冠心病心绞痛、支气管哮喘、胸部软组织损伤等。临床应用加入丹参、川芎等活血化瘀药或姜半夏等化痰药,以提高疗效。

2. 重证

【原文】

胸痹不得卧,心痛彻背者,瓜蒌薤白半夏汤主之。

瓜蒌薤白半夏汤方

瓜蒌实一枚(捣) 薤白三两 半夏半升 白酒一斗

上四味,同煮,取四升,温服一升,日三服。

【释义】

胸痛彻背者,胸中痰垢积满,循脉而溢于背,背者胸之府,故于瓜蒌薤白白酒汤基础上加半夏,以祛痰积之痹痛。

《方极》云:"瓜蒌薤白半夏汤,治瓜蒌薤白白酒汤证而呕者。"《方机》云:"心痛彻背,不得卧者,及膈噎心痛者,瓜蒌薤白半夏汤主之,兼用姑洗、紫圆。"

【临床应用】

临床上常用本方治疗心功能衰竭、心肌炎、心肌缺血、心律失常、高脂血症等,还可取本方豁痰通阳之功治疗肺病,如慢性支气管炎、支气管哮喘、阻塞性肺疾病、尘肺、肺心病等,也有的用于治疗肋间神经痛、乳腺增生症。

3. 虚实异治

【原文】

胸痹心中痞,留气结在胸,胸满,胁下逆抢心,枳实薤白桂枝汤主之;人参汤亦主之。

枳实薤白桂枝汤方

枳实四枚 厚朴四两 薤白半斤 桂枝一两 瓜蒌实一枚(捣)

上五味,以水五升,先煮枳实、厚朴,取二升,去滓,内诸药,煮数沸,分温三服。

人参汤方

人参 甘草 干姜 白术各三两

上四味，以水八升，煮取三升，温服一升，日三服。

【释义】

气结于心胸，加之胁部气上冲，使得胸部痞结症状加重，故出现"胁下逆抢心"的表现。方用枳实薤白桂枝汤，即是在瓜蒌薤白白酒汤的基础上加枳实、厚朴，以增宽胸散结之功，达到泄胸中与胁下之气的目的；佐以桂枝平冲降逆。组方用药皆从气逆、气滞之实证论治。若偏虚者当以扶正为急，治以补气助阳，用人参汤。

张路玉曰："二汤一以治胸中实痰外溢，用薤白桂枝以解散之；一以治胸中虚痰内结，即用人参理中以清理之。一病二治，因人素禀而施，两不移易之法也。"唐容川曰："用药之法，全凭乎证，添一证则添一药，易一证则易一药，观仲景此节用药，便知义例严密，不得含糊也……故但解胸痛，则用瓜蒌薤白白酒；下节添出不得卧，是添出水饮上冲也，则添用半夏一味以降水饮；再下一节又添出胸痞满，则加枳实以泄胸中之气，胁下之气亦逆抢心，则加厚朴以泄胁下之气。"

【临床应用】

临床上，有人用枳实薤白桂枝汤加常规西药，治疗急性心肌梗死后心绞痛疗效满意，不仅可降低再梗死的发生率、死亡率，而且可以改善患者心功能情况，值得临床中推广应用。人参汤组方单味药物的药理作用分析及有关文献报道，人参汤治疗心绞痛与其具有改善心肌供血、抑制炎性反应、防止血栓形成、抗动脉粥样硬化、保护心肌细胞、减少心肌氧耗等作用有关。

4. 轻证

【原文】

胸痹，胸中气塞，短气，茯苓杏仁甘草汤主之，橘枳姜汤亦主之。

茯苓杏仁甘草汤方

茯苓三两 杏仁五十粒 甘草一两

上三味，以水一斗，煮取五升，温服一升，日三服（不差，更服）。

橘枳姜汤方

橘皮一斤 枳实三两 生姜半斤

上三味，以水五升，煮取二升，分温再服。

【释义】

水湿留滞胸中，或是因于胸部气滞，导致气不足以吸，仅仅引起胸部呼吸障碍的不适，胸部产生满闷感。茯苓杏仁甘草汤所主胸痹，多为水湿停聚胸中，胸部气机失畅所致，即"胸有饮，则水下聚而津液不升"。治疗以祛水降逆为主，用茯苓为主药，运化水湿；杏仁降气平喘，助茯苓利水；甘草缓气塞之急迫不适。橘枳姜汤方此类胸痹是以"气不足以吸"为主证，病因为胸部气滞引起，治疗以橘皮、枳实行气导滞为法，佐生姜散水气，调畅气机。鉴别此症状为前方还是后方，临证当兼参舌脉，水湿之脉多滑弱，舌多淡胖；气逆之脉多细弦，舌质多暗。两方皆下气散结之剂，为有甘淡、苦辛之异，前方理气以甘淡祛水为本，后方以苦辛散结为要。

魏念庭："此证乃邪实而正不甚虚，阳微而阴不甚盛。盖痹则气必塞，气塞则必短气，今开降其气而诸证自除矣。"《方极》云："茯苓杏仁甘草汤，治悸而胸中痹者。橘枳姜汤，治胸中痹。"《方机》云："橘枳姜汤，治胸中痞塞，逆满短气者，又治呃逆不止者。"

【临床应用】

临床可将茯苓杏仁甘草汤加味治疗皮肤瘙痒症、三叉神经痛、嗅觉障碍等，疗效显著。实验研究发现，大鼠急性心肌缺血时，心肌细胞会启动其凋亡程序，从而加速心肌细胞的程序性死亡过程，茯苓杏仁甘草汤合橘枳姜汤能上调B淋巴细胞瘤-2基因（Bcl-2）和下调Bax基因，抑制细胞凋亡，从而达到抗心肌缺血的目的。本研究为临床运用本方治疗冠心病提供了理论支持。

5. 急证

【原文】

胸痹缓急者，薏苡附子散主之。

薏苡附子散方

薏苡仁十五两　大附子十枚（炮）

上二味，杵为散，服方寸匕，日三服。

【释义】

胸痹缓急是说胸背痛等症突然发作且痛势急剧，此因阳气衰微，寒湿上乘，胸阳闭塞而不通。治当以温阳通痹止痛以缓急，用薏苡附子散。方中炮附子温阳散寒，通阳止痛；薏苡仁除湿宣痹，缓解拘挛。二药相合为散，起效迅捷，旨在缓解胸痹急迫之势。

此条目中"缓",历来注家颇有争议。经方家刘渡舟认为此处"缓急",应作"时急时缓,缓解"讲;因散剂较之汤剂多起效缓慢且药效持久,故胸痹疼痛迁延缠绵,时轻时重的病人,宜服用散剂治疗。

【临床应用】

目前有用薏苡附子散或改用汤剂适当加味治疗心绞痛取得疗效者,也有用薏苡附子散合芍药甘草汤加味,重用薏苡仁60~90g,治疗坐骨神经痛者。

三、心痛病证特点

1. 心痛轻证

【原文】

心中痞,诸逆心悬痛,桂枝生姜枳实汤主之。

桂枝生姜枳实汤方

桂枝 生姜各三两　枳实五枚

上三味,以水六升,煮取三升,分温三服。

【释义】

寒饮停聚,阳气不运,所以心中痞;寒饮冲逆,则心悬痛,治疗当温阳化饮,下气降逆。方中桂枝温阳化饮,平降冲逆;生姜散寒化饮,开结除痞;枳实开结下气,消痞除满。寒去饮除,则心中痞和悬痛自止。

《肘后方》云:"治心下牵急懊痛方。"《方极》云:"桂枝生姜枳实汤,治胸满上逆,或呕者。"《杂病辨要》云:"心包络挟寒饮而微痛者,名曰心痛。心中痞,诸逆,心悬痛者,桂枝生姜枳实汤主之。"

【临床应用】

临床上,有人用桂枝生姜枳实汤加檀香12g,砂仁15g,丹参18g,延胡索15g,治疗心胃刺痛。桂枝生姜枳实汤配党参30g,苍、白术各15g,鸡内金18g,草果仁(去皮,打碎)12g,厚朴15g,治疗功能性消化不良,疗效显著。

2. 心痛重证

【原文】

心痛彻背,背痛彻心,乌头赤石脂丸主之。

乌头赤石脂丸方

蜀椒一两(一法二分)　乌头一分(炮)　附子半两(炮,一法一分)　干姜一两

（一法一分）　赤石脂一两（一法二分）

上五味，末之，蜜丸如梧子大，先食服一丸，日三服。不知，稍加服。

【释义】

心痛牵连背痛，背为胸之阳，前胸、后背皆疼痛难忍，此为极寒入阴的重证，治以温阳逐寒，止痛救逆，非乌头、附子、蜀椒、干姜之大辛温之药不能祛除阴寒，佐以收敛为性的赤石脂，取其固涩之性，收敛阳气，以防辛热之品温散太过。

【临床应用】

乌头赤石脂丸辛热有余，药力峻猛。现代药理学研究表明，草乌头、川乌头属有毒之品，其有毒成分乌头碱毒性极强，它可使迷走神经兴奋，损害周围神经，通过兴奋迷走神经而降低窦房结的自律性，引起易位起搏点的自律性增高而引起各种心律失常，损害心肌。临床应用时只要严格选择适应证，科学炮制，适量地应用，恰当地煎煮，合理地配伍，定会获得奇效。

临床上，将乌头赤石脂丸改为汤剂加味后治疗阴寒痼结引起的冠心病心绞痛、风湿性关节炎、前列腺炎等疑难病症。有学者用乌头赤石脂丸治疗心源性休克，加人参18g（另煎兑入或冲服），炙甘草30g，能迅速复脉，止痛有捷效。乌头赤石脂丸治疗心绞痛急性发作，上方去赤石脂，配川芎15g，丹参30g，三七6g，血竭3g，疼痛立解。

四、研究与展望

《金匮要略》所论的胸痹，结合西医学，究竟是属于哪种疾病，历代医家的意见不一，近代许多医家把胸痹与冠心病等同起来，如邓铁涛邓老所认为的："胸痹病是不是等同于冠心病，今天未有定论，多数认为本篇所讨论的主要是冠心病，包括肺心病，亦可包括胃痛。本篇名为胸痹，心痛短气是本病的主要证候，胃痛等少与短气齐见，而冠心病患者短气常与心痛并见。因此，本篇原意，符合冠心病的辨证治疗。"特别是实践上，胸痹心痛七方用以治疗冠心病，的确有效。亦有很多医家认为胸痹是病位与病机的结合，既是病名又是病机病位的概括。实际上只要是心胸部位的病变，病机是闭塞不通，而表现来出来的胸痹的症状，诸如喘息咳唾、胸背痛之类的疾病，都可以归属为本篇范畴。如慢性阻塞性肺病、肋软骨炎、食管裂孔病等，都可以按照胸痹的治则进行辨证论治。在临床中如果见到类似的疾病要根据病情进行辨证论治，不必拘泥于西医学的冠心病、心绞痛等心脏病的范畴。

第四节　肺痿、肺痈、咳嗽上气研究

本节是张仲景介绍关于肺系病证的内容，其中包括肺痿、肺痈、咳嗽上气的辨治内容。由于三病，病位都与肺有关，具有许多相似症状，病因病机上又都存在着相互联系和转换的关系，故合为一节，以便大家区别认识。

肺痿病名，始于《金匮要略》。肺痿由肺气萎弱和肺叶枯萎所致，脏腑津液枯燥，如草木萎而不荣，所以命名为肺痿，有虚热与虚寒之分。肺痿的特点有：为慢性虚弱性疾患，多继发于其他疾病或误治之后，多唾涎沫，短气。

肺痈，即肺脏生痈脓的疾病，由风邪热毒蕴结肺中所致。《释名·释疾病》："痈，壅也，气壅痞结裹而溃也"。临床特征为：咳嗽胸痛、吐腥臭浓痰。病变可分为表证期、酿脓期、溃脓期三个阶段。

咳嗽上气，即肺气上逆所致的咳嗽，《素问·脏气法时论》："肺病者，喘咳逆气。"咳嗽上气包含了症状、病机、病名。症状为咳嗽、气急、喘逆；病机为气机上逆；病名为咳嗽上气病。本篇所论，多为外邪内饮，肺失宣降所致的肺胀，以咳嗽气喘为主证，常兼喉中痰鸣，不能平卧。

一、肺痿

1. 肺痿的成因及肺痿、肺痈的脉证鉴别

【原文】

问曰：热在上焦者，因咳为肺痿。肺痿之病，从何得之？师曰：或从汗出，或从呕吐，或从消渴，小便利数，或从便难，又被快药下利，重亡津液，故得之。

曰：寸口脉数，其人咳，目中反有浊唾涎沫者何？师曰：为肺痿之病。若口中辟辟燥，咳即胸中隐隐痛，脉反滑数，此为肺痈，咳唾脓血。

脉数虚者为肺痿，数实者为肺痈。

【释义】

本条分三个自然段，论述肺痿的病因和肺痿、肺痈的脉证及其鉴别。

（1）第一段论述了肺痿的病因病机：①虚热肺痿病机为热在上焦，因咳而成；②肺痿的病因为汗吐下误治，重亡津液。

临床所见以虚热肺痿者为多，形成的原因，不外以下四种情况：①汗出过多，本属风热，如误用辛温药发汗太过，水津阴血俱伤，脾无津液上归于肺，肺失润养而燥，久则肺痿。②呕吐过甚，呕吐频作耗伤胃液，化源告竭，并且胃中虚热上冲致上焦有虚热，亦可致肺痿。③消渴，小便利数，多由肾阴虚、肺胃燥热所致，热邪逼其水津下泄。肺失津润，火热灼肺，日久必痿。④大便燥结，使用峻剂攻下太过，津液从下而夺。

肺为娇脏，喜润恶燥，主宣发肃降。肺受虚热熏灼，导致气阴两伤。气伤则肺气痿弱不振，不能敷布津液，煎熬成痰。阴伤肺失濡养，加之虚弱熏灼，肺叶枯萎而不用。

（2）肺痿、肺痈的鉴别：肺痿与肺痈，都是肺部的病变，论其性质，皆有属于热的一面，论其临床表现，均有咳嗽、有脉数。肺痿之脉虚数无力，因重亡津液为其病机，热在上焦，气阴皆伤，"虚"为病变特点。肺痈之脉滑数有力，因其病机为邪热聚肺，气血壅盛，邪气实而正气不虚，"实"为病变特点。

关于"咳唾脓血"，陆渊雷《金匮今释》认为肺痿、肺痈均可有脓血，肺痈脓臭，肺痿脓不臭，而另一种看法认为"咳唾脓血"为肺痈所独有。肺痈的脓血是血肉腐败，腥臭异常，肺痈之痰亦有不臭者，可见肺痈痰黄如脓或泛绿色，出现较早；肺痿的脓血是脓性痰中带血，多在患病后期，其脓为津液不布，蓄于肺中，其血为灼伤肺络所出，故不腥臭，属脓性浊痰带血性质。

（3）肺痿、肺痈的成因：历代医家看法不一致，沈氏认为肺痈是由于风寒侵入肺中所致，肺痿则由无形之虚热而成；尤氏认为痈为火热乘肺，痿为津枯液燥所致；黄氏认为肺痿由于燥热，肺痈由于湿热。说虽不同，但实质并不相悖。

2. 肺痿的病证特点

肺痿的主证为浊唾涎沫，浊唾指稠痰，涎沫指稀痰。脉数见于寸口，为上焦有热之象。既为阴虚内热，肺热叶焦，理应干咳无痰，而反出现浊唾涎沫，这是由于肺有郁热，因误用汗、吐、下、利，重亡津液，燥热愈甚，肺热叶焦，肺气痿弱，清肃之令不行，肺气不能布散水津，对于来自脾胃上奉之津液，肺不但不能自滋，亦不能洒陈于脏腑，输精于皮毛，故津液留贮胸中，皆为燥热所煎熬，随肺气上逆而成浊唾涎沫，突出了虚热肺痿的特征。

3. 治则治法

【原文】

肺痿吐涎沫而不咳者，其人不渴，必遗尿，小便数。所以然者，以上虚不能制下故也。此为肺中冷，必眩，多涎唾，甘草干姜汤以温之。若服汤已渴者，属消渴。

甘草干姜汤方

甘草四两（炙）　　干姜二两（炮）

上哎咀，以水三升，煮取一升五合，去滓，分温再服。

【释义】

"肺痿吐涎沫而不咳"是上焦阳虚无热，肺冷气虚，无力祛邪，气逆无力，故不咳不渴。"吐涎沫"为肺脏虚冷，阳虚不能化气，气虚不能布津，亦不能摄津，津液不化停蓄于肺，故频吐涎沫，而非浊唾，这与寒饮吐涎沫者用半夏干姜散相同。

遗尿或小便频数者，由于肺冷气虚，痿弱不用气化无权，膀胱约束无力，水液直趋下行，故原文云"上虚不能制下"，这也与肺气闭塞，不能通调下输而小便不通的情况正相反。其小便频数与消渴病的小便过多亦不同，消渴病的小便多必兼有口渴多饮；否则口不渴。

头为诸阳之会，上焦阳虚，清阳不能上升，头目失于温煦，故头为之眩。肺气虚寒，不收摄津液故口多涎。

治当温肺复气。甘草干姜汤中用炙甘草甘温补虚，干姜辛温散寒，辛甘合用，可以温复阳气。肺气得温，治节有权，气化功能正常，则诸证可愈。从药物归经来看，二药亦能补脾温中，因土为肺之母，故亦可理解为补土生金的虚则补其母的治法。

【临床应用】

西医学中肺结核、肺不张、慢性萎缩性肺炎、肺纤维化、支气管扩张症、矽肺的部分症状也与之类似。甘草干姜汤临床上除治疗虚寒肺痿外，还常用于治疗眩晕、咳嗽、胸痛或胸背彻痛、胃脘痛、腹痛、脘腹胀、呕吐、反酸、肠鸣腹泻、经期腹痛、遗尿、劳淋、过敏性鼻炎、吐血、吐涎沫、肺炎、肺气肿及肺不张，亦可用于消化性溃疡、慢性胃肠炎、慢性结肠炎、小便失禁等属于虚寒者。

若肺中虚冷，吐涎沫，眩晕等，少加乌药、益智仁或金樱子，奇效尤甚。脾胃虚寒，脘腹冷痛，喜温欲按者，可加高良姜、肉桂；若脘腹胀痛者，加厚朴、香附、大腹皮；上腹部疼痛较剧者，加川楝子、青皮；吐酸者，加煅瓦楞子、吴茱萸、煅牡蛎；纳呆者，加山楂、麦芽、鸡内金；便秘者，加枳实、郁李仁；脾胃阳虚之吐血、便血者，以伏龙肝煮水再煎本方，或加参三七、鲜侧柏叶或失笑散。

现代研究表明，此汤干姜辛辣，服后刺激口舌及胃黏膜，可能引起交感神经反射性兴奋而起到对抗副交感神经的作用，甘草又对胃肠平滑肌有一定的解痉作用。

4. 附方

（1）《千金》甘草汤

【原文】

甘草二两

上一味，以水三升，煮减半，分温三服。

【释义】本方是治疗虚热肺痿轻证之方。方以甘草清热、平咳、止渴、下气，药虽一味，但能滋养。

（2）《千金》生姜甘草汤

【原文】

治肺痿咳唾涎沫不止，咽燥而渴。

生姜五两　人参三两　甘草四两　大枣十五枚

上四味，以水七升，煮取三升，分温三服。

【释义】

本方是治疗脾胃中虚之肺痿。脾胃气虚，水寒不运，不能化津上承，则肺叶枯萎，以致咳唾涎沫不止。咽喉无津液滋润，故虽干燥而不口渴。原作"而渴"者，可能系传抄者之误，因为肺痿证的咽喉干燥并不口渴引饮。治以生姜甘草汤培土生金，滋阴润燥。方中人参、甘草、大枣重在补脾胃之气化生津液，生姜辛温宣气行滞化涎沫。

（3）《千金》桂枝去芍药加皂荚汤

【原文】

治肺痿吐涎沫。

桂枝　生姜各三两　甘草二两　大枣十枚　皂荚一枚（去皮子，炙焦）

上五味，以水七升，微微火煮取三升，分温三服。

【释义】

本方是虚寒肺痿的治法。肺痿气寒不温，胸阳不布，致使肺中津液枯燥，因而成痿。由于气不摄津与输布，则津液凝聚为涎沫而吐出。桂枝去芍药加皂荚汤有散寒温肺，除痰润燥的功效。方中桂枝温通胸肺，宣行营卫，甘草、生姜、大枣温补心肺阳气，生津润燥，皂荚通窍祛痰。

二、肺痈病

1. 肺痈的病因病机、脉证及预后

【原文】

问曰：病咳逆，脉之，何以知此为肺痈？当有脓血，吐之则死，其脉何类？师曰：寸口脉微而数，微则为风，数则为热；微则汗出，数则恶寒。风中于卫，呼气不入；热过于荣，吸而不出。风伤皮毛，热伤血脉。风舍于肺，其人则咳，口干喘满，咽燥不渴，时唾浊沫，时时振寒。热之所过，血为之凝滞，蓄结痈脓，吐如米粥。始萌可救，脓成则死。

【释义】

本条是以问答形式提出问题来进行叙述的。首先提出咳嗽气逆的病人，通过切脉何以知其为肺痈，并推测其有脓血，进而判断其预后。

整个条文主要讲了三点。

（1）肺痈的病因病机：风热壅遏肺气，气滞血瘀，腐化为脓。

（2）肺痈脉证可分三个阶段：

①风伤皮毛：初起阶段。症状有恶寒发热，有汗，咳嗽，咽喉干燥发痒，脉浮数等。此因肺素有热，复感风热之邪，侵犯卫分所致。肺痈的恶寒发热非一般的表证寒热可比，不能单纯用解表发汗的方法，而必须是解表与清热解毒同用，方能使恶寒发热消退。"风伤皮毛，热伤血脉"的病机变化，可导致两种转归：一为"风中于卫，呼气不入"，即风中于卫，病位较浅，病邪易于驱出，此时应及早治疗，此即所谓"始萌可救"。二为"热过于营，吸而不出"，即热入于营时，病位较深，毒邪就难以排出，以致舍脓酿肺，就有"脓成则死"的不良预后。

②风舍于肺：酿脓期。由于风热之邪在卫未解，病情进一步深入发展。在此阶段中所出现的症状，为咳嗽口干，喘满，咽燥不渴，多唾浊沫，时时振寒，脉象滑数或数实。风热内壅，肺气不利，气不布津，津液被灼为痰，故咳唾黏稠之痰；热盛伤津，故口渴咽干；痰热交阻，肺气不利，则咳引胸痛。痰涎内结，热毒壅聚，肺络损伤，瘀结成痈，

③吐脓如米粥：溃脓期。此阶段所出现的症状，为咳唾脓血，腥臭异常，形如米粥、脉象多为滑数。这是由于邪热壅肺，结而不散，血脉凝滞腐溃所致。其他症状，如胸痛、振寒、发热仍可存在。溃脓期病情已相当严重，原文最后指出"始萌可救，

脓成则死"。不过，如能治疗得法，预后也不一定差，只是疗程较长。

（3）预后：初起风热在卫者易治，脓成风热入营血较难治。

2. 治则治法

（1）邪实气闭

【原文】

肺痈，喘不得卧，葶苈大枣泻肺汤主之。

葶苈大枣泻肺汤方

葶苈（熬令黄色，捣丸如弹子大）　大枣十二枚

上先以水三升，煮枣，取二升，去枣，内葶苈，煮取一升，顿服。

肺痈胸满胀，一身面目浮肿，鼻塞清涕出，不闻香臭酸辛，咳逆上气，喘鸣迫塞，葶苈大枣泻肺汤主之。方见上。三日一剂，可至三四剂，此先服小青龙汤一剂乃进。

【释义】

以上两条论述肺痈实证肺气壅滞的证治。肺痈初起，风热壅滞于肺，痰浊阻塞气道，肺气受阻，因而喘息不得平卧。肺气被遏，肺窍不利，则鼻塞清涕出、不闻香臭；风热内壅于肺，卫外阳气失职，肺失通调，水湿内停，泛溢皮肤之表，故"一身面目浮肿"；肺气壅塞，不得肃降而与痰饮相逐，故见"咳逆上气，喘鸣迫塞"。治宜葶苈大枣泻肺汤开肺逐饮，清热泄水。

方中葶苈子辛苦寒，辛开苦降，泄肺下气，消痰平喘，利水消肿；恐其药猛而伤正气，故配以大枣甘温安中并缓和药性。此用法与皂荚丸用枣膏、十枣汤用大枣的意义相同。

【临床应用】

葶苈大枣泻肺汤一般用于肺痈未溃之证，本方为临床常用方剂，多配合其他药物用以治疗渗出性胸膜炎、胸腔积液、喘息性支气管炎、百日咳、肺源性心脏病心力衰竭、风湿性心脏病心力衰竭、心包炎、肺性脑病、肺气肿等。①治疗化脓性胸膜炎：酌加清宣之桔梗，清热之败酱草、青黛、琥珀及通肺经之麻黄；②风心病心衰：若有咯血，面颊及口唇紫癜，舌质暗者，加丹参、归尾、赤芍、红花、桃仁、土鳖虫。药理学实验研究，葶苈子含有芥子碱，具有强心作用，能使心肌收缩力加强，心率减慢，心传导阻滞，对衰竭的心脏可增加输入量，降低静脉压。但需要较大剂量才能引起心甙样的特异作用。大枣有抗变态反应，保肝及强壮滋补作用，能提高机体免疫力。用葶苈大枣泻肺汤合控涎丹加味治疗渗出性胸膜炎及晚期血吸虫切脾后胸腔积液患者，

颇有疗效。

（2）痰热蕴肺

【原文】

《千金》苇茎汤 治咳有微热，烦满，胸中甲错，是为肺痈。

苇茎二升　薏苡仁半升　桃仁五十枚　瓜瓣半升

上四味，以水一斗，先煮苇茎，得五升，去滓，内诸药，煮取二升，服一升，再服，当吐如脓。

【释义】

本方是肺痈成脓的证治。痈脓已成，痰热瘀血蓄结肺中，故咳嗽、微热、烦满、吐腥臭黄痰脓血。气滞血凝，新血不生，肌肤失养，故胸中皮肤甲错。治宜苇茎汤清肺化痰，活血排脓。方中苇茎清肺泄热；瓜瓣、薏苡仁除湿排脓，善消内痈；桃仁活血化瘀。

【临床应用】

临床本方除治疗肺脓肿外，还可用于急性咽喉炎、慢性咽喉炎、扁桃体炎、猩红热、肺炎、化脓性中耳炎，还可用于以湿热瘀阻为主要病因的乳房疾病、带下病、鼻渊等症。临床报道用本方加百部、川贝母、桃仁、甘草、橘红、枇杷叶、鲜梨皮为主方，治疗百日咳痉咳期有效。现代药理研究表明苇茎汤能活化肝脾吞噬细胞系统，增强机体免疫，提高抗病能力。并有抗炎、抗渗出、抗过敏，改善血液循环，起到化瘀的作用。

（3）血腐脓溃

【原文】

咳而胸满，振寒，脉数，咽干不渴，时出浊唾腥臭，久久吐脓如米粥者，为肺痈，桔梗汤主之。

桔梗汤方（亦治血痹）

桔梗一两　甘草二两

上二味，以水三升，煮取一升，分温再服，则吐脓血也。

【释义】

本条论述肺痈成脓期的证治。风热蕴肺，肺气不利，津液不得上行故"咽干"，热以入营故"不渴"。热壅毒蓄，血败肉腐，酿成痈脓，故"时出浊唾，其味腥臭，状如米粥"。配合甘草解毒清火，又寓培土生金之意。"久久"说明病情已逐渐转虚，故不用攻利之药，而用桔梗汤以解毒排脓。

【临床应用】

桔梗汤为肺痈脓溃的主治方，但因药少力弱，临床常合千金苇茎汤加鱼腥草、败酱草、金银花、蒲公英等清热排脓之品，以提高疗效。目前临床常用本方加味治疗急慢性咽喉炎、猩红热、扁桃体炎、肺脓肿、放射性食管炎、感冒等疾病。在常规治疗血痹证所采用之虫、草、石类活血化瘀之品效不佳时，加用桔梗汤常能获得佳效。

3. 附方

【原文】

《外台》桔梗白散　治咳而胸满，振寒，脉数，咽干不渴，时出浊唾腥臭，久久吐脓如米粥者，为肺痈。

桔梗 贝母各三分　巴豆一分（去皮熬，研如脂）

上三味，为散，强人饮服半钱匕，羸者减之。病在膈上者吐脓血，膈下者泻出。若下多不止，饮冷水一杯则定。

【释义】

本条为肺痈脓成重症的证治。本条与前条桔梗汤所述证候，证同而方异。证势轻，用桔梗汤开肺排脓，若病重而正气实的，则宜用本方。方中桔梗宣肺排脓，贝母清热化痰，巴豆泻脓，治肺痈有捷效。

本方即《伤寒论》三物白散。主治"寒实结胸，无热证者"，方后注云："病在膈上必吐，在膈下必利出"，可知此方以荡涤吐下为功，并非专治吐脓的方剂。

三、咳嗽上气病

1. 辨证与预后

【原文】

上气，面浮肿，肩息，其脉浮大，不治。又加利，尤甚。

上气，喘而躁者，属肺胀，欲作风水，发汗则愈。

【释义】

以上两条论述咳嗽上气病的虚实辨证和预后。

"上气"谓气逆不降。气逆不降可导致咳嗽与气喘两种症状。如咳嗽与上气并称，则此上气指喘，如上气与喘并称，则此上气为又为咳嗽，但一般多以上气指喘而言。

第一条言虚喘者，辨证关键在于"其脉浮大"。此处脉浮大是浮大而无根，为虚阳外越之候；由于元气无根，升而不降，则上气；肾阳衰微，水气上溢，故面浮肿；肾气衰竭，不能纳气归元，故肩息。如再见下利，则为阳脱于上，阴竭于下，阴阳离决之势，病情尤为凶险，如积极采取有效措施，治疗得当，亦可转危为安，并非绝对不治。

第二条言实喘肺胀者，多由外感风寒，内有水饮，兼有内热，肺失宣发肃降，阻遏气机，上逆奔迫，肺气胀满，故咳嗽而烦躁。肺气壅闭，不能通调水道，水溢肌肤，风遏水泛，有成为风水的趋势，风水一身面目浮肿，此时当发汗，使水饮和外邪从汗而解，则肺气宣降如常，喘躁浮肿之证自愈。

2. 证治

（1）寒饮郁肺

【原文】

咳而上气，喉中水鸡声，射干麻黄汤主之。

射干麻黄汤方

射干十三枚(一法三两)　麻黄　生姜各四两　细辛　紫菀　款冬花各三两　五味子半升大枣七枚　半夏（大者洗）八枚（一法半升，洗）

上九味，以水一斗二升，先煮麻黄两沸，去上沫，内诸药，煮取三升，分温三服。

【释义】

本条论述寒饮郁肺咳嗽上气的证治。"咳而上气"，因其内有水饮停滞，偶感风寒，肺失清肃，气逆不降，故"咳而上气"。"喉中水鸡声"，即喉中痰鸣作响有如田鸡的叫声，水饮上逆阻碍呼吸道路，如内有痰饮，痰阻气道，气触其痰，痰气相击，则喉中发出痰鸣如水鸡声。治宜射干麻黄汤宣肺散寒，降逆化痰。方中射干专祛喉间之痰，麻黄宣肺散寒，紫菀、款冬花温肺利气，配细辛外散寒邪，内涤伏匿之饮，生姜、半夏降逆祛痰，五味子收敛肺气，恐劫夺之品伤正，与细辛同伍，一敛一散，可祛留滞之痰涎。大枣安中，调和诸药，使散中有收，邪去而正不伤，为寒饮咳喘常用的方剂。

【临床应用】

本方对哮喘、喘息性支气管炎、支气管肺炎、百日咳等病以咳喘、喉中痰鸣、咳痰色白为特征者，不论老幼，均有较好疗效。还可用于治疗过敏性鼻炎。前人对哮喘曾提出"在上治肺，在下治肾，发时治上，平时治下"的综合治疗原则，以便分清虚实，辨别标本。现代药理研究表明射干麻黄汤通过增加呼吸道的分泌与稀释痰液达到祛痰镇咳作用，通过松弛平滑肌而平喘，从而改善咳、喘、痰鸣症状；还能控制感染，消除肺部啰音。

（2）痰浊壅肺

【原文】

咳逆上气，时时吐浊，但坐不得眠，皂荚丸主之。

皂荚丸方

皂荚八两（刮去皮，用酥炙）

上一味，末之，蜜丸梧子大，以枣膏和汤取三丸，日三夜一服。

【释义】

"时时吐浊，但坐不得眠"，为本条的辨证要点。肺气闭郁而化热，津液煎熬而成稠黏浊沫，壅塞气道，肺失清肃，肺中稠痰，不断随上逆之气而出，故"咳逆上气，时时吐浊"；痰浊壅盛，虽吐而咳逆喘满依然不减，卧则气逆更盛，故但坐不得眠。若不迅速祛除稠痰，则有痰壅气闭的危险，故用涤痰重剂皂荚丸主治，使稠痰祛除而咳喘自止。治宜皂荚丸宣壅导滞，利窍涤痰。方中皂荚辛咸温，剽悍去垢，涤痰开窍，由于药力峻猛，故用酥炙蜜丸，以缓其峻猛燥烈之性；枣膏和汤调服安胃补脾，调理善后。服药时间"日三夜一服"，体现了昼夜给药的方法，使药力持久，以缓解危重证候。

【临床应用】

本方常用于急性支气管炎、顽固性哮喘、肺心病、肺痈、中风、喉风等证属痰涎壅盛，形气俱实者。尚可治疗小儿厌食症。现代药理研究，皂荚含三萜皂苷，具有使痰液结构松弛，间隙增大，水分易渗透，而使痰液变稀以起化痰作用，并能间接刺激胃黏膜而反射性地促进呼吸道黏膜的分泌，产生祛痰作用。在试管中，皂荚对某些革兰阴性肠内致病菌有抑制作用。

（3）饮热郁肺

【原文】

咳而上气，此为肺胀，其人喘，目如脱状，脉浮大者，越婢加半夏汤主之。

越婢加半夏汤方

麻黄六两　石膏半斤　生姜三两　大枣十五枚　甘草二两　半夏半升

上六味，以水六升，先煮麻黄，去上沫，内诸药，煮取三升，分温三服

【释义】

本条论述外寒内饮化热之咳喘证治。此肺胀是由于素有饮邪填塞胸中，诱发内饮，

外邪内饮搏结于肺，肺气上逆，而为咳。水饮夹热上逆，肺气不利，故其人喘急，两目胀突，有如脱出之状。治宜越婢加半夏汤宣肺泄热，降逆平喘。方中麻黄、石膏辛凉相伍，外解表邪，发越水气，石膏用量重于麻黄；生姜、半夏涤饮降逆，甘草大枣和中缓急。

【临床应用】

本方对支气管哮喘、支气管炎、百日咳、肺气肿、慢性肾炎等病急性发作而见饮热迫肺证时最为有效，临床以咳嗽喘促，咳唾痰涎，口渴喜饮，胸胁满闷，甚则两目胀脱，发热或无大热，苔薄黄或黄腻，脉浮大有力，或兼滑象。

痰热内盛，胶黏不易咳出者，加鱼腥草、瓜蒌皮、海浮石等；痰鸣喘急，不得平卧，加射干、葶苈子等；痰热壅结，腹满便秘者，加大黄、芒硝等；热邪伤津，口舌干燥者，加天花粉、知母、芦根等。

（4）寒饮夹热

①寒饮夹热，上迫于肺

【原文】

咳而脉浮者，厚朴麻黄汤主之。

厚朴麻黄汤方

厚朴五两　麻黄四两　石膏如鸡子大　杏仁半升　半夏半升　干姜二两　细辛二两小麦一升　五味子半升

上九味，以水一斗二升，先煮小麦熟，去滓，内诸药，煮取三升，温服一升，日三服。

【释义】

咳而脉浮的"浮"字，既指脉象，同时也是病机的概括。邪从外入，风寒束表可见浮脉；邪由内出，病邪向上而盛于上时，亦可见浮脉。本方以厚朴为君药，可知除咳而脉浮之外，应有胸满。治宜厚朴麻黄汤散饮降逆，止咳平喘。方中麻黄、厚朴、杏仁宣肺泄满而降喘逆；干姜、细辛、五味子、半夏祛寒化饮而止咳嗽；石膏清热除烦，小麦安中护胃。

【临床应用】

厚朴麻黄汤常用于急性支气管炎、支气管哮喘、上呼吸道感染等症见咳嗽喘逆，胸满烦躁，倚息不能平卧，口渴，苔滑，脉浮数等。

②水饮夹热，内结胸胁

【原文】

脉沉者，泽漆汤主之。

泽漆汤方

半夏半升　紫参五两（一作紫菀）　泽漆三升（以东流水五斗，煮取一斗五升）

生姜　白前各五两　甘草　黄芩　人参　桂枝各三两

上九味，哎咀，内泽漆汁中，煮取五升，温服五合，至夜尽。

【释义】

本条论述寒饮夹热内结胸胁的咳嗽上气证治。"脉沉者"，是与前条"脉浮者"相对而言，"脉沉"为水饮蓄结在里，揭示了喘咳身肿的病机。结合临床，泽漆汤适应证为表证已罢之咳嗽上气而喘，胸胁引痛，面目身体浮肿，小便不利等。治宜泽漆汤逐水通阳，止咳平喘。方中泽漆辛苦微寒，俗名猫儿眼睛草、五凤草、绿叶绿花草，川北名"五朵云"，农村用以杀蛆，属大戟科植物，行水化痰消肿之力较强，但毒性比大戟弱；紫参，据《神农本草经》记载，能利大小便而逐水；半夏、生姜、桂枝散水通阳降逆；人参、甘草扶正培土，中土健旺，水饮不致泛滥；白前降气祛痰，水饮迫肺，饮郁化热，故反佐一味黄芩，清肺上浮热。用东流水先煎泽漆，意在取其气味浓厚，领诸药直达病所，以奏消痰行水之功。"煮取五升，温服五合，至夜尽"，白昼服药达10次之多，少量多次，使药力持续而不助饮邪，始终保持祛邪外出的有效剂量，以攻邪无余，并防止水饮复聚。

【临床应用】

泽漆汤多用于哮喘、肺气肿、肺心病、细菌性胸膜炎、淋巴结结核、结核性瘘管、结核性胸膜炎、胸腔积液及肺部癌肿，以及细菌性痢疾、食管癌、腮腺炎等属寒热错杂之证。泽漆的用量可达30～150克，但应随证加减。寒盛者，加麻黄、桂枝，热盛者，加地龙、黄芩；肺气不足者，加玉屏风散；肺阴伤者，加生脉散；脾胃虚弱者，加香砂六君子汤。药理研究证实，泽漆新苷是泽漆汤中主药泽漆的主要止咳单体，对急性支气管炎和"慢性支气管炎肺型"有较好的止咳作用，而对"慢性支气管炎脾型"则疗效甚差；对偏寒证疗效高而不良反应低，偏热证则相反。

③表寒里饮夹热

【原文】

肺胀，咳而上气，烦躁而喘，脉浮者，心下有水，小青龙加石膏汤主之。

小青龙加石膏汤方（《千金》证治同，外更加胁下痛引缺盆）

麻黄　芍药　桂枝　细辛　甘草　干姜各三两　　五味子　半夏各半升　　石膏二两

上九味，以水一斗，先煮麻黄，减二升，去上沫，内诸药，煮取三升，去滓。强人服一升，羸者减之，日三服，小儿服四合。

【释义】

本条论述外寒内饮夹热的咳喘证治。病机属外感风寒，内动水饮。外邪束表，故脉浮，水饮上逆犯肺，肺失宣肃，故咳嗽上气而喘，饮邪郁久化热，内扰心神，故烦躁。治宜小青龙加石膏汤解表化饮，清热除烦。方中麻黄、桂枝解外束之风寒而平喘逆；干姜、细辛、半夏散寒降逆，温肺化饮；芍药、五味子收敛肺气防肺气之耗散；加石膏清热除烦，与麻黄同用，兼能发越水气。

【临床应用】

本方常用于支气管哮喘、慢性支气管炎、肺气肿等病属寒饮素盛，饮郁化热，又因气候变化而诱发者，以咳喘上气，唾稀薄涎沫，胸胁胀满，烦躁，口渴，无汗，舌苔白滑，脉浮偏数为主要临床见症。

（5）肺胃阴虚气逆

【原文】

火逆上气，咽喉不利，止逆下气者，麦门冬汤主之。

麦门冬汤方

麦门冬七升　　半夏一升　　人参三两　　甘草二两　　粳米三合　　大枣十二枚

上六味，以水一斗二升，煮取六升，温服一升，日三夜一服。

【释义】

本条论述虚火上炎的咳喘证治。"火逆上气"是言其病机，本病的发病原因，是由肺胃津液耗损，虚火上炎所致。津伤阴虚，阴虚火旺，火旺上炎，上炎则灼肺，灼肺则气逆，气逆则咳喘；咽喉为肺胃之门户，肺胃虚火上灼咽喉，则咽喉不润，故咽喉干燥不利，咳痰不爽。其他，如口干欲得凉润，舌红少苔，脉象虚数等证，亦必相应出现。"止逆下气"是言治则。炎上之火得止，逆上之气得将，则喘咳之证得平。治宜麦门冬汤清养肺胃，止逆下气方中重用麦冬滋养肺胃之阴，半夏用量极少，为麦冬的七分之一，其性虽温，但与大量清润滋阴药同用，其燥烈之性得减且麦冬配半夏，则滋而不腻。辅以人参、甘草、大枣、粳米益气生津，以滋胃阴，胃得养则气能生津，于是肺得滋养，此即"培土生金"之意。

【临床应用】

本方除用于虚热肺痿外，还常用于肺结核、百日咳、矽肺、慢性支气管炎、慢性咽炎、慢性胃炎、胃溃疡、十二指肠溃疡、高血压病、糖尿病、干燥综合征及药物性口干、口渴、咳嗽等属肺胃津伤，虚火上炎所致者，加减用之确有良效。使用本方的关键在于麦冬必须大剂（30~60g），否则效差。现代药理研究显示麦门冬汤有镇咳作用，促进呼吸道净化作用，改善呼吸道高敏状态作用，对肺泡表面活性物质分泌的调节作用，抗肺纤维化及煤烟性损伤作用。

第五节　痰饮病研究

痰饮是指体内水液输布失常，停积于局部的病理产物。由于痰饮停留部位不同，症状各异，故其包括的疾病范围相当广泛。《金匮要略·痰饮咳嗽病脉证并治》（以下简称《痰饮》篇）中首次提出了"痰饮"的病名。溯流追源，早在《黄帝内经》中就有"积饮""水饮"之说，为后世探求痰饮病的病因、病机、症状提供了依据，成为张仲景痰饮学说的理论基础。

一、痰饮分类

张仲景在《痰饮咳嗽病脉证并治》首条中提出"夫饮有四……有痰饮、有悬饮、有溢饮、有支饮……其人素盛今瘦，水走肠间，沥沥有声，谓之痰饮。饮后水流在胁下，咳唾引痛，谓之悬饮。饮水流行，归于四肢，当汗出而不汗出，身体疼重，谓之溢饮。咳逆倚息，气短不得卧，其形如肿，谓之支饮"，即是根据水饮停留的不同部位及症状，对痰饮进行了分类，指出水饮停于肠胃，症见肠间漉漉有声，身体消瘦，则为痰饮；若饮悬胁下，出现咳嗽吐痰，牵引胁下作疼，称作悬饮；水饮流于四肢肌肉之间，症见四肢浮肿，身体沉重疼痛，叫作溢饮；水饮停于胸膈，以致咳嗽气喘，倚床呼吸，短气不得平卧，肢体浮肿者，属于支饮。

若根据饮病的新久轻重加以区别，又有"留饮""伏饮""微饮"等名称。其中留饮是指水饮停留而不行者；伏饮是指水饮潜伏不去，反复发作者；微饮是指水饮轻微，症见"短气、小便不利"等症。以上三饮并非独立于四饮之外，而是依据其部位分属四饮。此外，仲景认为水饮为害不仅留于肠胃、胁下、胸膈、肢体，并且可以波及五脏，又有"水在心""水在肺""水在脾""水在肝""水在肾"等称谓。

二、病因病机

中医认为人体正常的水液代谢是一个复杂的过程，涉及多个脏腑。《素问·经脉别论》所谓"饮入于胃，游溢精气，上输于脾，脾气散精，上归于肺，通调水道，下输膀胱，水精四布，五经并行"，即是对这一过程的简明概括。《素问·灵兰秘典论》云："三焦者，决渎之官，水道出焉。膀胱者，州都之官，水液藏焉，气化则能出矣。"《素问·上古天真论》云："肾者主水。"《素问·逆调论》曰："肾者水脏，主津液。"《素问·太阴阳明论》云："脾与胃以膜相连耳，而能为之行其津液。"可见，《黄帝内经》认为人体的水液代谢全过程是通过五脏六腑、十二经脉的协同作用来完成的，但主要是由脾、肺、肾和三焦来完成的。一旦某个脏腑功能失调，水液不能正常敷布、排泄，就可能酿生痰饮，痰饮内停也会影响其他脏腑功能。

张仲景在《痰饮咳嗽病脉证并治》中指出脾胃虚弱是饮病发生的根本原因，过多饮水是其重要诱因。如"夫病人饮水多，必暴喘满。凡食少饮多，水停心下"，仲景指出患者脾胃虚弱，运化失常，则平素饮食较少，若饮水过多，不归正化，则留滞为饮，停于心下，形成痰饮病。"其人素盛今瘦，水走肠间，沥沥有声，谓之痰饮""假令瘦人脐下有悸，吐涎沫而癫眩，此水也，五苓散主之"。"素盛今瘦""瘦人"都提示病人脾胃虚弱，运化失常。因脾主肌肉，肌肤之肥盛必赖水谷之气以长养，今脾胃虚弱，不能将饮食水谷化为精微充养肌肤，故见"瘦"。可见，仲景认为脾胃是痰饮生成之源。

综上所述，饮邪的生成虽与五脏六腑有关，但主要与脾失健运、肺失宣肃、肾失温化关系最为密切，其中脾胃阳虚是饮邪化生的根源，是所有饮病的共同病机。

三、治疗原则

张仲景在《痰饮咳嗽病脉证并治》提出"病痰饮者，当以温药和之"的痰饮病总的治则。饮为阴邪，遇寒则聚，得阳则运，得温始行。痰饮之成，主要由于中阳不运，如阳能运化，则饮自除。阴邪治之以温，当为不易之法。温药作用表现为振奋阳气、开发腠理、通行水道三个方面，可使患者表里阳气温升宣通，水饮得化，水谷精微营贯周身，旧饮去而无新饮生。在《金匮要略》治饮诸方中，有用桂、术者，有用桂、附者，有用姜、辛者，有麻、桂、姜、辛同用者，虽为治脾、治肾、解表邪、涤内饮等不同需要而设，但都可归结为"当以温药"的具体体现。所谓"和之"者，有调和、调理之意，以示医者治饮，虽用温药，但既不能过于刚燥，以防伤正；又不可过于温补，以防助邪为虐。清·魏荔彤在《金匮要略方论本义》中论述颇精："言和之，则不专事温补，即有行消之品，亦概其例义于温药之中，方谓之和之，而不可谓之补之益之也。盖痰饮之邪，因虚而成，而痰亦实物，必少有开导，总不出温药和之四字，其法尽矣。言攻下者固非，专言温补者，亦不达和之二字之理也。"魏氏认为，在温药之中，还当配伍行、消、开、导等治标之品，进一步丰富了"温药和之"的内涵。至于用药方面，行者，行其气也，如枳实、厚朴之类；消者，消其饮也，如泽泻、茯苓、猪苓之类；开者，开其阳也，如麻黄、桂枝之类；导者，导饮邪从大、小便出也，如芒硝、大黄、大戟、甘遂、芫花之类。"温药和之"的代表方，当首推苓桂术甘汤。

四、辨证施治

辨证施治是仲景学说的重要特点，在《痰饮咳嗽病脉证并治》中虽叙证繁多，但辨证详备而不冗繁，论治精专又不失严谨。

1. 痰饮证治

治痰饮的方剂计有八首，又有治本与治标之分。

（1）治本的方剂共有两首，即苓桂术甘汤与肾气丸，此二方皆为治疗痰饮病"当以温药和之"的代表方剂。

苓桂术甘汤为温脾化饮之方，"心下有痰饮，胸胁支满，目眩，苓桂术甘汤主之"，心下即胃之所在，饮停心下而致胸胁支撑胀满；饮阻于中，则清阳不升而见头目眩晕是其主证。又由于阳气被水阻遏，郁而不达，还可见到"背寒冷如掌大"；若饮停于胃肠，亦可见到"沥沥有声"。由于病机均属于脾阳虚弱，水饮停积所致，故宜温阳健脾，渗利水饮。方用茯苓、白术健脾利水，桂枝、甘草辛甘化阳，可使中阳得温，脾气得健，饮邪得除。

肾气丸乃温肾化饮之剂，"夫短气有微饮，当从小便去之，苓桂术甘汤主之；肾气丸亦主之"，微饮者，乃指轻微之水饮停积也，亦即"水停心下……微者短气"之意。因微饮外证不显，而以短气为其主证。但辨"短气"其因有二：一为中阳不运，水停为饮，其本在脾，必见心下逆满，起则头眩等症；一为下焦阳虚，不能化水，以致水泛心下，其本在肾，又有畏寒足冷，小腹拘急不仁等症并见。其共同点为阳虚水停，气机升降被阻所致，去水则当以利小便。而治脾者，以苓桂术甘汤益土气而利水；治肾者，以肾气丸养肾阳而化水。本条一证两方，虽皆属"温药和之"之意，然治脾治肾又各有所主，须以此为辨。

（2）治标祛饮的方剂共有六首，又有治胃与治肠之别。饮停部位偏胃者，有小半夏汤、小半夏加茯苓汤、泽泻汤三方，由于饮病轻重不同，症状各异，所以选方用药各不相同。小半夏汤证为饮停心下，症见心下痞满、呕吐，治宜蠲饮止呕，方以半夏化饮降逆，生姜散饮止呕。小半夏加茯苓汤证虽与小半夏汤证同属停饮上逆之证，但症状除具小半夏汤证症状外，尚有饮犯清窍之头眩，水饮凌心之心悸，可见本证饮邪较重，故增加了茯苓以宁心利水。泽泻汤证病属饮邪中阻，清阳不升，故以头目眩晕为其主证，方以泽泻利水除饮，白术健脾利水，虽药只二味，却能丝丝入扣，分毫不爽。

甘遂半夏汤、己椒苈黄丸、五苓散三方均治饮停于肠，但在病势、症状、治则、用药方面各有不同，其中甘遂半夏汤证为饮结肠胃，以肠为主，水饮有下趋之势，部位深，病情重，症见"脉伏，其人欲自利，利反快，虽利，心下续坚满"，方用甘遂攻逐水饮，半夏散结除痰，芍药、甘草、白蜜酸收甘缓以安中，五药合用共达逐水散饮之效。五苓散证病属饮停下焦，水饮上冒，病势向上，表现为"脐下有悸，吐涎沫而癫眩"，药用茯苓、泽泻、猪苓利水渗湿，桂枝通阳化气，白术健脾燥湿，全方具有化气利水之功。己椒苈黄丸证为饮结于肠，居而不动，无上逆下趋之势，症见腹满、口舌干燥等症。方用防己、椒目通利小便，导水从小便而去，葶苈子、大黄行气泻水，逐水从大便而出。四药同用，意在通利二便，分消水饮。

2. 悬饮证治

悬饮为水停胁下所致，临证可见咳唾引痛，心下痞硬，干呕短气，头痛目眩，脉沉而弦等症，治宜十枣汤峻下逐水，攻逐悬饮。

3. 溢饮证治

原文曰："病溢饮者，当发其汗，大青龙汤主之，小青龙汤亦主之。"两方同治溢饮，均为表里双解之剂，两方均用麻黄、桂枝、甘草发汗解表。然二证病机有所不同，小青龙汤主治表寒里饮俱盛，症见恶寒发热，胸痞干呕，咳嗽喘息，故配以干姜、半夏、细辛、芍药、五味子温化痰饮，敛肺止咳；大青龙汤主治溢饮内兼郁热之证，症见发热恶寒，身体疼重，无汗而烦躁者，故佐以生石膏清热除烦，生姜、杏仁、大枣发表和中、降逆平喘。

4. 支饮证治

支饮为饮邪支撑于胸膈所致，仲景据其表里、寒热、虚实之异分别施治。其中在表属寒，内有停饮者则应解表散寒，温化里饮，以小青龙汤治之。临床多见咳逆倚息，短气不得卧，方用麻黄、桂枝、芍药、甘草散寒平喘，调和营卫，细辛、干姜、半夏、五味子温化饮邪，敛肺止咳。饮邪在里内聚成实者，症见胸闷喘咳，咳吐痰涎者治当泻肺逐水，方选葶苈大枣泻肺汤。若饮邪化热，正气已伤，虚实夹杂者，症见心下痞坚，咳喘胸满，面色黧黑，脉沉而紧，治宜温凉补利并用，治用木防己汤，其中防己利水伐饮，桂枝通阳化气，石膏镇逆清热，人参扶正补虚。药后心下痞坚结实者，方用木防己汤去石膏加茯苓芒硝汤攻补兼施，软坚散结。木防己汤与木防己去石膏加茯苓芒硝汤相较，虽同属温凉补利兼施之剂，均治正虚饮盛之证，但前方以利水通阳为主，用治水饮未结实者为宜，后方以前后分消为治，专疗饮邪结实之证。

若支饮兼胃家实而见胸满者，当用厚朴大黄汤疏导肠胃，荡涤实邪，方中以厚朴、枳实消痞除满，行气降逆，大黄荡涤肠胃，使气行饮消，胸满获愈。

仲景《痰饮咳嗽病脉证并治》中还采用病案形式，叙述了下焦阳虚，支饮盛患者误用小青龙汤后的多种变证，并创立诸多方剂以应请变，如阳虚饮盛患者服用小青龙汤后虚阳上冲者，则用桂苓五味甘草汤助阳平冲；若药后冲气渐平，肺饮复动者，以苓甘五味姜辛汤温肺化饮；若兼胃饮上逆者，治宜桂苓五味甘草去桂加姜辛夏汤祛饮降逆；若兼水饮外溢者，又宜苓甘五味加姜辛半夏杏仁汤宣肺散饮；药后挟热上冲者，则施以苓甘五味加姜辛半杏大黄汤。寒温并用，补泻同施，以上五证，变一证而增一药，法度严谨，灵活变通，堪称遣方用药之规矩准绳。

五、痰饮预后

仲景在《金匮要略》中主要根据脉象推断痰饮病的预后。原文云："脉弦数，有寒饮，冬夏难治。""久咳数岁，其脉弱者，可治，实大数者，死。其脉虚者，必苦冒，其人本有支饮在胸中故也，治属饮家。"仲景认为判断饮病预后吉凶主要根据是脉证顺逆与邪正消长状况。久病脉弱为邪气已衰而正气未复，故云"可治"，如实大而数者属正衰邪盛，正不胜邪，病多危笃。饮为阴邪，脉当弦或沉，为脉证相应，预后良好，如弦而数，则为脉证相反，多为亡阳之候。在《痰饮咳嗽病脉证并治》中张仲景继承《黄帝内经》理论，结合临床实践进一步阐明了痰饮学说的基本内容，具体论述了痰饮病的辨证及施治。从西医学观点来看，已广泛涉及呼吸、消化、循环、神经、泌尿等系统的多种疾病，篇中所载方药历代沿袭，至今仍为临床习用。

第六节　水气病研究

水气病即水肿病，是指人体脏腑气化功能失调，导致津液运行障碍，以致水湿泛溢肌肤，或留聚腹中，出现水肿或腹部胀大的一种疾病。《黄帝内经》曾论及其病因病机、临床表现和治疗原则。仲景宗轩岐、凭脉证，在《金匮要略·水气病脉证并治》（以下简称本篇）中确立了它的辨证论治体系，至今仍有效地指导着临床实践。历代医家对本篇做了许多研究，甚有发挥，但多侧重于条文的字面阐释，尚缺乏对理、法、方、药规律的系统探讨。本文对水气病的分类病因病机、治则方药等问题进行初步探讨，以期对指导临床有所裨益。

一、水气病的分类

本篇根据水湿之邪停聚体内有表里深浅的不同，将水气病分为风水、皮水、正水、石水、黄汗。其症状是"风水，其脉自浮，外证骨节疼痛，恶风"，指出风水与肺关系较密切，因肺主皮毛，风邪侵袭肌表，正邪相争，卫外不固，故脉浮恶风；皮毛不宣，通调失职，水湿潴留故头面浮肿；湿邪流注关节，故骨节疼痛。"皮水，其脉亦浮，外证胕肿，按之没指，不恶风，其腹如鼓，不渴，当发其汗"，指出皮水与脾、肺关系较密切，因肺失宣肃，脾失健运致水停肌肤，外证可见肢体肿甚，按之没指；不恶风说明无表证，据此可与风水相鉴别；其腹如故而不满，说明水湿尚未壅聚成盛。治疗时当因势利导，可发其汗，使水从皮肤排出。"正水，其脉沉迟，外证自喘"，指出正水由于脾肾阳虚，不能气化，水停于里，故腹满，脉沉；水气上射于肺，肺失宣降而有喘。"石水，其脉自沉，外证腹满不喘"，指出石水由于肾阳虚衰，水气结于少腹，故少腹硬满如石且脉沉，因水聚于下，未及于肺，故不作喘。"黄汗，其脉沉迟，身发热，胸满，四肢头面肿，久不愈，必致痈脓"指出黄汗与脾有关，脾阳虚不能运化水湿，水湿内停，故脉沉迟；湿邪郁而化热，湿热流于肌肤，故身热、四肢头面肿；湿热内郁，肺气不宣，故胸满；湿热入营，邪热郁蒸，汗出色黄，故称黄汗，此病若日久不愈，湿热郁滞营血，气血腐败而化脓，可导致痈脓。

仲景还追本溯源，根据水气病形成的内脏根源，以及水湿之邪对脏腑功能的影响，提出了五脏水的概念，将水气病又分为心水、肝水、肺水、脾水、肾水。其症状是"心水者，其身重而少气，不得卧，烦而躁，其人阴肿"，心水是由于心阳亏虚，停水外溢所致。心在五行属火，为阳中之阳，心阳亏虚则不能温煦推动以化气行水，并且肾阳不能得心阳之助，火不治水，故寒水外泛。"肝水者，其腹大不能自转侧，胁下腹痛，时时津液微生，小便续通"，肝失疏泄，一则肝病及脾，脾失运化，停水外溢；二则水阻肝络，经气不利，则胁下腹痛；三则疏泄失常，在上则时时津液微生，在下则小便续通。"肺水者，其身肿，小便难，时时鸭溏"，肺虚通调失职，停水横溢内外，在外泛溢肌表而为肿，在内水不下输膀胱而见小便不利，又可因水湿困脾或日久子病及母，致脾气亏虚，出现时时鸭溏。"脾水者，其腹大，四肢苦重，津液不生，但苦少气，小便难"，脾主健运，脾虚则水液不归正化，内聚浸渍全身而发为水肿。"肾水者，其腹大，脐肿腰痛，不得溺，阴下湿如牛鼻上汗，其足逆冷，面反瘦"，肾阳虚，不能化气行水，水聚下焦，且反侮脾土，故见腹大、脐肿；腰为肾之府，肾虚水停，膀胱气化不利，故腰痛、不得溺；水气浸淫前阴，故阴下潮湿如牛鼻上汗；肾阳虚衰，不能温煦四肢，故两足逆冷；肾为先天之本，久病肾虚则五脏气血不荣于面，可见面瘦。

此外，根据气、血、水之间密切相关、相互影响的关系，首创气分、水分、血分的概念。若先病水肿而后经闭者，名曰水分，此由水液内停，进而影响血液运行故经闭；若经水前断，后病水肿，名曰血分，因经血阻闭不通，影响水液之运行，水液输布障碍故水肿；若水气停结，心下坚块，名曰气分，因营卫失谐，脉络开合失司，水气凝结故坚块。所以水分、血分、气分是水病及血、血病及水、气病致水的病理概括。

可见仲景有关水气病的分类，发展了《黄帝内经》将水气病分为风水、石水、涌水三种的分类方法。拓开了临床诊治水气病的视野，给后学以极大的启迪。金元以后，对水肿的辨证又有所发展，特别是朱丹溪总结了前人的理论和经验，将水肿分为阴水、阳水两大类，至今仍不失其科学性。

二、病因病机

水气病篇通过寸口、趺阳、少阴三部脉象的变化来阐述水气病的病因病机：有因寒束肌表，卫气不行，肺气不宣，不能通调水道引起，如文中"寸口脉弦而紧，弦者卫气不行，紧即恶寒，水不沾流，走于肠间""寸口脉沉而迟，沉则为水，迟则为寒，寒水相搏"。有因肾阳不足，气不化水，小便不利，水无去路而得，如文中"少阴脉紧而沉，紧则为痛，沉则为水，小便即难"；有因中阳不足，阴寒在里，误下伤阳，阳不化水引发，如文中"趺阳脉伏，水谷不化，脾气衰则鹜溏，胃气衰则身肿"；也有的是因胃热下注，水热互结，水气不行而成，如文中"寸口脉浮而迟，浮脉则热，迟脉则潜，热潜相搏，名曰沉；趺阳脉浮而数，浮脉即热，数脉即止，热止相搏，名曰伏；沉伏相搏名曰水；沉则脉络虚，浮则小便难，虚难相搏，水走皮肤，即为水矣"。总之，《金匮要略》认为其病因不外外感（风水、皮水、黄汗）和内伤（正水、石水）两类，从病机上讲，则有邪热内陷、水热互结和阳气不足，气不化水之别，而病变脏腑则以肺、脾、肾最为重要。

三、治疗原则

《素问·汤液醪醴论》指出"平治于权衡，去菀陈莝……开鬼门、洁净府"，调整阴阳平衡，发汗、利小便为其治疗原则。

《金匮要略》发展了《黄帝内经》相关的治疗理论。《水气病脉证治》谓"诸有水者，腰以下肿，当利小便；腰以上肿，当发汗乃愈""有水，可下之"，更具体地论述了水肿病的发汗、利小便、逐水三大治疗原则。因腰以下肿者，水肿病变多在里、在下、属阴，故用利小便的方法祛除在里、在下的水湿；腰以上肿者，水肿病变多在表、在上、属阳，故用发汗的方法祛除在表、在上的水湿。体现了因势利导的原则。如水肿甚，出现"夫水病人，目下有卧蚕，面目鲜泽，脉伏，其人消渴，病水腹大，小便不利，其脉沉绝者"，可用攻下逐水之法。此外，寒凝气滞，水饮停留，心下坚，大如盘者，转大气，调阴阳，如文中"气分，心下坚，大如盘，边如旋杯，水饮所作，桂枝去芍药加麻黄细辛附子汤主之"（偏寒凝），"心下坚，大如盘，边如旋盘，水饮所作，枳术汤主之"（偏气滞）；若水病与新疾同见，先治新病，然后治水，如文中"先治新病，病当在后"。

纵观这五个方面治疗原则，似有不尽全面之处，因为发汗、利小便、逐水这三大法则以祛邪为主，只适用于阳证、实证之肿。若系阴证、虚证之肿则须采用健脾、温肾、补虚、降浊等法治之。临证时，总宜根据具体病情，分别其寒热、表里；阴阳、虚实，灵活用之，才能收到较好的临床效果。

四、辨证施治

1. 风水证治

风水若属卫表气虚，症见脉浮、身重、汗出恶风，当益气固表，宣肺利水，方用防己黄芪汤；若属风水相搏，郁而化热者，症见恶风，一身悉肿，脉浮不渴，续自汗出，无大热者，当发越阳气，散水清热，方用越婢汤，湿盛加白术，即越婢加术汤；若属肺气不宣，水湿在表者，症见头面肿，咳嗽，当宣肺发汗散水，方用杏子汤。

2. 皮水证治

皮水若属阳气被遏，水湿内停者，症见四肢肿，有聂聂动，当通阳化气，分消水湿，方用防己茯苓汤；若属风寒束表，肺气不宣者，症见头面肿，咳嗽无汗，恶寒，当发汗宣肺利水，方用甘草麻黄汤；若属水湿内停，里有瘀热，阳气受阻者，症见浮肿，溲解欠畅，量少且痛，当清利湿热祛瘀，方用蒲灰散。

3. 正水证治

正水水湿在里，肾阳不足者，症见肿，畏寒怕冷，腰痛，当发汗利水，温补肾阳，方用麻黄附子汤。

4. 黄汗证治

黄汗若属营卫不和，卫表气虚，湿热交蒸者，症见黄汗出，身肿，发热汗出而渴。当调和营卫，益气固表，泄热除湿，方用芪芍桂酒汤；若属营卫不和，卫表气虚，湿郁阳遏者，症见黄汗，身重且痛，汗出舒，或身瞤，胸中痛，腰以上汗出，腰髋弛痛，剧者不能食，烦躁，小便不利，当调和营卫，益气固表，宣散水湿，方用桂枝加黄芪汤。

总之，对水气病的治疗，应遵循"腰以上肿，当发其汗""腰以下肿，当利小便"两个基本原则，也就是说病邪在上在表的用汗法，水邪在里在下的用利小便法。然而这两个基本法则虽异，但在临床实践应用上则又是相辅相成的。不过发汗和利小便等方法均以祛邪为主，适用于阳水实证。若为阴水虚证则当采用温运脾肾之法，如实脾饮、真武汤之类。此为治疗水气病所必须注意的。

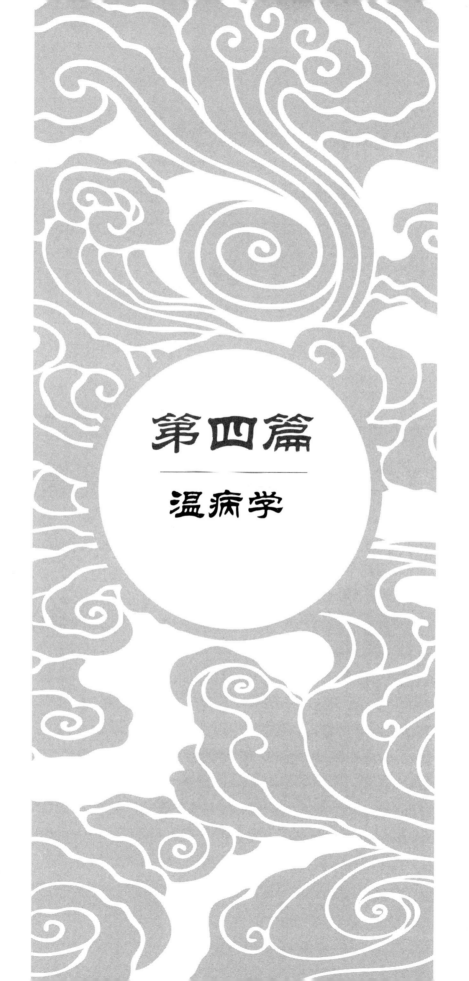

第四篇

温病学

第一章　温病学的源流、概念及特点

第一节　温病学发展的四个阶段

温病学是随着中医学的发展逐渐形成的，了解它的学术源流，研究每一阶段的学术水平和特点，对于温病学的发展和提高，有着深刻的现实意义。现分四个阶段进行论述。

一、战国时期至唐代（萌芽阶段）

这一时期《黄帝内经》《难经》《伤寒杂病论》等先后问世，中医学理论体系初步形成，虽然尚无论述温病学的专著，但已有多方面涉及温病的论述。《黄帝内经》首次提出温病病名，如《素问·六元正纪大论》的"温病乃作""其病温厉大行，远近咸若"之论述，不但记载病名，还指出了温病具有传染性、流行性的特点。在病因方面，《素问·生气通天论》提出"冬伤于寒，春必病温"的观点，此为后世温病伏邪学说的渊薮。对于温病的证候表现，《灵枢·论疾诊尺》说"尺肤热甚，脉盛躁者，病温也"，指出了热象偏重的临床特点。在治疗上，《素问·至真要大论》有"风淫于内，治以辛凉""热淫于内，治以咸寒，佐以甘苦""热者寒之""温者清之"等对温病治则的确立有重要指导意义。此外，《灵枢·热病》还提出了被后世称作治疗温病大纲的"泻其热而出其汗，实其阴以补其不足"之说。在预防方面，《素问·刺法论》提出"正气存内，邪不可干"和"避其毒气"等，有很强的科学性。这一阶段，温病在概念上仍然隶属于伤寒的范围，如《素问·热论》说："今夫热病者，皆伤寒之类也。"《难经》也把温病作为伤寒中的一种病证类型，《难经·五十八难》说："伤寒有五：有中风，有伤寒，有湿温，有热病，有温病。"使伤寒有广义和狭义之分，温病隶属于广义伤寒之中，与狭义伤寒并列。

晋唐时期，还有一些医学著作对温病的病因、发病、治疗、预防等进行了论述。

如晋代王叔和引申《黄帝内经》伏寒化温之说，提出寒邪"中而即病为伤寒，不即病者，寒毒藏于肌肤，至春变为温病，至夏变为暑病"。隋代巢元方《诸病源候论》一书，对温热病、时气病、疫疠病等均有专门论述，一一与伤寒并列并指出："人感乖戾之气而生病。"唐代孙思邈、王焘制定了许多防治温病的方剂，如孙思邈《备急千金要方》《千金翼方》中载有辟瘟方20多首，其中，太乙流金散、雄黄散等至今仍有实用价值。王焘《外台秘要》把天行温病另列一门，其所引《肘后备急方》治温毒发斑的黑膏方，至今仍在临床上使用。

总之，唐代以前对温病虽然已有了一定的认识，但论述比较简单，在概念上将温病隶属于伤寒的范畴，虽有论治温病的一般原则，但方法尚不具体、全面。因此，从战国至唐代可以说是温病学的萌芽阶段。

二、宋金元时期（成长阶段）

从宋代开始，随着对温病认识的深入和实践经验的积累，有关温病的治法和理论有了新的进展和突破。

如宋代朱肱主张灵活运用经方，他在《类证活人书》中说："桂枝汤自西北二方居人，四时行之无不应验。江淮间唯冬及春可行之，自春末及夏至以前，桂枝证可加黄芩一分，谓之阳旦汤。夏至后有桂枝证，可加知母半两、石膏一两，或加升麻一分。若病患素虚寒者，正用古方，不再加减也。"这对突破当时医家墨守经方，拘泥不变的局面，起了一定的作用。郭雍在《仲景伤寒补亡论》中说："冬伤于寒，至春发者，谓之温病；冬不伤寒，而春自感风寒温气而病者，亦谓之温。"这种观点，为后世把温病分为新感和伏邪两类奠定了理论基础。

到金元时代，医学领域出现了"百家争鸣"的局面，这对温病学的发展起了有力的推动作用，尤其是金元四大家之一的刘河间，在热性病的治疗方面大胆创新论、立新法、订新方，对促进温病学的发展做出了重大贡献。他根据《素问·热论》，强调伤寒六经传变俱是热证，非阴寒之证，并创造性地提出"六气皆从火化"的观点，为以寒凉清热为主治疗温病的学说形成奠定了理论基础，开了先河。进而创制了双解散、凉膈散、防风通圣散等辛散解表、寒凉清里的表里双解剂。元代有的医家还对温热病的证治作了规律性的提示，如王安道在《医经溯洄集》中从概念、发病机理和治疗原则上把温病与伤寒明确予以区别，他说："夫惟世以温病热病混称伤寒……以用温热之药，若此者，因名乱实，而戕人之生，名其可不正乎？"强调"温病不得混称伤寒。"

这样，温病便开始从伤寒体系中分离出来，所以清代温病学家吴鞠通称王安道"始能脱却伤寒，辨证温病"。

总之，宋金元时期，温病学在理法方药诸方面都有重大的发展，并渐渐从《伤寒论》体系中摆脱出来，为以后温病学的自成体系打下了基础。因此，这一时期可以说是温病学的成长阶段。

三、明清时代（形成阶段）

明清时代，是温病学发展的鼎盛时期，尤以清代成就最著，名家辈出，名著较多，温病辨证论治的理论和方法不断完善和丰富，温病学形成了一门独立的学科。

明代医家吴又可编著的《温疫论》，是我国医学史上第一部温病学专著，他对瘟疫的病因、发病、治疗等提出了独特的见解。在病因方面，吴氏提出，瘟疫的病因非风、非寒、非暑、非湿等六气所感，而是自然界里一种特殊的致病物质——"疠气"，这对温病致病因素特异性质的认识有了进一步的深入。在流行特点上，指出瘟疫病具有强烈的传染性，"无问老少强弱，触之者即病"，感染途径是由口鼻而入。在治疗上，强调以祛邪为第一要义，并创立疏利透达之法。这些认识在当时历史条件下确是重大的创见，直到现在仍有实际意义。其后，喻嘉言在《尚论篇》中提出瘟疫三焦病变定位，以及以逐秽解毒为主的三焦分治原则，并对秋季燥邪为病的病机和治疗做了较深入的论述。温病学在因、证、脉、治方面形成完整体系，则以清代叶天士、薛生白、吴鞠通、王孟英等温病学家确立了卫气营血、三焦为核心的理论体系为标志。

叶天士在众多的温病学家中成绩最为卓著，由其门人整理而成的《温热论》是温病学理论的奠基之作。该书系统阐述了温病的病因、病机、感邪途径、传变规律、治疗大法等，创立了卫气营血辨证论治体系，丰富和发展了有关温病的诊断方法，如辨舌、验齿、辨斑疹等。此外，在《临证指南医案》中还记载有叶氏治疗温病的大量验案，为温热病的辨证用药提供了范例。医家薛生白与叶天士齐名，所著《湿热病篇》是我国医学史上第一部关于湿热性质温病的专著，对湿热病的病因、病机、辨证论治作了较全面、系统的论述，进一步充实和丰富了温病学内容。此后，吴鞠通继承叶氏之学，结合自己的临床体验，著成《温病条辨》，倡导三焦辨证，使温病学形成了以卫气营血、三焦为核心的辨证论治体系。吴氏整理总结一整套温病的治疗大法和方剂，使温病学的辨证论治内容臻于完善。此外，清代戴天章的《广瘟疫论》、杨栗山的《伤寒瘟疫条辨》、余师愚的《疫疹一得》等，对瘟疫的病因、病机、诊法和辨证论治，做出了补充和发展，并创制了许多行之有效的方剂。王孟英则"以轩岐仲景之文为经，叶薛诸家之辩为纬"，并结合自己的实践认识，著成《温热经纬》，对温病学理论和证治做了较全面的整理，促进了温病学的进一步成熟和发展。

总之，温病学发展到明清时代，通过温病学家不断的实践和总结，在理论方药方面已有了一套完整的体系，从而形成了一门独立的学科。卫气营血辨证和三焦辨证体系与《伤寒论》六经辨证体系并列，指导着外感热病的辨证论治，直到现在仍然有效地指导临床实践。所以，明清时代可以说是温病学的形成阶段。

随着温病学理论体系的确立，进而产生对温病学的评价及其与《伤寒论》关系等方面的不同学术见解，这就是中国医学史上伤寒学派与温病学派的争论。伤寒学派的主要观点是强调伤寒是一切外感热病的总称，温病自居其中，不应另立门户，自成体系。其代表人物为陆九芝，推崇者有恽铁樵、陆渊雷等。他们认为张仲景的《伤寒论》已包括了温病证治的完整内容，对叶、吴等温病学家大加指责，说他们"标新立异，数典忘祖"。温病学派的主要观点是强调温病与伤寒为外感热病的两大类别，其病因病机截然不同，概念不容混淆，治疗必须严格区分。并指出《伤寒论》虽然是治疗外感病的专书，但其内容毕竟"详于寒，略于温"，因此，主张温病必须脱离伤寒范围，创立新论以"羽翼伤寒"。应该肯定，《伤寒论》在治疗外感病方面是有巨大贡献的，它所确立的辨证论治原则对温病学辨证纲领的形成，具有重大的启迪。但也应该认识到，《伤寒论》成书年代久远，由于历史条件的限制，认识上难免局限。随着社会的发展，医疗经验的不断积累，人们必然要在《伤寒论》的基础上不断总结、不断发展，以适应客观医疗实践的需要。温病学的理论和证治都较之《伤寒论》有长足的进步，补充了《伤寒论》的不足，提高了外感热病的治疗效果。温病学与《伤寒论》在学术上是一脉相承、不可分割的，《伤寒论》是温病学形成的重要基础，温病学是《伤寒论》的发展和补充。

四、中华人民共和国成立前后（发展提高阶段）

温病学在清代中期曾得到蓬勃发展，从鸦片战争到新中国成立之前，中医学和其他学科一样，由于不被重视，没有得到应有的发展。新中国成立后，中医学获得了新生，温病学也显出勃勃生机，在理论和临床上都有了长足的进步。

首先，运用温病学的理论和经验治疗急性传染性、急性感染性疾病取得了显著疗效。20世纪50年代，我国部分地区爆发流行性乙型脑炎，运用温病学理论和方法进行治疗，取得了显著效果，引起医学界的重视，是中医治疗急性传染病的良好开端。此后，温病学的理论和经验被更广泛地应用到多种急性传染病和急性感染性疾病的防治，如麻疹、小儿麻痹症、流行性乙型脑炎、流行性脑脊髓膜炎、流行性腮腺炎、白喉、流行性出血热、登革热、病毒性肝炎、肠伤寒、钩端螺旋体病、疟疾、细菌性痢疾、肺炎、败血症、急性胆道感染、急性泌尿道感染等，尤其是近些年，对传染性非典型肺炎（SARS）采取中西医结合防治优势明显，温病学理论在指导人猪链球菌病、人禽流感等突发公共卫生事件的防治中展现出重要作用。

其次，对温病学传统理论进行深入研究，更好地指导临床实践。主要是针对一些重大问题，如卫气营血辨证与三焦辨证的关系、三焦的实质问题、新感与伏邪的争论、"寒温之争"及其统一、外感热病辨证纲领的研究、温病治疗中的"截断疗法"、温毒的致病作用、温病伤阴及养阴治疗等，开展深入的学术讨论，促进温病学理论的科学发展，为临床实践的运用打下坚实的基础。

再就是温病学现代实验研究对温病学理论发展和临床疗效提高起到了推动作用。利用生理学、病理学、微生物学、生物化学、药理学、免疫学、制剂学等学科的理论、方法和手段，对温病卫气营血病理本质及其传变规律、温病舌苔舌质的变化等进行研究，取得了一定的成果。对温病中常用的清热解毒、活血化瘀、攻下通里、益气养阴、开窍固脱等治法及其方药进行了研究，生产出一大批疗效确切、质量稳定、使用方便的新药和新剂型，广泛应用于临床，在治疗病毒感染和抢救温病危重症中，发挥了重要的作用。

最后，温病学文献的整理研究和中医温病学专门人才的培养工作取得了很大成绩。20世纪50年代以后，一些温病学名著得以整理、校注和出版，并不断有新的论著出现，促进了学术交流。20世纪50年代中后期，高等中医院校相继成立，培养了一批又一批高级中医人才，1978年以来，部分中医院校先后招收温病学硕士和博士研究生，使温病学这门宝贵的医学遗产，得到发扬和提高。

总之，中华人民共和国成立前后，温病学又有了较大的发展和提高。与现代科技相结合的实验研究，探寻高热急症速效特效方药和给药途径，培养大量温病学高层次人才等，都是温病学在这一时期所独具的发展特点。在新的历史时期，面对新的挑战，温病学进入一个全新的发展时期，将面临新的课题，产生新的突破。

第二节　温病学的概念及特点

一、温病的概念

1. 基本概念

温病是感受温邪引起的以发热为主证，多具有热象偏重，易化燥伤阴等特点的一类急性外感热病的总称。从这一概念的内涵来看，其病因是外感温邪，主证为发热及热象偏重，病机特点为易化燥伤阴。从概念的外延来看，温病是指一类外感疾病，而不是指某一具体的疾病。

2. 与温病相关概念的辨析

伤寒、瘟疫、温毒均是与温病相关的重要概念。伤寒与温病无论在病因、病机，还是辨证施治方面均有较大差异，需要对其进行详细区别。瘟疫和温毒总体上属于温病的范畴。

（1）温病与伤寒：温病学是在《伤寒论》的基础上自成体系的，温病与伤寒既有联系，又有区别。中医历代文献中，有广义伤寒和狭义伤寒之分。广义伤寒是一切外感热病的总称，其中既有风寒性质的，也有温热性质的，故包括了温病在内。正如《素问·热论》所说的："今夫热病者，皆伤寒之类也。"《难经·五十八难》也指出："伤寒有五：有中风，有伤寒，有湿温，有热病，有温病。""伤寒有五"的"伤寒"是广义的，而其五种之一的"伤寒"则是狭义的。其五种之一的温病与中风、伤寒、湿温、热病等并列。这与现在作为多种外感热病总称的"温病"概念有所不同。可见，在古代，伤寒、温病概念之间的关系特点是：温病包括在广义伤寒范围内，二者是隶属关系；温病与狭义伤寒是并列关系，是外感热病中性质完全不同的疾病。

（2）温病与瘟疫：瘟疫是指温病中具有强烈传染性，并能引起流行的一类疾病。在历代中医文献中，对温病与瘟疫概念的认识颇有不同。有的认为二者名异实同，瘟疫是温病的别名，如吴又可说："热病即温病也，又名疫者，以其延门阖户，如徭役之役，众人均等之谓也。"有的则认为二者截然不同，区别在于能否传染，不传染者为温病，传染者为瘟疫，如陆九芝说："温为温病，热为热病……与瘟疫辨者无他，盖即辨其传染不传染耳！"目前来看，这两种认识都有一定的片面性。温病是一切具有温热性质外感热病的总称，既包括了具有强烈传染性和流行性的一类温病，也包括了其他不传染的温病，瘟疫属于温病范围。

温病实质上包括了西医学所说的多种急性传染病、急性感染性疾病，和其他一些发热性疾病，其中有些是有传染性的，有些是没有传染性的，故不能就认为温病就是瘟疫，但也不能就此认为温病没有传染性。因此，要对二者的概念加以明确，这对于指导温病的防治有十分重要的意义。

（3）温病与温毒：在历代中医文献中，温毒有病名和病因两种概念，温毒即是具有独特肿毒特征的一类温病，又是一种致病因素。本章主要指的是前一种。

早在《伤寒论》中就有温毒的病名，《肘后备急方》记载有治疗温毒发斑的方药。温毒是指因感受温热毒邪而引起的一类具有独特表现的急性热病，属于温病的范畴。除了具有一般急性热病的临床见证外，还有局部红肿热痛甚则溃烂，或肌肤密布斑疹等特征。温毒包括有多种温热性疾病，如大头瘟、烂喉痧、痄腮等。正如雷少逸指出："然有因温毒而发斑、发疹、发颐、喉肿等，不可不知。"故温毒并非单纯一种疾病，而是包括了多种具有"毒"之特殊表现的温病。

二、温病的特点

温病所包括的多种外感热病，在发生、发展和临床表现等方面具有以下共同特点。

1. 有特异的致病因素——温邪

温病之所以不同于风寒类外感病，更有别于各种内伤杂病，就是因为有特殊的致病因素，即温邪。温邪的范围包括风热病邪、暑热病邪、湿热病邪、燥热病邪，以及伏寒化温的伏邪、具有温热性质的"疬气"和"温毒"病邪。

温邪致病具有几个共性：一是从外感受，所以不同于内伤杂病；二是温热性质显著，容易消耗人体的阴液，故有别于中风、伤寒等风寒类外感病。

2. 多具传染性、流行性、季节性、地域性

大多数温病可以通过各种途径在人群中互相传染且其程度不等。这种传染在《黄帝内经》中叫作"染易"，如《素问·刺法论》说："五疫之至，皆相染易，无问大小，病状相似。"刘完素在《伤寒标本》中称疫疬为"传染"；吴又可在《温疫论》中也讲到"邪之所着，有天受，有传染"，这些论述指出了温病的传染特征。但从温病的定义来看，传染性不是温病最基本的特性，温病并不等于传染病，如狂犬病、破伤风等传染病就不属于温病的范围。

由于多种温病具有传染性，所以在一定条件下，可以造成在人群中程度不等的流行。古代文献中所称的"时行""天行"就包含有流行的意思。王叔和在《伤寒例》中说："非其时而有其气，是以一岁之中长幼之病多相似者，此则时行之气也。"指出了流行的特点和成因。温病流行的程度和范围不尽相同，如庞安时在《伤寒总病论》中说："天行之病，大则流毒天下，次则一方，次则一乡，次则偏着一家。"这与现代把流行程度分为大流行、小流行、爆发、散发等相似。引起流行的因素是多方面的，除了与病邪本身性质有直接关系外，和自然因素、社会因素等均有关。

温病的发生大多有明显的季节性，故有"四时温病"之称。所谓季节性是指有的温病只发生于某一特定季节，有的温病则在某一季节发生较多。不同季节由于气候特点及变化不同，因而所形成的温邪也各具特点，如春季气候温暖多风，故多风热为病；夏季气候酷热，故多暑热为病；长夏天气虽热，但湿气亦重，故多湿热为病等。同时，不同季节不同的气候变化，也可造成人体反应性的差异。如冬春季节肺卫功能失司，故容易导致风热病邪侵犯肺卫；夏秋季节热盛湿重，湿热病邪侵犯脾胃，易导致人体脾胃功能呆滞。

温病的发生和流行还常表现出一定的地域性，即在某些地区多发某种温病，而在其他地区则少见甚至不见。由于地理环境、气候条件的差异，加之不同地域居住的人们具有不同的生活习惯、体质类型，影响了温邪的形成与致病。正如叶天士所说"吾吴湿邪害人最广"，指出了东南沿海等地湿热性疾病较多。

总之，温病的以上特点都与特异性致病因素有紧密联系。传染性、流行性主要由邪气的特性和毒力所决定，而季节性、地域性则与气候变化和地理环境有关。而气候变化、地理条件影响着温邪的产生和传播，因此，温病的传染性、流行性、季节性、地域性是相互联系的。

3. 病程发展具有一定的规律性

从温病的发展趋势来看，多数温病具有由表入里、由浅入深、由轻到重、由实至虚的发展趋势。温热类温病发病急，初期病位较浅，病情较轻，待到热变入里、化燥伤津，甚至逆传内陷，后期易致津液枯涸。湿热类温病来势较缓，初期邪在卫气，以在气分流连时间最长，反复缠绵难愈，易困遏阳气，至后期可化燥伤阴。

温病的病理变化主要表现为人体卫气营血和三焦所属脏腑的功能失调及实质损害。总之，温病初始多以人体功能失调为主，待到病情发展，病情严重时，则出现明显的实质损害，进一步发展可导致阴竭阳脱。

以上是温病发生发展的一般规律，由于个人体质差异、邪气性质不同、治疗措施等的影响，不同个体之间的病变也存在一定的差异性。

4. 临床表现具有特殊性

温病临床表现的特殊性，主要是由温邪的性质所决定的。如温热类温病是由温热性质的邪气所引起的，故起病急、来势猛、变化快、传变多，较突出的是热象偏重，还容易内陷生变，导致动血、动风、闭窍，病变过程中又易化燥伤阴，尤其到后期，伤阴更为明显。湿热类温病是由湿热性质的邪气引起的，故起病较缓、传变较慢、病程较长、病势缠绵，初起时热象并不明显，所影响的病位比较广泛，多是弥漫三焦，使三焦均产生病理变化，后期表现有从阳化燥伤阴与寒化伤阳之不同，若寒化伤阳，出现湿胜阳微的寒湿证，则不属于温病的范围。

第二章　温病的病因及发病机制

第一节　温病的病因

一、风热病邪

风热病邪的形成和致病多在冬春季节。冬季应寒而反暖，气候异常，春季阳气升发，气候温暖多风，都可产生风热病邪。正如王孟英所说："冬月天暖，所感亦是风温。"吴鞠通也指出："风温者，初春阳气始开，厥阴行令，风挟温也。"风热病邪侵袭人体导致的温病主要为风温，发于冬季的又称为冬温，即是冬季风温的别称。风热病邪兼有风邪和热邪的特性，其致病特点如下：

1. 多先犯上焦肺卫

风性疏泄、升散，为阳邪，多侵犯人体的上部和体表，而肺为华盖，处于五脏之高位，通过呼吸与天气相通，所以风热病邪易从口鼻入侵，手太阴肺首当其冲。故风温初起多出现肺卫证，见发热，微恶风寒，少汗，头痛，咳嗽，口微渴，舌边尖红，苔薄白，脉浮数等症。

2. 易伤肺胃阴津

风热病邪由风邪和热邪相合而成，风与热都属阳邪，阳邪最易耗损阴津，即叶天士所说的"两阳相劫"，所以病变发展过程中容易产生化燥伤阴的变化，主要伤肺胃的阴津，可见咽干鼻燥、口渴、便秘等症。

3. 变化迅速

风善行而数变，温邪具有"热变最速"的特性，所以风热病邪为病，起病急，变化迅速。初起邪虽在表，但很快便可内传。风热病邪内传快，但若正气不至大虚，则消退亦快，治疗及时，处治得当，病程一般不长。

二、暑热病邪

暑热病邪的形成和致病多在夏季，与夏季高温酷暑的气候密切相关。暑为火之气，夏暑炎热之际，人体毛窍大开而汗出，是导致暑热病邪侵袭的重要原因。由于夏暑时节，暑热盛，雨湿重，故暑热病邪易兼夹湿邪，亦称暑湿病邪。感受暑热病邪或夹湿所致的温病主要为暑温，暑温发病有明显的季节性，其致病特点如下：

1. 初起径犯阳明气分

由于暑性炎热酷烈，暑热病邪侵袭人体即内犯气分，径入阳明，正如叶天士所说："夏暑发自阳明。"初起即见壮热、大汗、烦渴、面赤、脉洪大等里热炽盛表现。暑热病邪为病甚至不分表里渐次，邵仙根也说："暑之伤人也，不拘表里，不以渐次，不论脏腑。"

2. 易伤津耗气

暑热病邪属火热之气，易灼津耗液；暑热炽盛，逼迫津液外泄，又易耗气，即所谓："壮火食气。"在病程中易见发热、汗出、少气倦怠、口渴、齿燥等症状，甚则出现四肢厥冷、面色苍白、脉微细欲绝等危重证候。

3. 易兼夹湿邪

夏暑炎热季节，气温高、雨水多，湿气也较重，故暑热病邪易兼夹湿邪为患。故叶天士说："长夏湿令，暑必兼湿。暑伤气分，湿亦伤气。"暑热夹湿称为暑湿病邪，仍以暑热性质显著为其特点。暑湿病邪致病，主要特点有易困阻脾胃，弥漫三焦，伤络动血，耗损元气。又因炎夏盛暑之季，人们贪凉恣食生冷，露宿受寒，以致暑邪常夹湿兼寒而成暑湿兼寒证。

三、湿热病邪

湿热病邪四季均可产生，但多发生于长夏季节，是一种兼具有湿与热两种特性的外感病邪。长夏季节气候炎热，湿易蒸腾，雨水较多，湿气较重，故湿热病邪更易形成。由湿热病邪引起的温病是湿温，一般具有以下特点：

1. 黏腻淹滞，传变较慢，病势缠绵

湿性黏腻淹滞，侵入人体后多滞浊难化。湿属黏腻阴邪，与阳热之邪相搏，则胶着难解，不若寒邪之一汗而解，温热之一清可除，故湿温病大多缠绵难愈，病程较长，瘥后易于复发。

2. 病位以中焦脾胃为主

太阴脾乃湿土之脏，阳明胃为水谷之海，脾胃同属中土，而湿为土之气，湿土之气同类相召，故湿热病邪侵入人体后，好犯中焦脾胃，使脾胃升降失常，出现脘痞、腹胀、呕恶、便溏、苔腻等症状。另外，素体脾胃湿盛者，更易感受湿热病邪而发病，称为里湿与外湿"内外合邪"。

3. 困遏清阳，闭郁气机

湿为阴邪，其性重浊，侵袭人体后极易困遏清阳，闭郁气机。故湿温初起以身热不扬、恶寒、身重等湿困卫阳见症为主，兼见头重如裹、神情呆钝等清阳被蒙的表现，又可见湿郁气机的胸闷、脘满、腹胀等，吴鞠通称为"湿闭清阳道路也"。后期阶段，由于湿困日久，损伤阳气，可见畏寒、肢冷、便溏、舌苔白滑等湿盛阳微之象。

四、燥热病邪

具有燥热性质的病邪称为燥热病邪。燥为秋令之主气，具有干燥的特性，每逢初秋时节，气候干燥，久晴无雨之时，容易燥邪为患。燥热病邪有属寒属热两种不同的属性，一般早秋承夏，秋阳以曝，易形成燥热病邪；晚秋初凉，多为凉燥。由燥热病邪引起的温病是秋燥，其致病特点如下：

1. 病位以肺为主

燥为秋令之主气，燥金之气内应于肺，故燥邪侵袭人体后多从口鼻上受犯于肺经。初起即见发热、微恶风寒、咳嗽少痰、咽干鼻燥等肺卫见症。病程过程中，燥邪容易化火，灼伤肺阴，而见咳嗽气急、胸满胁痛、咽干舌燥等肺燥阴伤证候。

2. 易致津液干燥

燥盛则干，所以燥热病邪易伤人体的阴津，所以初起必有明显的干燥表现，如口渴，口鼻、唇咽及皮肤干燥，咳嗽无痰或少痰，大便干结，舌苔少津等。少数严重病例，后期可损伤下焦肝肾之阴。

3. 易从火化

燥热病邪亢盛时可从火化，燥热化火，上干清窍，可见耳鸣、目赤、咽痛、龈肿等症。

五、温热病邪（伏寒化温）

温热病邪是一种在春季致病的病邪，古人认为是由寒邪内郁，日久化热而发病的，正如《素问·生气通天论》说："冬伤于寒，春必温病。"即是说冬季感受寒邪，未立即发病，寒郁体内日久化热，待到春季自里而外发为温病，也称为"伏寒化温"。由温热病邪引起的温病是春温，其致病特点如下：

1. 初起即见里热证

温热病邪以温热性质为著，初起就有明显的里热证。如内蕴里热激发，则急起发病，或见灼热、烦渴、尿赤、舌红苔黄等气分证；或见斑疹、神昏、舌绛等营（血）分证。如有新感引发则可兼见表证，若无外邪引发则无表证。

2. 易闭窍、动风、动血

由于温热病邪的温热特性突出，易化火、化毒，病情较重者，可出现闭窍、动风而致神昏、痉厥。郁热内炽，易损伤血络，迫血妄行，出现斑疹等症状。

3. 易耗伤阴液，后期多肝肾阴伤

温热病邪病位深且邪热重，阳热燔灼，易劫夺阴津，疾病后期，多耗伤肝肾之阴，出现低热，颧赤，口燥咽干，脉虚，神倦，或手指蠕动，舌干绛而痿等症状。

六、温毒病邪

温毒病邪是六淫邪气蕴蓄不解而形成的属性为温热性质的一类致病因素，正如尤在泾说："毒者，邪气蕴蓄不解之谓。"温毒病邪的形成与时令季节气候反常有关，并能引起流行。温毒病邪包括风热时毒、暑热时毒、湿热时毒、燥热时毒、温热时毒等，感受风热时毒引起的温病是大头瘟，感受温热时毒引起的温病是烂喉痧等。温毒病邪的致病特点如下：

1. 具火热之性

温毒具有火热之性，如余师愚说："瘟既曰毒，其为火也明矣。"吴鞠通在《温病条辨》中也说："温毒咽痛喉肿，耳前耳后肿，颊肿，面正赤，或喉不痛，但外肿。"温毒病邪致病力强，侵袭人体后能导致高热、耗伤阴津、脏腑功能失调、实质损害等多种病理变化。

2. 蕴结壅滞

温毒病邪客于脉络，可导致局部血脉壅滞，毒瘀互结，而形成肿毒特征，局部出现红肿疼痛，甚则糜烂破溃等，其病变可发于咽喉、阴部等部位，也可引起肌肤斑疹、皮下结节等。

3. 攻窜流走

温毒病邪可内攻脏腑，外窜经络、肌腠，上冲头面，下注宗筋、阴器，其病变部位的差异与温毒病邪的性质及感邪轻重有关。如温毒攻肺，可使肺失清肃，或肺气壅滞，甚则化源速绝。其证候轻则咳喘，重则呼吸急促困难。温毒攻心，闭塞机窍，则神昏谵语，或引动肝风而发生痉厥。温毒窜扰肌腠、血络，而致丹痧、斑疹密布等。

七、疠气（戾气）

疠气亦称戾气，是外感邪气中具有强烈传染性，并能引起流行、播散的一类致病因素，疠气分两大类，即温热性和寒凉性，属温热性质者能引起瘟疫的发病、传染和流行。疠气致病具有如下特点：

1. 致病力强

疠气性质暴戾，其致病往往无问老幼，触之者即病。

2. 传染性强

疠气具有强烈的传染性，极易引起传播和流行。

3. 病变定位的特异性

不同的疠气致病对脏腑经络有特异的定位。

4. 病重多变

疠气为病严重，病情凶险，传变迅速，症状复杂多变。

5. 种属的选择性

疠气致病往往有种属的选择性，即所谓"牛病而羊不病，鸡病而鸭不病，人病而禽兽不病"。

第二节　温病的发病机制

一、发病因素

影响温病发生和流行的因素主要有内因和外因两大类，内因主要包括人体的体质等，在温病的发病中起决定性的作用；外因范围广泛，如感受的邪气、自然因素、社会因素等，外因通过内因起作用。

1. 体质因素

在温病的发病因素中，人体正气的强弱是一个决定性的因素。正如《素问·刺法论》中说："正气存内，邪不可干。"温邪能否侵入人体发病，取决于正邪双方力量的对比。身体健康，正气内固，脏腑功能正常，抵御温邪的能力强，则温邪往往不得侵袭人体而发病；温邪只有在人体正气不足，防御外邪的能力减弱，或病邪的致病力超过了人体正常的防御能力的情况下，才有可能导致温病的发生，正如《灵枢·百病始生》说："风、雨、寒、热，不得虚，邪不能独伤人。卒然逢疾风暴雨而不病者，盖无虚，故邪不能独伤人。此必因虚邪之风，与其身形，两虚相得，乃客其形。"明确指出人体正气虚弱是导致外邪入侵人体而发病的一个决定性因素。

2. 社会因素

社会因素包括经济条件、体育锻炼、卫生习惯、防疫设施等。在旧社会，中国经济落后，人民生活贫瘠，严重营养不良，体质普遍较差，抵御外邪的能力较弱，加之防疫制度不够健全，社会动荡不安，导致温病的猖獗流行。而现代社会，人们的生活条件和健康水平都得到了显著改善和提高，并且，我国确立了"预防为主"的方针政策，对传染病采取了一系列的防治措施，从而有效地控制和降低了多种急性传染性温病的发生与流行。

3. 自然因素

温病的发生与外界环境中的自然因素有密切的关系，尤其是气候的变化，对温病的发生更具有重要的影响，如非其时而有其气，骤冷暴热，疾风骤雨，人体不能适应寒暖的突然变化，容易感邪发病。一年四季由于时令气候的不同，对温病病邪的形成、传播和机体的反应性及防御功能，都会产生不同的影响，进而导致不同类型温病的发生。此外，空气中存在的放射性物质，刺激性气体，污染的粉尘，或其他有毒物质，对人体防御功能可产生明显影响，降低人体的抵抗能力，增加对温邪的易感性。

二、感邪途径

温邪侵犯人体具有不同的感染途径，主要包括以下几种：

1. 邪从皮毛入侵

卫合皮毛，在卫气的作用下，通过正常开合保持机体内外环境的统一，抵御外邪的入侵。当卫外功能失调，皮毛失固，则外邪可以乘虚而入发病。另外，与有传染性的温病患者接触也可引起感染，或雌性按蚊叮咬皮肤时，可将体内的疟邪传入人体而发生疟疾，还有些病可以通过接触疫水而感邪发病，也属于接触相染，邪从皮毛入侵。

2. 邪从呼吸道入侵

人经过呼吸道吸入被污染的空气就可以感邪发病，古代医家早就认识到："一人病气，足充一室。"从呼吸经口鼻进入人体的温邪，其病位多在上焦手太阴肺，常见的通过呼吸相染的温病有风温、烂喉痧等。

3. 邪从口入侵

口气通于胃，温邪从口腔进入人体可以直犯脾胃、肠道而发病。口为人体摄纳饮食的第一道关口，故邪从口入大多因饮食不洁，致邪毒随其侵入人体。如《诸病源候论》说："人有因吉凶坐席饮啖，而有外邪恶毒之气，随食饮入五脏，沉滞在内，流注于外，使人肢体沉重，心腹绞痛，乍瘥乍发，以其因食得之，故谓之食注。"湿温、霍乱等湿热性质的温病，感邪途径即属于这一类型。

第三章 温病的特色诊法及辨证理论

第一节 温病的特色诊法

温病的诊法，不外望、闻、问、切四诊，但温病的发生发展变化又有着自身的特点与规律，前人根据温病的临床特点，在常规诊法的基础上，发展了辨舌验齿、辨斑疹白㾦等特色诊法。正确运用这些方法，能为温病卫气营血辨证、三焦辨证，以及四时温病诊断的确立，提供客观的依据。因此，掌握温病的特色诊法，具有极为重要的意义。

一、辨斑疹

温病中常在皮肤上出现斑疹，因此斑疹是温病的重要体征之一。斑与疹的形态不同，病变机理不同，临床意义也各异。但因其可以伴随出现，故古代医籍经常举斑以赅疹，或称为疹而实指斑，也有统称为斑疹者，应予以注意。

1. 斑与疹的形态

斑疹形态不同，斑是点大而成片状斑块，平铺于皮肤，有触目之形，而抚之不碍手，压之不退色者；疹是皮疹点小呈琐碎小粒，形如粟米，高出皮肤，抚之碍手，压之退色。

2. 斑与疹的发生、分布部位

斑与疹的发生和分布部位也有所不同。如斑的发生，多先起于胸腹，继而分布于四肢。疹的发生有多种形式，如麻疹，一般在疹前期口腔内两颊黏膜近白齿处可见细小白或淡黄点，其周有红晕，并由少增多，称为"黏膜疹"（又称"滑氏斑"），疹由口腔、上腭而出，继而分布于耳后、头面及背部，再则分布于胸腹、四肢，三四日内，以手足心见疹为出齐。

3. 斑与疹形成的病变机理

斑疹的病变多为热邪深入营血的征象，但斑与疹二者发生的病机浅深有所不同，正如章虚谷所说："热闭营中，故多成斑疹。斑从肌肉而出属胃，疹从血络而出属肺。"如邪热郁阳明，胃热炽盛，内迫营血，血从肌肉外渍，则形成斑；如邪热郁肺，内窜营分，从肌肤血络而出，则形成疹。故有"斑出阳明，疹出太阴"之说，又如陆子贤说："斑为阳明热毒，疹为太阴风热。"可见斑与疹的形成，在病变上有浅、深不同，在病位上有肺、胃之异。

4. 斑与疹的征兆

斑疹往往在欲透未透时先出现一些先兆症状：灼热、烦躁、口渴、舌绛苔黄、脉数等，若兼闷瞀，耳聋，脉伏等症状，多为发斑之征兆；若兼胸闷、咳嗽等症状，多为出疹之征兆。同时认真诊察病人口腔、面部、耳后、颈项、胁肋、胸腹、四肢有无斑疹隐现，以及早发现斑疹。

5. 斑与疹诊察要点

在温病中，如斑疹顺利透发，热退神清者，是邪去正安，为顺；如透发不顺，壮热不退，神识不清，是邪气内陷，为逆。诊察斑疹透发时病情的顺逆，可以从斑疹的色泽、形态、分布疏密，以及发出时的脉症等状况加以分析，从而判断病情轻重，预后好坏，为确定治疗原则、方法提供依据。斑与疹的诊察要点主要有以下几个方面：

（1）观察色泽：斑疹红活荣润者为顺，为血行尚畅，邪热外透的佳象；斑疹色艳红如胭脂，为血热炽盛的表现；斑疹紫赤如鸡冠花，为热毒深重的表现；斑疹色紫黑，多为火毒极盛，属凶险之征象。如果其黑而光亮，属热毒虽盛，但气血尚充，尚可救治；如果黑而隐隐，四周赤色，为火郁内伏，但气血尚活，用大量清凉透发药物，也有转红成可救者；如果黑而晦暗，属元气衰败而热毒痼结的征象，较难救治，预后不良。总之，斑疹色泽愈深，则病情愈重，正如雷少逸所说："红轻，紫重，黑危。"

（2）辨别形态：斑疹的形态能反映病情的轻重、预后的好坏，正如余师愚所说："苟能细心审量，神明于松浮紧束之间，决生死于临症之顷。"若斑疹松浮，如洒于皮面者，为邪毒外泄之征象，预后大多良好，属顺证；若斑疹紧束有根，从皮里钻出，如履透针，如矢贯的，为热毒深伏，痼结难出之征象，预后大多不良，属逆候。

（3）注意疏密：斑疹分布的疏密可以反映热毒的轻重情况。如斑疹分布稀疏、均匀，为热毒轻浅之征象，一般预后良好；如斑疹分布稠密，甚至融合成片者，为热毒深重之征象，预后多不佳，故叶天士称斑疹"宜见而不宜见多"。"宜见"是指斑疹稀疏，为热毒轻浅透发之象，提示邪热外透，病情轻浅；"不宜见多"是指斑疹过于稠密，为热毒深重的表现，提示病情危重。但诊断斑与疹的疏密情况时有所不同，一般来说，疹应透发至全身，而斑不宜过多。

（4）结合脉证：斑疹的辨别应结合全身的脉证来综合分析。如斑疹透发之后，热势随之下降，神情清爽，提示为邪热得以外达，外解里和之佳象；如斑疹透发不顺，热势不退，神识不清，提示邪热未能向外透达，多因热毒深重，或津液大伤所致；如斑疹甫出即隐，神志昏愦，四肢厥冷，脉微欲绝或深伏者，为正不胜邪，毒火内闭的险象，属逆，预后不良。

（5）注意演变：从斑疹的演变过程中可以判断出邪正盛衰、病势的进退、病情的顺逆。如斑疹色泽由红变紫，甚为紫黑，提示热毒加重，病势渐进，反之则病势渐退之象；如斑疹形态由松浮而变得紧束有根，为热毒渐深，毒火内闭，病情属逆，反之则为热毒外达之象；斑疹分布由稀疏明润而转为稠密成团，为热毒深重之象。

此外，还有一种"阴斑"，临床上较罕见，其斑色淡红，隐而不显，分布稀疏，仅在胸背微见数点，多伴四肢厥冷，口不甚渴，面赤足冷，下利清谷，脉不洪数等症。多为温病治疗中过用寒凉，或误用吐下，致中气亏虚，阴寒下伏，则无根失守之火载血上行，溢于肌肤所致。阴斑与温病实火发斑在病因、病机和症状表现等方面不同，应注意鉴别。

二、辨常见症状

司外揣内是中医诊断的基本原理，温病复杂多样的临床证候是各种温邪导致的卫气营血及三焦所属脏腑生理失常的结果。不同的病因病机可引起各种不同的症状，而同一症状也可由不同的病因病机引起。所以认真辨识温病中的常见症状，特别是辨别温病的一些特有的症状，有助于探求温病的病因病机，分析邪正消长的态势，是准确辨证、确立治法的重要依据。温病的症状表现繁多，现就常见而又重要的症状介绍如下。

1. 发热

发热指体温升高，是各种温病必有的主要症状。温病过程中出现发热，一般是由于人体感受温邪后，正气抗邪、邪正相争而引起的阳热偏盛的结果，是机体对温邪的一种全身性的反应。因此，发热是人体阳气亢奋的表现，对祛除病邪有一定的作用。但发热后，对人体也会产生很大的影响，不仅影响人体各种功能活动的正常进行，而且还会消耗人体阴液，甚至导致脏腑组织的实质伤害。感受温邪后，人体的发热状态与正气有密切的关系：在发热之后，如正能胜邪则热渐退而邪却；如正邪俱盛，则热势炽盛持续；如发热过甚，可耗气伤津，甚至可能导致阴竭阳脱而危及生命；如壮盛的热势突然下降，并伴有正气外脱的表现，亦是病情危重的征象。

发热几乎贯穿于温病的全过程，但其性质有虚实之分。一般而言，在温病初期，正气较盛，病变尚轻浅，多属实证发热，热势尚不甚。温病中期，正盛邪实，邪正剧争，热势多盛，证虽属实，但阴液已有耗伤，其阴伤较甚者，已属虚实相兼之证。温病后期，阴液大伤而余邪未尽，此时发热多属虚多邪少之证，或属阴虚而引起的虚热，热势较低。

在临床上，发热可见于许多疾病，如某些内伤杂病也可出现发热，而温病的发热在病因和临床表现上与内伤杂病有所不同。内伤杂病的发热多由脏腑功能紊乱，气血失和，阴阳失调，阳气偏盛而致，其临床表现多起病缓慢，病程较长，热势多不甚，或时断时续，并伴有脏腑气血病变的相应症状。温病发热则起病急骤，初起时多发热恶寒并见，或见寒战壮热，继则热势较盛，往往具有卫气营血各阶段的证候表现，病程相对较短。

温病与伤寒均为外感热病，都有发热这一主证，都由外邪所引起。但伤寒发热系外感风寒之邪所致，初起属表寒证，病变过程多按六经传变，在病变后期多表现为虚寒证，与温病发热初起多表现为表热证、病变过程多按卫气营血传变、后期多表现为虚热证也有所不同。

温病在卫气营血各阶段都有发热，但因感受病邪性质不同，病证涉及的脏腑组织不同，病变的轻重深浅各异，所以其发热的病机也各不相同，所见的症状亦各有区别。因而对发热这一症状及相应临床表现的诊察，有助于判别病邪之性质、病变之浅深、病情之轻重及病势之进退。温病的发热类型主要有以下几种：

（1）发热恶寒：指发热的同时伴有恶寒，多见于温病初起。但由于病邪性质不同，具体的症状表现也各有不同。如在温病初起，见发热重而恶寒轻，伴见口微渴、咳嗽、咽痛、舌边尖红苔薄白、脉浮数者，为风热之邪在肺卫、卫气失和之象；如温病初起见发热恶寒而少汗，头身沉重，肢倦胸闷，苔白腻，脉濡缓者，为湿热之邪初犯卫气、湿遏卫阳之象。

伤寒初起也可见发热恶寒并见，但一般表现为恶寒较重而发热轻，伴见口不渴，舌色正常，脉浮紧，属表寒证，与温病初起的表热证有别。

古人曾谓:"有一分恶寒,就有一分表证。"强调外感病出现发热恶寒并见,多为表证。但对此不可一概而论,因温病过程中出现发热恶寒并见也有不属表证者。如上海柯雪帆等主编的《中医外感病辨治》一书中指出:"温热邪毒入侵人体,初起在卫,但一般为时短暂,一旦确定或疑为败血症,往往疾病已在气营之交,或已入营血之期……热在气分阶段,由于热毒炽盛,正邪剧烈斗争,故寒战高热。"另外,暑热之邪炽盛于阳明,里热蒸腾而逼迫津液外泄,汗大出,气随汗泄而腠理疏松时,可见微恶寒,兼见壮热不已等症。吴鞠通在《温病条辨·暑温》说:"暑必伤气,最令表虚。"此种恶寒与邪在卫表之恶寒、无汗或少汗、脉浮者截然不同。

(2)寒热往来:指恶寒与发热交替出现,定时或不定时发作。为热在半表半里,少阳枢机不利之征象。如发生于湿热性温病中,往往属痰热在少阳,可伴有口苦、烦渴、溲赤、脘痞呕恶、苔黄腻等症状。

另有表现为寒热起伏,即恶寒与发热可以并见,但发热与恶寒此起彼伏,连绵不断。多为湿热郁阻三焦,或湿热秽浊郁闭膜原之征象。前者热势多持续日久不退,伴时有恶寒,胸脘痞满;后者寒热之势多呈恶寒重而热象相对不甚显著,并且多见苔白腻如积粉等湿浊之象。

(3)壮热:指热势炽盛,不恶寒但恶热,通体皆热且热势浮盛。为邪入气分,邪正剧争,邪热蒸腾于内外,里热蒸迫之征象。当邪热盛于阳明时多表现为壮热,同时有大汗、口渴和脉洪大等症状,也就是通常所说的"四大",并可伴有面目红赤、欲脱衣揭被等热势浮盛的表现。

壮热应与真寒假热证鉴别,真寒假热证症见自觉发热,或欲脱衣揭被,面色浮红如妆,神情躁扰不宁,口渴咽痛,脉浮大或数,颇似壮热,但胸腹不热,下肢厥冷,小便清长,下利清谷,属里虚寒之证,所以其热为假象。

(4)日晡潮热:日晡即申时,相当于午后时,日晡潮热指发热于下午3~5时为甚。多发生于热结肠腑之证,多伴有便秘或热结旁流、腹满痛、苔焦黄等腑实见证。

但午后潮热一症还可发生于温病的多种病证中,如潮热伴见口干而漱水不欲咽,下腹部硬痛,舌见瘀斑或青紫,脉细涩者,则属瘀热蓄积于下焦,即为下焦蓄血证;在湿热性温病中也常见下午身热升高,并伴见胸闷脘痞,苔白腻,脉濡缓等症状,为湿热在午后交蒸较甚之象,多见于湿温病;如在温病后期见午后低热,伴手足心热,心烦盗汗,舌红而光,脉细数者,则属阴虚而虚热内生的表现。当结合全身的症状进行综合分析。

（5）身热不扬：指身热稽留而热象表现不显著，即自觉热势不盛，初扪体表不觉很热，但扪之稍久则觉灼手，面不红赤反淡黄，口不渴而反黏腻，大便不结而反溏，为湿热病邪蕴阻卫气，湿重于热，热为湿遏，热势不能外达，湿蕴热蒸所致。本症多见于湿温病之初期，但由于湿热邪势缠绵，所以其持续时间也可较长。身热不扬同时还可伴见下午热势较盛，并伴有汗出热不解，胸闷脘痞，身重纳呆，苔白腻，脉濡缓等症状。

（6）发热夜甚：指发热入夜后热势更甚，为温病热入营分、劫灼营阴，甚至深入血分之征象，见于热入营血分之证。营血属阴，邪热消烁营血，故夜间发热较重。营血既耗，阴液不足，故身虽热却很少汗出，多表现为身热灼手。同时还可伴时有谵语，口渴不欲饮，斑疹隐隐，舌绛，脉细数等营分见症。

（7）夜热早凉：指入夜发热，天明时热退身凉，而在热退时身体并无汗出。可见于温病后期，为余邪留于阴分之征象。卫气昼行阳分，夜行阴分，入夜与邪相争则发热，清晨复行阳分，不与邪争则热退，但病邪仍伏阴分，故热退时多无汗出。本证与热入营血分的昼夜皆热，夜间尤甚的身热夜甚在病机上是不同的，应予区别。

（8）低热：即热势低微，一般见于温病后期，每为阴伤虚热之征象，多伴有手足心热等症状。温病初起虽热势不盛，一般不以低热称之。如在温病后期出现低热，并兼见口渴欲饮，不欲食，舌绛光亮者，为胃阴大伤，虚热内生；如兼见手足心热甚于手足背，舌质绛而枯萎者，为肝肾阴虚而生虚热之证。

2. 汗出异常

汗液为水谷精微所化生，在正常情况下，出汗是一种生理现象。所谓汗出异常，是指当有汗而无汗，或不当出汗而出汗，或汗出过多等出汗的不正常。在温病过程中，由于感受外邪而致腠理开合失司，或阳热亢盛而迫津外泄，或津液亏损而致汗源不足等原因，可出现各种汗出异常的表现。临床上通过对温病过程中汗出异常的辨察，有助于了解邪热的轻重浅深和津液正气的盛衰。正如章虚谷说："测汗者，测之以审津液之存亡，气机之通塞也。"温病的汗出异常类型主要有以下几种：

（1）无汗：即皮肤无明显汗液，皮肤干涩不润。如见于温病初起，伴有发热、恶寒、头痛、苔薄白等症状，为邪在卫分，邪郁肌表，闭塞腠理所致。如温病营血分阶段见无汗伴有身热夜甚、烦躁、舌绛、脉细数等症状，为邪劫营阴，津液不足，无作汗之源之象。

此外，在温病初起时，卫气同病或卫营同病者也可表现为无汗。此时一方面可见气分或营分证表现，另一方面见无汗而伴有恶寒、头痛、身疼等其他表证表现。其无汗仍属邪郁肌表，闭塞腠理所致，但与单纯的邪郁肌表者有别。

（2）时有汗出：指汗随热势起伏而时出，一般表现为热盛而汗出，汗出热减，继而复热。本症多为湿热郁蒸之象，多见于湿温、暑湿等湿热性温病。正如吴鞠通所说："今继而复热者，乃湿热相蒸之汗，湿属阴邪，其气留连，不能因汗而退，故继而复热。"

但在外感热病过程中见时有汗出，还有其他一些情况。如表虚而外感风寒者，即《伤寒论》中所说的中风，也可见发热而时有汗出，但其发生于病之初起，并兼有恶风、周身酸楚、苔薄白、脉浮缓等症状。而湿热郁蒸则有湿热蕴郁中焦的气分见证，两者的表现和病机各有不同。同时，温病过程中还有一些其他时有汗出的情况，如时有大汗、自汗、盗汗等，与本节所述由湿热郁蒸引起的时有汗出者并不相同。

（3）大汗：指全身大量汗出。如大汗而伴有壮热、大渴、脉洪大等症状，即呈现"四大"见症者，为阳明气分热炽，蒸腾内外，迫津外泄之象；如上述证候再兼见背微恶寒、脉洪大而芤等症状，为热盛阳明而兼有气阴受伤之象；如在温病过程中出现骤然大汗，淋漓不止，并见体温骤降，气短神疲，甚则喘喝欲脱，唇干齿燥，舌红少津，脉散大等症状，称为脱汗，为津气外脱的亡阴征象；如出现突然冷汗淋漓不止，并见肤冷肢厥，面色苍白或青惨，神情委顿，语声低微或蜷卧不语，舌淡无华，脉微欲绝等症状，为气脱亡阳征象。

（4）战汗：指热势持续壮盛日久的病人突然出现全身战栗，继之全身大汗淋漓，汗出后热势骤降。本症为邪气久在气分留连，邪正相持，正气奋起鼓邪外出之征象。在战汗欲作时，常可伴见四肢厥冷、爪甲青紫、脉象沉伏等先兆。

温病过程中发生战汗往往是疾病发展的转折点，多发生于温病，特别是湿热性温病邪在气分日久不解者。战汗后的病情发展可有几种情况：①如战汗后，热退身凉，脉象平和，神清气爽，为正能胜邪，病情向愈之佳象。所以吴又可《温疫论》中提出："凡疫邪留于气分，解以战汗。"②如战汗后，身热不退，烦躁不安，为病邪未衰，也有可能经过一段时间后再发生战汗。③如战汗后，身热骤退，但冷汗淋漓不止，肢体厥冷，躁扰不卧或神情委顿，脉急疾而微弱，此为正不胜邪，病邪内陷而阳气外脱之象。④此外，还有全身虽然发生战栗而无汗出者，多因中气亏虚，不能升发托邪所致，预后较差。如吴又可说："但战而不汗者危，以中气亏微，但能降陷，不能升发也。"

3. 神志异常

心藏神，主营血的运行，温病中邪热侵扰心、营（血），皆可出现神志异常。另外，温病发生神志异常还与湿、痰、瘀等病理因素有关。因湿为阴邪，其性重浊黏滞，湿与温相合，蒙蔽心窍，也可以使神明失用而神志异常；也可因邪热炼液成痰，或湿热内蕴而聚浊成痰，痰浊与邪热相搏内阻心窍，使神明失用而致神志异常；又有因热伤血脉致瘀，或宿瘀与热相搏，瘀热内闭心窍，而导致神明受损、神志异常。还有因机体正气大衰，气阴或阳气外脱而致心神失养，也可以造成神志异常。

按温病发生神志异常的病机不同，可分为扰、蒙、闭、脱四类。扰，是病位不在心包，而由其他脏腑的热邪影响心神造成的，如胃热扰心、肠热扰心、营热扰心、血热扰心、瘀热扰心。其神志症状相对较轻，治疗时只要清除这些脏腑的热邪，神志就可以恢复正常了。蒙，是指湿热酿痰蒙蔽心包，病机重点仍在气分，病情相对较轻。闭，是指热闭心包，为热邪直接犯及心包，病情较重。脱，即内闭外脱，在热邪内闭心窍的同时，又有阴竭阳脱，心神失养。吴鞠通说："心神内闭，内闭外脱者死。"其病情最危重。温病过程中的神志异常类型主要有以下几种：

（1）烦躁不安：表现为心中烦乱，并可有身体及手足躁扰。心为热扰而不宁谓之烦，身为热动而不安谓之躁，由于二者常常兼见，故烦躁并称，虽烦扰不安，但神志尚清。温病邪热在气分和营分都可出现烦躁，尤以热入营血分更为多见，常是昏谵的前兆。温病后期，肾阴已亏，心火仍炽，亦可见心烦不寐。

（2）神志昏蒙：指表情淡漠，神呆寡言，意识模糊，呈朦胧状态，神志时清时昧，似醒似寐，时有谵语，甚时可见嗜睡如昏，但呼之能应。多伴有身热有汗不解、苔黄腻等湿热痰浊症状。为气分湿热之邪不解，蒸酿痰浊而蒙蔽心包，扰及心神所致。多见于湿温等湿热性温病中。

（3）神昏谵语：简称昏谵。神昏指神志不清，或意识丧失，谵语是指语无伦次或胡言乱语。二者每同时出现，称为昏谵，多见于热扰心包或邪热闭于心包之证。如见心烦不安，时有谵语，而伴见身热夜甚，或斑疹隐隐，舌绛无苔者，为营热扰心所致，属营分病变；如见昏谵似狂，身灼热，斑疹显露，吐血、便血者，则为血热扰心所致，属血分病变；如见神昏而体热肢厥，舌謇语涩，舌纯绛鲜泽者，为热闭心包，扰乱神明所致；如谵语而伴见语声重浊，潮热，便秘或热结旁流，腹满硬痛，舌苔黄燥焦厚者，则为热结肠腑，热邪上扰心神所致，称为"胃热乘心"，属气分病变；但若上证又伴见肢厥，舌绛，舌謇语涩且神昏较甚者，多为热结肠腑而伴热陷心包之证。

（4）昏愦不语：指意识完全丧失，昏迷不语，呼之不应，甚至对外界各种刺激全无反应，是神志异常中昏迷程度最深者。本症多为热闭心包，或邪热夹痰闭阻心包，或为瘀热闭阻心包而致窍机堵塞之象。其中有因邪热内闭心包继而发生正气外脱者，则可伴见肢体厥冷，面色灰惨，舌淡无华，脉微欲绝等症，此种神昏又称为神散，系心神失养，神无所倚而致。除了内闭外脱证外，在汗出、泄泻及出血太过时，可因阴竭阳脱而致心神失养，出现昏愦不语，也属危笃之证。

（5）神志如狂：指神志昏乱，躁扰不安，妄为如狂。多为下焦蓄血，瘀热扰心所致，并可伴见少腹硬满疼痛，大便色黑，舌质紫暗等症。

（6）其他：除此以外，在温病后期，特别是在较长期的昏迷、痉厥之后，由于余邪与营血相搏，痰瘀阻络，影响神明，可出现神识不清，喃喃自语，或昏沉默默不语，或神识错乱等神志异常症状，其延续时间较长，如不能恢复，可形成神志异常之后遗症。

综上所述，热扰心包与湿热酿痰蒙蔽心包，两者的病机及临床表现虽有不同，但均为病邪影响到心包而尚未陷入心包，故病情相对来说较为轻浅；而热闭心包和内闭外脱属温病昏谵证的危重阶段，两者皆为热陷心包，病情危重。在分辨病情的轻重程度上，除应注重辨清神志异常的表现外，应结合察眼神和观舌态。昏谵较轻时，患者眼神和舌态一般没有明显的变化；而在危重阶段，患者眼神和舌态常有明显变化，表现为目光晦暗、反应迟钝或消失，两侧瞳孔偏有大小或散大，舌体强硬短缩等。

第二节　温病的辨证理论

温病的辨证理论主要包括卫气营血辨证和三焦辨证，这两者既有区别又有密切的联系，在具体运用时相互补充，共同构成了温病学辨证体系，它是分析温病病机的理论基础、是辨别温病各种证候类型的基本纲领、是判断温病过程中病位病情的标准、是确立温病治疗大法的依据。本章要求重点掌握"卫气营血"和"三焦"各阶段的病理和主证，包括每一证的临床表现、病机、病位、传变、治疗大法等，了解卫气营血辨证与三焦辨证理论形成的源流，及二者之间的相互关系。在本章的学习中也要温习中医诊断学与伤寒学中的相关内容，明确温病的辨证理论与中医学中八纲、脏腑、气血津液、六经等辨证理论的关系，并掌握卫气营血及三焦辨证的临床应用。

一、卫气营血辨证

温病区别于内伤杂病的突出特点是其病程发展具有阶段性，特别是某些瘟疫病的临床表现无问老少症状相似，同时又具有传染性、流行性的特点，这就使得古代医家在疫病流行时得以在短时间内接触大量病例，从而观察到温病病程发展的规律性变化。清代医家叶天士在《黄帝内经》及历代医家有关营卫气血生理与病理等方面论述的基础上，根据自己在临床上对温病发生发展规律的观察和总结，把卫气营血的概念用于对温病病机的演变规律、病程发展阶段性的分析，创立了卫气营血辨证理论。以卫、气、营、血来概括病变的浅深部位及病情的轻重程度，即外邪先犯于卫，继则发展至气，再影响到营，最后深入于血，分别称为卫分证、气分证、营分证、血分证。在这一理论中，"卫气营血"的含义不仅有其生理基础，而且概括了它们的病理、证候等方面的内容。一般而言，病邪在卫、气分时以功能失调为主，营、血分的病变则以实质损害为主。同时，其功能的失调也更为严重。卫气营血代表了温病发展过程中的几个主要阶段，卫分证属表，气分证、营分证、血分证都属里，其中气分证较浅，营分证较深，而血分证更深。运用卫气营血辨证理论可以对温病的病理变化及证候类型进行高度的概括，从而有效地指导温病的治疗。

卫气营血证候之间有着非常密切的联系，四者不可截然分开。卫气属阳，营血属阴，气之表者为卫，营之深者为血。卫分证与气分证之间的关系非常密切，卫分证虽属表证，但却有病邪侵犯内在脏腑的病理基础，所以卫分证不解，就很容易转化为气分证。气分证较卫分证病位深了一层，病变也较卫分证为重，多明显影响了脏腑的功能，但由于正气尚盛，抗邪有力，经及时而正确的治疗，邪气每易被驱除而使病情好转或痊愈。营分证和血分证之间，病理变化存在着较多的共同之处，正如叶天士所说："营分受热，则血液受劫。"邪热在气分不解，传入营血分，不但使营血耗伤，而且影响心神，病情更为深重，常表现为邪盛正虚。营血分证较之气分证，病理变化有了本质上的改变，由原来在气分以脏腑功能障碍为主，而转变为以脏腑的实质损害为主，必须及时救治，否则就有性命之虞。因此，积极有效地治疗气分证，把住气分关，对于阻断病情，防止严重并发症的发生具有重要的意义。

卫气营血证候的病机层次反映了病变的浅深、病情的轻重。具体来说，卫分证病位最浅，属表证，病情最轻，持续时间也短，治疗容易；气分证病位深了一层，属里证，病情较卫分证为重，此时正盛邪实，邪正剧争，若治疗及时，每可驱邪外出，使疾病好转痊愈；营分证和血分证，病位最深，病情危重，热邪步步深入，正气节节衰退，若处理失当，正不胜邪，往往险证迭起，危及生命。可见把握温病卫气营血的病位浅深，对于判断病情轻重，掌握转归趋势，积极主动地采取治疗措施，均有重要的意义。值得注意的是，营分证与血分证虽有浅深之分，但有时营分证的严重程度并不比血分证轻，如有一些温病较少传入血分，但在营分证阶段往往有神昏、动风、正气外脱之变，病情十分危险，稍有失治或误治，或者就可能很快死亡。此外，营血分证的病机特点，在早期常表现为邪盛正虚而以邪实为主，而在血分证后期多见邪衰而正渐虚。在营血分证之后，其病机多以正虚为主，特别是阴液亏损较突出，所以在卫气营血阶段之后，其病变过程往往还有一个阴虚阶段。

二、三焦辨证

三焦辨证为清代另一位医家吴鞠通所倡论，他根据《黄帝内经》对三焦部位的论说，在历代医家运用三焦理论进行热性病辨证的基础上，结合他自己对温病实践的体会，用三焦以阐述温邪在病变过程中由上及下、由浅及深所引起各种病证的发展变化规律，并用以说明病邪所犯脏腑的病理变化及其证候特点，作为指导温病临床辨证论治的依据。为温病的辨证施治开拓了广泛的途径，其既与卫气营血辨证理论有密切的联系，又补充了卫气营血辨证理论的不足，从而使温病的辨证理论趋于系统、完善。

与叶天士引入卫、气、营、血的概念来概括温病病变的浅深部位及病情的轻重程度相类似，吴鞠通将生理上三焦的概念加以扩展，做为温病的辨证纲领。上焦证、中焦证、下焦证不仅有其生理基础，而且概括了它们的病理、证候等方面的内容。主要有三方面含义：一是划分病位，上焦属心肺，中焦属脾、胃、肠，下焦属肝肾。二是辨别病变的性质，一般来说在上焦为表热证，在中焦为里热实证，在下焦为里虚证。三是辨别病情程度与病势，上焦温病为温病初期，病势轻浅，不愈可传中焦；中焦温病为温病的中期或极期，是正邪剧争阶段，病势较重，不愈可传下焦；下焦温病为温病末期，正邪相争的最后阶段，病势重，正气已虚。由上可知，吴氏将三焦所属脏腑和温病不同阶段归为三焦辨证，强调脏腑定位，不但在指导临床方面，而且在发展辨证论治方面都是很有意义的。

三焦所属脏腑的病理变化和证候表现，也标志着温病发展过程的不同阶段。上焦手太阴肺的病变多为温热病的初期阶段；中焦足阳明胃的病变，多为极期阶段；下焦是足少阴肾、足厥阴肝的病变，多为末期阶段。三焦所属脏腑的证候传变，一般多由上焦手太阴肺开始，可向中焦阳明传变，致胃热亢盛或热结肠腑，亦可传入心包；中焦病不愈，则多传入下焦肝肾。正如吴氏所说："温病由口鼻而入，鼻气通于肺，口气通于胃。肺病逆传则为心包；上焦病不治，则传中焦，胃与脾也；中焦病不治，即传下焦，肝与肾也，始上焦，终下焦。"但这仅是就一般病发于表的温病而言。由于病邪的性质不一，其发病初起，不一定皆始于手太阴肺经。另外，在传变过程中，有上焦证未罢而又见中焦证的，亦有中焦证未除而又出现下焦证的。如湿温初起，病变重心就在足太阴脾，而稍兼邪郁肌表；暑温发病即可见中焦阳明病证。另如暑风、暑厥，病一开始即呈足厥阴肝、手厥阴心包见证。正如王孟英所说："夫温病究三焦者，非谓病必上焦始，而渐及于中下也。伏气自内而发，则病起于下者有之，胃为藏垢纳污之所，湿温疫毒，病起于中者有之，暑邪挟湿者，亦犯中焦。又暑属火，而心为火脏，同气相求，邪极易犯，虽始上焦，亦不能必其在手太阴一经也。"所以关于三焦的病程阶段及传变，应根据每一具体疾病而分别看待。

三、不同辨证理论间的关系

卫气营血辨证、三焦辨证的病理变化和证候表现，即如上述，据此可以看出二者在具体内容上，既有所区别，又有所联系。如上焦手太阴肺卫的病变，相当于邪在卫分，热壅于肺而无表证的，则属气分范围；上焦热入心包的病变，虽可归属在营分范围，但其病理变化及症状表现与热入营分者不尽一致，前者主要是邪热炼痰内闭心窍，后者主要是热损营阴而心神被扰；中焦足阳明胃和足太阴脾的病变虽都属气分范围，但邪在气分者不都限于中焦病变，凡邪不在表而未入营血的病证都属气分病变范围；下焦肝肾的病变和邪在血分，其证候表现则有显然区别，前者是热伤肝肾之阴，其证属虚，后者病变不限于下焦，以热迫血溢为主，其证属实中有虚之候。

卫气营血辨证与三焦辨证都是用以分析温病病理变化、明确病变部位、掌握病势轻重、认识病情传变、归纳证候类型，从而确立治疗方法的理论概括。因此，在临床运用时，必须把两者有机结合起来，才能更全面地指导温病的辨证论治。一般来说，温病的病变部位，不超越卫气营血辨证所示的病变层次和范围。所以辨证时常先以卫气营血辨证确定病变浅深层次及其发展趋势，同时，再用三焦辨证确定病变的具体脏腑部位。卫气营血辨证和三焦辨证所归纳出的各种病证类型，相互之间既有联系又有区别，即卫气营血辨证主要反映卫气营血的功能失常及其损伤，往往与脏腑的功能失常及其损伤有一定关系；同样，作为重点揭示脏腑功能失常及其损伤的三焦辨证，也会在一定程度上反映出卫气营血的病机变化。在临床上，卫气营血辨证与三焦辨证相辅而行，经纬相依，才能将病变层次及部位、病证类型及性质、病势轻重及转归等辨析清楚而准确，从而归纳出准确的病机，为确定治法和选择方药提供可靠依据。

温病卫气营血和三焦辨证的理论体系，与《伤寒论》的六经辨证体系，都是外感热病的辨证纲领，它们认识外感热病的发展都是由表及里、由浅入深、由轻到重的，在内容上也有共同之处并相互联系。在温病学中运用了一些六经辨证的内容，如热邪在足阳明胃经的病变、邪在足少阳胆经的病变等。而对湿热之邪伤阳后的病变，亦多以足太阴病变论之。但《温病学》与《伤寒论》研究的内容各有侧重，研究方法也各有特点，卫气营血和三焦辨证论治体系的创立，补充了《伤寒论》六经辨证论治体系在外感病辨治上的不足，是中医学术体系在继承中的重要发展。

温病辨证理论与脏腑辨证、气血津液辨证的关系也十分密切。脏腑辨证理论主要用于指导内伤杂病的辨证，用它来探讨和归纳内伤疾病发生演变过程中，脏腑功能活动失常所引起的病理变化，从而为此类疾病的治疗方法提供依据。气血津液是脏腑功能活动的物质基础，气血津液辨证是用以概括和说明人体气、血、津、液病理变化的一种辨证方法。卫气营血与三焦辨证虽然代表了温病由表入里、由浅入深的病变层次，但无论在哪个阶段，都必须落实到具体的病变脏腑，否则，就缺乏病变的准确定位，给临床治疗带来一定的盲目性。如在临床上见高热、烦渴、气喘、咳嗽痰黄、舌红苔黄、脉数，用卫气营血辨证，显然属气分证，但由于气分证的病变涉及的脏腑较多，仅仅定位于气分，而没有落实到脏腑，是不能有效地指导临床治疗的。又由于气血津液是人体脏腑功能活动的物质基础和表现形式，故只有落实到某一脏腑的气血津液之上，才能更好地确定治法和方药。同时，在温病过程中，常有伤津、损血、耗气等病变，虽在三焦辨证理论中有所涉及，但仍常用气血津液的辨证方法。因此，温病卫气营血和三焦辨证在具体应用时还须与脏腑辨证、气血津液辨证相结合，每以卫气营血、三焦辨证为纲，脏腑辨证、气血津液辨证为目，对温病各个阶段、种种病位、不同性质的病症进行全面的病机分析。

第四章　常见温病的辨证论治

第一节　风温

一、概念及病因病机

风温是感受风热病邪引起，初起以肺卫表热见证为主要临床证候特征，多发于冬春二季的一种新感温病。就本病病名而言，有风温、冬温之别，二者名异而实同，只是发病季节有别而已。

《温热论》曰："温邪上受，首先犯肺，逆传心包。"风温初起从肺卫开始，肺卫失调，以肺卫表热证为特点。风性疏泄，善行数变，其发展趋势或向愈而不传，否则必发生两种传变。一是顺传于气分，首先由肺卫传入肺经气分或胸膈，出现以肺为病变中心及相关脏腑的各种病理变化，如见邪热壅肺或郁于胸膈等证；其次由卫传入阳明气分者，则出现阳明热盛，阳明热结等证。至风温后期，肺胃阴伤，整个病程病理变化都重点体现了以肺为病变中心的特点。若气热亢盛，则可进一步深入营血分，但风温出现营血分证较春温为少。至于肺热波及营血分，窜于血络外发红疹者，其病机重点仍在气分，与营血分证外发斑疹者不尽相同。少数患者因阴液精血的耗损而至肝肾阴伤。二是逆传，风热之邪由肺卫而突然内陷心包的传变过程，这是病情的急剧恶转。临床上见到肺卫见证不久，很快出现热闭心包的神昏谵语，舌謇肢厥，舌红绛等神志症状。病变中肺之化源欲竭或内闭外脱者都易导致正气外脱，危及生命。

二、常见证型诊治

1. 风温袭表

【症状】发热，微恶风寒，无汗或少汗，头痛，咳嗽，咽喉疼痛，口微渴，苔薄白，舌边尖红，脉浮数。

辨证要点：发热微恶寒，口微渴，咽喉疼痛，苔薄白，舌边尖红，脉浮数。

【病机】本证为风温初起，肺卫失调，表证较重之证。肺主气司呼吸，风热袭表，正邪交争，卫气被郁，开合失司则发热，微恶风寒，无汗或少汗；邪郁于表，经气不利则头痛；肺气失宣则咳嗽；咽喉为肺胃之门户，风热袭表，肺气失宣，其门户不利则咽喉疼痛；风热易化燥伤阴则口微渴；风热在表则苔薄白，舌边尖红，脉浮数。

【治法】辛凉解表，宣肺泄热。

【方药】银翘散（《温病条辨》）

金银花 10g　连翘 10g　桔梗 8g　竹叶 10g　生甘草 3g　荆芥穗 10g　淡豆豉 10g　牛蒡子 10g　薄荷 6g　鲜芦根 30g

水煎服。

本方为吴氏所称"辛凉平剂"。吴氏曰："本方谨遵《内经》风淫于内，治以辛凉，佐以苦甘，热淫于内，治以咸寒，佐以甘苦之训；又宗喻嘉言芳香逐秽之说，用东垣清心凉膈散，辛凉苦甘，病初起，且去入里之黄芩，勿犯中焦；加银花辛凉，芥穗芳香，散热解毒；牛蒡子辛平，润肺解热散结，除风利咽，皆手太阴药也。"

因邪在上焦肺卫，病位在表而病势轻浅，治宜轻清宣透，宣肺泄卫，透邪外达，正如叶氏所说："在卫汗之可也。"吴氏所说："治上焦如羽，非轻不举。"荆芥穗、豆豉、薄荷为辛温与辛凉相配解表透邪；牛蒡子、桔梗、甘草宣肺止咳，利咽止痛；金银花、连翘、竹叶轻清宣透；芦根生津止渴。

【临床应用】本方对于防治流感及治疗麻疹、急性扁桃体炎、流行性脑脊髓膜炎、流行性乙型脑炎、腮腺炎、风疹、猩红热、钩体病、登革热、急性结膜炎、麦粒肿、小儿急性肾炎等病初起属卫分风热证候者均可运用。根据本证临床上常见的口渴、项肿咽痛、咳嗽、小便短少等不同症状的轻重随症加减。

2. 邪热壅肺

【症状】身热，咳喘，汗出，烦渴，甚则鼻翼扇动，或咳痰黄稠，或带血，胸闷胸痛，舌红苔黄，脉数。

辨证要点：身热咳喘，舌红苔黄，脉数。

【病机】本证为邪热壅肺，肺气壅塞，失于宣降之证。邪热入里，正邪交争于气，则但发热；邪热壅肺，肺气上逆则咳喘，甚则鼻翼扇动；肺气壅塞，失于宣降则胸闷胸痛；热邪炼津成痰则咳痰黄稠，灼伤肺络则带血；热邪迫津外泄则汗出，灼津则烦渴；舌红苔黄，脉数为邪热入气之征。

【治法】清热宣肺，止咳平喘。

【方药】麻杏石甘汤（引《温病条辨》）

麻黄（去节）9g　杏仁（去皮尖、碾细）9g　甘草（炙）6g　石膏（碾细、先煎）30g

水煎服。

麻黄与石膏相配，变麻黄辛温为辛凉之用，宣肺平喘不助热；麻黄无桂枝配伍，功专宣肺平喘。石膏与麻黄相配，相制为用，清解肺热而不凉遏；石膏无知母相伍，功专清泄肺热。杏仁降气止咳；甘草止咳生津，调和诸药。

麻杏石甘汤与银翘散作用的区别。从性味功效观之，两方均属辛凉宣透方剂，病位亦同在手太阴肺。但本方重点在宣透肺热，在肺经气分；银翘散则重在解表，在肺经卫分，这是两者的不同之处。

【临床应用】本方多用于支气管肺炎、大叶性肺炎、支气管哮喘、麻疹合并肺炎、感冒、上呼吸道感染、急性支气管炎等属邪热壅肺者。根据本证临床上常见的痰多咳甚，胸闷胸痛，咯痰带血，咳腥臭脓痰，热毒炽盛等不同症状的轻重随症加减。

3. 痰热阻肺，腑有热结

【症状】潮热便秘，痰涎壅盛，喘促不宁，苔黄腻或黄滑，脉右寸实大。

辨证要点：肺热证（痰喘）＋腑实证（潮热便秘）。

【病机】本证为肺经痰热壅阻，肠腑热结不通，肺肠同病之证。肺与大肠互为表里，痰热阻肺，壅阻气道，肺失肃降则痰涎壅盛，喘促不宁；阳明腑实热结，腑气不通，传导失司则潮热便秘；苔黄腻或黄滑，脉右寸实大乃肺经痰热壅阻之征。

【治法】宣肺化痰，泄热攻下。

【方药】宣白承气汤（《温病条辨》）

生石膏30g　生大黄10g　杏仁粉6g　瓜蒌皮8g

水煎服。

本方取麻杏石甘汤、承气汤之意，石膏入肺胃经，重清肺胃之热；杏仁、瓜蒌皮宣肺降气，平喘化痰；大黄通腑泄热。腑实得下，则肺热易清，肺气宣降，则腑气易通。故本方为脏腑合治。吴鞠通曰："以杏仁、石膏宣肺气之痹，以大黄逐肠胃之结，此脏腑合治法也。"

【临床应用】本方多用于急性支气管炎、支气管肺炎、肺炎、支气管哮喘、支气管扩张等属痰热阻肺、腑有热结者。根据本证临床上常见的痰涎壅盛、喘促不宁、腹胀较甚等不同症状的轻重随症加减。

现代研究认为本法为"清下合用"，在降热、促进炎变吸收等方面均具有优势，具有解热、抗炎、免疫激活、抗休克的效果，比单用两法能增强疗效。尤其是对于肺系感染性疾病在高热、咳喘的同时常伴便秘，此时要注意通腑，腑气通则邪热易泄，高热咳喘易缓解，否则，邪无出路，易入营血。

4. 肺热移肠

【症状】身热咳嗽，口渴，下利色黄热臭，肛门灼热，腹痛不硬满，舌红苔黄，脉数。

辨证要点：身热，下利热臭，肛门灼热，舌红苔黄，脉数。

【病机】本证为肺胃邪热不解，下迫大肠，传导失司之证。邪热入于气则但发热不恶寒；邪热在肺，肺气上逆则咳嗽；热伤津液则口渴；肺与大肠相表里，胃肠相连，肺胃邪热不解，下迫大肠，传导失司则下利色黄热臭，肛门灼热；本证为无形邪热，非有形燥屎，故腹痛不硬满；舌红苔黄，脉数为热在气分之征。本证与热结旁流纯利稀水，腹部硬痛不同，注意区别。

【治法】苦寒清热止利。

【方药】葛根黄芩黄连汤（《伤寒论》）

葛根15g　黄芩10g　黄连10g　炙甘草6g

水煎服。

方中重用葛根解肌清热，升清止利；黄芩、黄连清热燥湿，厚肠止利；甘草甘缓和中，协调诸药。《伤寒论》用治"协热下利证"，故本方表未解者也适用。

【临床应用】本方对于治疗急性肠炎、细菌性痢疾、肠伤寒、胃肠型感冒等病属肺热移肠者均可运用。根据本证临床上常见的身热、咳嗽、腹痛下利、呕吐较甚等不同症状的轻重随症加减。

5. 阳明热炽

【症状】壮热，恶热，面赤心烦，汗大出，渴喜凉饮，苔黄而燥，脉洪大而数或滑数。

辨证要点："大热、大渴、大汗出、脉洪大"四大主症。

【病机】本证为无形邪热燔炽阳明，里热蒸迫，弥漫内外，热盛津伤之证。邪热入里，正邪交争于气，则但发热；邪热燔炽阳明，正邪剧争，里热蒸迫则壮热，恶热，面赤；热盛迫津外泄则汗大出；热盛伤津则渴欲凉饮；热扰心神则心烦；苔黄而燥，脉洪大而数或滑数为阳明无形邪热亢盛，正气抗邪之征。

【治法】清热保津。

【方药】白虎汤（引《温病条辨》）

生石膏（研）30g　知母 15g　生甘草 10g　白粳米 30g

水煎服。

白虎汤为辛凉重剂，清泄阳明的主方。吴鞠通曰："白虎慓悍，邪重非其力不举，用之得当，原有立竿见影之妙，若用之不当，祸不旋踵。"生石膏辛寒，重清胃热，透热外达，止渴除烦；知母苦润清热生津；生甘草即可泻火解毒，又可与粳米相配养胃生津。

【临床应用】本方对于治疗感染性疾病，如大叶性肺炎、流行性脑脊髓膜炎、流行性出血热、牙龈炎等属阳明气分无形邪热亢盛者均可运用。根据本证临床上常见的热毒亢盛，里热化火出现的口渴，肺热壅盛而咳喘较甚等不同症状的轻重随症加减。

吴鞠通提出白虎四禁："脉浮弦而细者，不可予也；脉沉者不可予也；不渴者，不可予也；汗不出者，不可予也。"

6. 阳明热结

【症状】日晡潮热，时有谵语，便秘，或纯利恶臭稀水，肛门灼热，腹部胀满硬痛，苔黄燥，甚则灰黑而燥，脉沉有力。

辨证要点：潮热，便秘，腹胀满硬痛，苔黄厚干燥，脉沉实有力。

【病机】本证多为肺经邪热不解，内蹈气分，顺传阳明，与肠中积滞糟粕相结而成肠道热结，腑气不通，传导失司之证。日晡阳明主令，邪热入于手阳明大肠，正邪剧争则日晡潮热；邪热与肠中积滞糟粕相结而成肠道热结，腑气不通，传导失司则便秘，腹部胀满硬痛；邪热蒸迫，迫粪水从燥屎旁渗下则纯利恶臭稀水，肛门灼热；苔黄燥，甚则灰黑而燥，脉沉有力为里热成实之征。

【治法】软坚攻下，泄热存阴。

【方药】调胃承气汤（《伤寒论》）

甘草（炙）10g　芒硝（后下）15g　大黄（去皮，清酒洗）10g

水煎服。

本方为缓下热结之剂。三承气中温病多选取调胃承气汤，取其缓下热结之法，因其方药作用切合温病阳明腑实的病机、临床特点，即邪热阴伤明显，腑气壅滞不甚。方中大黄苦寒，攻下腑实而泄热；芒硝咸寒，软坚而润燥；甘草护中生津，缓硝黄之峻下。

【临床应用】本方对于治疗某些热性病中出现的高热、神昏谵语、发狂而见大便不通，以及急性单纯性肠梗阻、粘连性肠梗阻、蛔虫性肠梗阻、急性胆囊炎、急性胰腺炎等属阳明热结者均可运用。根据本证临床上常见的腹满，阴伤，热毒亢盛，气血瘀阻较甚等不同症状的轻重随症加减。

7. 热陷心包

【症状】身灼热，肢厥，神昏谵语，或昏愦不语，舌蹇，舌色鲜绛，脉细数。

辨证要点：身热，神昏，肢厥，舌蹇，舌绛。

【病机】本证为热邪内陷心包，机窍阻闭，心神失常之证。可由顺传或逆传而成。热邪内陷于里，阳气不达则身灼热，肢厥；即"热深厥亦深，热微厥亦微"。热邪内陷心包，机窍阻闭，心神失常则神昏谵语，或昏愦不语；舌为心之苗，热闭心包，其窍不利则舌蹇；舌色鲜绛，脉细数为心营热甚，营阴损伤之征。

【治法】清心凉营，泄热开窍。

【方药】清宫汤送服安宫牛黄丸或至宝丹或紫雪丹（《温病条辨》）。

清宫汤《温病条辨》

玄参心6g　莲子心3g　竹叶卷心6g　连翘心6g　水牛角屑30g（磨冲）　连心麦冬6g

水煎服。

清宫即清包络。方中水牛角清心解毒，凉血定惊；玄参、莲子心、连心麦冬清心热，滋心阴；连翘心、竹叶卷心清泄心热。全方均选药物之"心"，取"以心入心"之意。

安宫牛黄丸、紫雪丹、至宝丹（引《温病条辨》），三方合称"三宝"，三方均为"凉开"之剂，具有清热解毒、透络开窍、苏醒神志之功，均可治疗温病热陷心包之证。从清热解毒之力而论，《温病条辨》说："大抵安宫牛黄丸最凉，紫雪次之，至宝又次之。"三方功效各有所长，其中安宫牛黄丸长于清热解毒豁痰；紫雪长于息风止痉；至宝丹长于芳香开窍，化浊避秽。

【临床应用】清宫汤与"三宝"配合，对于治疗多种发热性感染性、传染性及非感染发热性疾病，如流行性脑脊髓膜炎、流行性乙型脑炎、重症肺炎、猩红热、中毒性痢疾、尿毒症、脑血管意外、化脓性感染等疾患的败血症期，肝昏迷及小儿高热惊厥、小儿麻疹热毒炽盛所致的高热、神昏、抽搐等属热闭心包者均可运用。根据本证临床上常见的痰热蒙蔽心包，神昏肢厥，舌苔浊腻者，可去莲心、麦冬，加入芳香透泄、宣化湿浊之金银花、赤豆皮，以清心豁痰，芳香开窍。

8. 余邪未净，肺胃阴伤

【症状】身热不甚，或无热，干咳，或痰少而黏，口舌干燥而渴，舌红少苔，脉细数。

辨证要点：见于本病之后期，热微，干咳或口燥，舌光红。

【病机】本证为风温后期，余热未净，以肺胃阴伤为主之证。余热未净，邪势已衰则身热不甚，邪热若解则无热；风温病以肺为病变中心，肺津伤则干咳，或痰少而黏；胃津伤则口舌干燥而渴；舌红少苔，脉细数为余热未净，肺胃阴伤之征。

【治法】滋养肺胃，清涤余邪。

【方药】沙参麦冬汤（《温病条辨》）

沙参 10g　麦冬 10g　生扁豆 8g　冬桑叶 5g　玉竹 8g　天花粉 10g　生甘草 3g

水煎服。

方中沙参、麦冬、玉竹、天花粉甘寒生津润燥；扁豆、甘草和养胃气；桑叶质轻性寒，清透余热。

【临床应用】本方对于治疗肺炎、支气管哮喘、急慢性支气管炎、肺气肿、肺癌等余热未净、肺胃阴伤者均可运用。根据本证临床上常见的肺经邪热较甚之咳嗽，胃阴损伤明显之食欲不振等不同症状的轻重随症加减。

第二节　春温

一、概念及病因病机

春温是由温热病邪内伏而发生在春季，初起即以里热津伤或营热阴伤证候为主要临床特征的一种伏气温病。严重者可以出现神昏、痉厥、斑疹、出血等危重证候。传统认为本病是一种由于冬季感受寒邪，郁伏化热而发于春季的伏气温病。

由于感邪有轻重，正气有强弱，病邪有兼夹，所以春温的发病有以下两种形式：一是初起即见里热炽盛之证，而无明显表证，称为"伏邪自发"；二是兼有恶寒、头痛等卫表证，系外感时令之邪，引动内伏之邪而发病，称为"新感引发"，即为表里同病。对于春温初起的证候类型，有邪热郁发气分和郁发营分之别。邪热郁发气分的，邪虽盛，正亦强，其病情较郁发营分者轻，但若病邪不解，进一步发展，则可向营血分深入。邪热郁发营分者，为热邪深伏营分，营阴亏耗，病情较郁发气分为重。若经及时治疗，邪热尚有向外透达之机，可能透出营分而转为气分证，病情得以减轻，其转归较好；若邪热炽盛，或治疗不及时，邪热则可深入血分，或耗伤下焦肝肾之阴，则病情转重，预后较差。由于本病里热炽盛，故病程中邪热易于内陷心包而见神昏，迫血妄行而见斑疹等动血表现，热盛易于引动肝风而发抽搐等症。一旦出现邪陷正衰，正气极易外脱，病势甚为凶险。至病变后期，邪热渐退正气虚衰，肝肾真阴被烁而成邪少虚多之候，多见真阴亏损、阴虚风动或余邪久留阴分不去之证，恢复较慢。

总之，春温是由温热病邪所致，起病急骤，病情较重，变化较多，具有郁热内伏，邪热亢盛，易伤阴液和闭窍、动风、动血等病机特点。

二、常见证型诊治

1. 热郁胆腑

【症状】身热，口苦而渴，干呕心烦，小便短赤，胸胁不舒，舌红苔黄，脉象弦数。

辨证要点：身热，口苦，烦渴，干呕，脉弦数。

【病机】本证为春温初起，温热病邪郁发少阳胆腑气分之证，即叶天士提出春温的发病特点是"伏于少阴，发于少阳"。热郁气分，故身热而不恶寒。邪热内郁化火，或胆火上扰，则口苦心烦。胆热犯胃，胃失和降，则发干呕。里热伤津，故见口渴而小便短赤。胸胁为肝胆经脉所循之处，邪郁胆腑，经脉不畅，故胸胁不舒。舌红苔黄，脉象弦数为热郁胆经之征。

胃热炽盛证可见身热、烦渴、舌红、苔黄、脉数，与本证相似，虽同为气分热盛之证，但病位在阳明胃而不在少阳胆，故无口苦、胸胁满闷不舒、脉弦等症。伤寒邪在少阳证，病属少阳经证，邪在半表半里，故以寒热往来、胸胁苦满为主证，与本证身热、口渴、小便短赤、舌红苔黄、脉弦数等少阳胆腑郁热伤津者不同。

【治法】苦寒清热，宣郁透邪。

【方药】黄芩汤加豆豉、玄参方（《温热逢源》）

黄芩12g　淡豆豉9g　玄参12g　白芍12g　生甘草5g

水煎服。

本方以《伤寒论》黄芩汤加淡豆豉、玄参去大枣组成。方中以黄芩为君，苦寒泻火，直清少阳胆热；玄参养阴清热解毒；芍药、甘草酸甘化阴以生津液；佐豆豉宣发郁热，透邪外达，兼以除烦。叶天士认为黄芩汤苦寒直清里热，热伏于阴，苦味坚阴乃正治也。柳宝诒深谙其理，加佐豆豉、玄参，使本方"清""养""透"三法兼备，具有苦寒清热、宣郁透邪之功，确为治疗春温热郁胆腑之良方。但由于本方清热泻火之力较弱，所以在临床上运用时多需加味。

【临床应用】本方对于治疗急性胃肠炎、细菌性痢疾、胆囊炎等病属热郁胆腑之证均可运用。根据本证临床上常见的卫表证、胆经郁热等不同临床表现的轻重而随症加减。胆经郁热较甚，也可用吴鞠通《温病条辨》之黄连黄芩汤（黄连、黄芩、郁金、香豆豉）以清宣胆腑郁热。

2. 卫气同病

【症状】发热恶寒，无汗或有汗，头项强痛，肢体酸痛，心烦口渴，腹胀，大便干燥，唇焦，舌苔黄燥，脉象滑数或弦数。

辨证要点：恶寒发热，头痛，身痛，苔黄燥，脉数有力。

【病机】本证为新感时令之邪引动内伏之郁热所致的卫气同病之证，属表里同病。时邪困阻卫表，卫气抗邪，腠理闭塞，则见发热恶寒，无汗或有汗；经脉为外邪所阻，经气不利则头项强痛，肢体酸痛；里热内蕴，扰神伤津故见心烦，口渴；邪热伏藏于里，升降失常，气机不畅，故腹胀；舌苔黄燥，舌红，脉数为邪热炽盛之征。

【治法】解表清里。

【方药】增损双解散（《伤寒温疫条辨》）

荆芥穗9g　防风9g　白僵蚕9g（酒炒）　蝉蜕6g　姜黄6g　薄荷叶(后下)6g　黄连6g　栀子9g　黄芩10g　连翘6g　桔梗9g　生石膏(先煎)30g　生甘草3g　酒大黄(后下)6g　芒硝(冲服)6g　滑石(包)12g　当归9g　白芍10g

水煎服。

增损双解散是由祛邪辟秽、宣泄郁热的升降散（大黄、姜黄、白僵蚕、蝉蜕，《伤寒温疫条辨》方）加味而成。方中荆芥、防风、薄荷叶、蝉蜕疏表散邪；僵蚕、姜黄、当归、芍药通络和营；黄连、黄芩、山栀、连翘、石膏清透里热；大黄、芒硝通腑泄热，配桔梗以增调气机升降之功，合滑石使邪热从小便而去；甘草和中。

【临床应用】本方可治疗感冒、流行性感冒、急性扁桃体炎等病属卫气同病证候者。根据本证临床上常见的表热、表寒证及口渴、心烦等不同临床表现的轻重而随症加减。

3. 热灼营分

【症状】身热夜甚，心烦躁扰，甚或时有谵语，斑疹隐隐，咽燥口干而反不甚渴，舌质红绛苔薄或无苔，脉细数。

辨证要点：身热夜甚，心烦谵语，斑疹隐隐，舌质红绛而干。

【病机】本证为热郁营分，营阴受损，心神被扰之证。热郁营分，营热炽盛则身热夜甚，舌绛。热灼营阴，营阴受损，则咽干不甚渴，脉细数。热邪入营，心神被扰，则心烦躁扰，甚则时有谵语。热窜血络，溢于肌肤，可见斑疹隐隐。

营分证可见时有谵语，与阳明热盛、腑实发生的谵语有病在气、营之不同，可从是否有大渴、大汗及大便是否燥结，腹部有无满痛，舌上有无苔垢等方面进行鉴别。若邪热由气传营，气分邪热仍在者，舌绛而上多有黄苔，若邪热深入营分，气分证已尽，则舌呈纯绛而少苔垢。

【治法】清营泄热。

【方药】清营汤（《温病条辨》）

水牛角15g 生地黄15g 玄参10g 竹叶心10g 麦冬10g 丹参6g 黄连4g 金银花10g 连翘（连心用）10g

水煎服。

本方为清泄营热的基本方。方中用水牛角易原方所用的犀角，以清心凉营泄热，伍以黄连清心热而解毒；生地黄、玄参、麦冬清热滋阴；金银花、连翘、竹叶性凉质轻，轻清透热，宣通气机，与清营药配合，可使营热外达，透出气分而解，此即叶天士"入营犹可透热转气"之法；丹参活血，清除脉络瘀热。

【临床应用】本方可治疗病毒性脑炎、病毒性心肌炎、变应性亚败血症、疔毒走黄、化脓性扁桃体炎等病属热灼营分者。根据本证临床上常见的斑疹、神昏、肢厥等不同临床表现的轻重而随症加减。若黄苔尽退，舌转深绛，斑疹透发，为热毒由营渐转入血，可去银、翘、竹叶等气药。

清营汤在《温病条辨》中有用黄连和不用黄连之别。如营阴耗伤不甚而有心烦者，可用黄连以配合水牛角清心解毒，唯黄连苦燥，用量宜小；如营阴耗伤较甚，舌绛而干，则慎用黄连，以免苦燥伤阴。

4. 卫营同病

【症状】发热，微恶风寒，咽痛，咳嗽，口渴，肌肤斑疹隐隐，心烦躁扰，甚或时有谵语，舌红绛苔白黄相兼，脉浮弦数。

辨证要点：发热恶寒，斑疹隐隐，舌绛。

【病机】本证为卫营合邪，表有邪阻，营有热灼之证。外感温邪，卫表失常，故发热而微恶风寒；如邪热犯肺，肺气失宣则咽痛、咳嗽；邪热伤及营阴则口渴而不甚渴饮；营热扰乱心神则心烦躁扰，甚或时有谵语；营热波及血络则肌肤斑疹隐隐。舌红绛苔白黄相兼，脉浮弦数是卫营同病之征。

【治法】泄卫透营。

【方药】银翘散加生地丹皮赤芍麦冬方（《温病条辨》）

金银花10g　连翘10g　桔梗8g　竹叶10g　生甘草3g　荆芥穗10g　淡豆豉10g　牛蒡子10g　薄荷（后下）6g　鲜芦根30g　生地黄12g　麦冬18g　牡丹皮6g　赤芍12g

水煎服。

方中银翘散为泄卫透表而设；投生地黄、牡丹皮、赤芍、麦冬以凉营泄热，滋阴解毒，凉血化瘀；加生甘草调和诸药。

【临床应用】本方可治疗中毒性红斑、点状牛皮癣等皮肤病属卫营同病者。根据本证临床上常见的斑疹、营热等不同临床表现的轻重而随症加减。

应注意本证的斑疹隐隐，治当凉营透疹，不可妄用辛温升提。如营热较甚者可加入水牛角、黄连等清营泄热。

5. 热灼胸膈

【症状】身热不已，面红目赤，胸膈灼热如焚，烦躁不安，唇焦，咽燥，口渴，口舌生疮，齿龈肿痛，或大便秘结，舌红，苔黄，脉滑数。

辨证要点：身热，胸膈灼热如焚，心烦，唇焦咽燥，舌红苔黄。

【病机】本证为郁热充斥，化火灼津，燔灼胸膈之证。邪热燔灼，熏蒸胸膈，故身热不已，面红目赤，胸膈灼热如焚，胸膈热盛扰心则烦躁不安。火热炎上，灼伤津液致使唇焦，咽燥，口渴，口舌生疮，齿龈肿痛。胸膈热炽及肠，腑失通降而致大便秘结。舌红，苔黄，脉滑数为里热燔灼之象。

【治法】清泄膈热。

【方药】凉膈散（《太平惠民和剂局方》）

大黄（酒浸，后下）6g　芒硝（冲服）3g　甘草6g　栀子10g　薄荷（后下）10g

连翘10g　竹叶6g　黄芩（酒炒）10g

水煎服。

本方清透并举，上下兼顾。方中连翘、栀子、黄芩、薄荷、竹叶清泄头面、胸膈灼热以治上；大黄、芒硝通腑泄热，"以泻代清"而治下；甘草缓急和中。共奏凉膈泄热，清上泻下之功。

【临床应用】本方可治疗口腔溃疡、急性扁桃体炎、急性咽炎、结膜炎等病属热灼胸膈者。根据本证临床上常见的口渴、烦躁等不同临床表现的轻重而随症加减。如大便稀溏，可去大黄、芒硝。

6. 热结肠腑

【症状】身热，腹满便秘，口干唇裂，舌苔焦燥，脉象沉细；或伴见口干咽燥，倦怠少气，撮空摸床，肢体震颤，目不了了，苔干黄或焦黑，脉沉弱或沉细；或伴见小便涓滴不畅，溺时疼痛，尿色红赤，时烦渴甚，舌红脉数。

辨证要点：以身热、便秘、腹部硬满疼痛为主症。而伴有口干唇裂、舌苔焦燥、倦怠少气、小便涓赤疼痛等症，分别是兼有阴伤、元气亏虚、小肠热盛之征。

【病机】本证为阳明热盛，燥屎内结之证。阳明热盛，燥屎内结故见身热，便秘，脉沉。阳明燥结，腑气壅滞故腹部硬满胀痛。邪热内盛，热结津伤，甚则阴液亏损，故见口干唇燥，舌苔焦燥，脉细。如热结腑实，应下失下，而致气液两虚则见口干咽燥，唇裂舌焦，倦怠少气，撮空摸床，目不了了，脉沉弱或沉细。若腑实内结，兼见小肠热盛，下注膀胱，则小便短赤，涓滴不畅，溺时涩痛。

【治法】通腑泄热。根据兼夹情况的不同而配合相应治法。阳明腑实，热结液亏者，宜攻下腑实，增液滋阴；阳明腑实，气液俱亏者，宜攻下腑实，补益气液；热结肠腑，小肠热盛者，治宜通大肠之秘，泄小肠之热。

【方药】阳明腑实，热结液亏者，方用增液承气汤；阳明腑实，气液俱亏者，方用新加黄龙汤；热结肠腑，小肠热盛者，方用导赤承气汤。

增液承气汤（《温病条辨》）

生地黄30g　玄参15g　麦冬12g　生大黄（后下）6g　芒硝（冲服）6g

水煎服。

本方即增液汤加硝、黄而成。吴鞠通认为，温病之不大便，不出热结、液干二者之外。热结液干之大实证，则用大承气汤；偏于热结而液不干者，旁流是也，则用调胃承气汤；偏于液干多，而热结少者，则用增液承气汤。本证为阳明腑实阴亏，故方取增液汤之玄参、麦冬、生地黄以养阴润肠，增水行舟；加大黄、芒硝以泻热软坚，攻下腑实。若邪热已去，仅是阴亏而肠燥便秘者，可去硝、黄，以防克伐伤正之弊，只需用增液汤以"增水行舟"即可。

新加黄龙汤（《温病条辨》）

生地黄15g　麦冬（连心）12g　玄参12g　生大黄（后下）6g　芒硝（冲服）6g 当归9g　人参（另煎）6g　生甘草3g　姜汁（冲服）3滴　海参（洗）2条

水煎服。

本方由陶节庵《伤寒六书》黄龙汤加减变化而成。原方针对伤寒热结、气血两虚证而设，吴鞠通则于该方去枳、朴，加麦冬、生地黄、海参、玄参制成新加黄龙汤。全方以大黄、芒硝泄热软坚，攻下燥屎；以人参、甘草大补元气；麦冬、玄参滋阴润燥，海参滋补阴液、咸寒软坚；并加姜汁宣通胃气，以代枳、朴之用，既除阳明气机之结滞，又无耗气伤阴之弊；当归和血分之滞，以使气血和畅，胃气宣通，则药得以运化而能施展其祛邪扶正功效。诸药合用共成扶正攻下，邪正合治之剂。

导赤承气汤（《温病条辨》）

生地黄15g　赤芍9g　黄连6g　黄柏6g　生大黄（后下）6g　芒硝（冲服）6g

水煎服。

本方是由导赤散、调胃承气汤加减而成，故名导赤承气汤。方中以赤芍、生地黄凉血养阴，大黄、芒硝攻下大肠热结，黄连、黄柏清泄小肠之热。此为二肠同治之法，大小肠之热去，则膀胱之热亦解，二便自然通利。

【临床应用】增液承气汤可用于痔疮、肠梗阻等病属阳明腑实，热结液亏者；新加黄龙汤用于治疗肠麻痹、老年性肠梗阻、慢支并发肺部感染等病属阳明腑实，气液俱亏者；导赤承气汤可用于泌尿系感染、肠梗阻等病属阳明腑实，小肠热盛者。根据本证临床上常见的便秘、口渴、小便带血等不同临床表现的轻重而随症加减。

7. 热与血结

【症状】身热，少腹坚满，按之疼痛，小便自利，大便色黑，神志如狂，或清或乱，口干而漱水不欲咽，舌紫绛色暗或有瘀斑，脉沉实而涩。

辨证要点：身热，少腹坚满疼痛，神志如狂，舌紫绛色暗或有瘀斑。

【病机】本证为热毒内陷血分，热与血结，蓄于下焦之证。热与血结，瘀蓄下焦，故见少腹坚满，按之疼痛，大便色黑。小便自利是血热内结少腹而瘀热不在膀胱之象。

心主血，血分瘀热上扰心神，则神志如狂，或清或乱。热灼营血，津液耗伤故口干，但热蒸营阴上潮故口干而漱水不欲咽。瘀热胶结，气血运行不畅，故见舌绛紫色暗或有瘀斑，脉沉实或涩。

热盛迫血证也可见身体灼热，躁扰昏狂，便血色黑，舌紫绛，与本证相似，但热盛迫血证有斑疹、吐衄等出血见症而无本证瘀热蓄结下焦之少腹坚满疼痛等表现。

【治法】泄热通结，活血逐瘀。

【方药】桃仁承气汤（《温病条辨》）

生大黄（后下）12g　芒硝（冲服）6g　桃仁 9g　牡丹皮 6g　赤芍 9g　当归 9g

水煎服。

热瘀相结，若独清热则瘀不去，独祛瘀则热不解，故当清热祛瘀并用。方中大黄、芒硝泄热软坚，攻逐瘀结；牡丹皮、赤芍、桃仁清热凉血消瘀；当归和血养血，并行血中之气。本方是以《伤寒论》桃核承气汤化裁而成，因本证热盛故去辛温之桂枝、甘缓之甘草，加牡丹皮、芍药、当归以凉血散血。

【临床应用】本方可用于跌打损伤、月经不调、流行性出血热、急腹症等病属热与血结者。根据本证临床上常见的热瘀、神昏等不同临床表现的轻重而随症加减。

8. 真阴耗损

【症状】身热不甚，日久不退，午后面部潮红，或颧赤，手足心热甚于手足背，咽干齿黑，或心悸，或神倦多眠，耳聋，舌质干绛，甚则紫晦痿软，脉虚软或结代。

辨证要点：低热不退，咽燥，手足心甚于手足背，舌质干绛，甚则紫暗痿软。

【病机】本证为春温病后期真阴耗损之证。邪热久羁不退，耗伤肝肾真阴，而成邪少虚多、肾阴亏损之证。阴虚不能制阳而虚热内生，故低热不退，尤以手足心热较甚。咽干齿黑，是肾阴亏损，津难上承之象。肾水不能上济，心失所养，故心悸；肾精亏损，不能滋养，则神倦多眠、耳聋；肝肾阴血亏耗，脉络凝滞，故舌质干绛，甚或紫晦痿软；邪少虚多则脉虚细无力；阴亏液涸则脉行艰涩，搏动时止而结代。

热郁少阳亦可发生耳聋，与本证相似，治当鉴别。少阳证耳聋为少阳邪热上扰，清窍不利所致，其耳聋为"两耳无所闻"，多为突然发作，耳鸣如钟，迅即听觉失聪且多有胀闷之感，并兼有口苦咽干、头目晕胀等一系列少阳见症。本证则系肾精亏耗，耳窍失养所致，因此，这种耳聋的发生一般逐渐加重且无闷胀之感，多伴有低热、盗汗、口燥咽干等肾阴亏损见症，多见于温病后期，故二者不难区别。

【治法】滋养肾阴。

【方药】加减复脉汤（《温病条辨》）

炙甘草 15g　干地黄 12g　生白芍 18g　麦冬 12g　阿胶（烊冲）9g　麻仁 9g

水煎服。

本方由《伤寒论》炙甘草汤去参、桂、姜、枣加白芍而成，如吴鞠通在《温病条辨》下焦篇中所说："在仲景当日，治伤于寒者之结代，自有取于参、桂、姜、枣，复脉中之阳，今治伤于温者之阳亢阴竭，不得再补其阳也。用古法而不拘用古方，医者之化裁也。"方中白芍、地黄、阿胶、麦冬滋养肝肾真阴，炙甘草、麻仁扶正润燥，全方共奏滋阴退热、养液润燥之功，为治疗温邪深入下焦，肝肾阴伤之主方。故《温病条辨》中说："热邪深入，或在少阴，或在厥阴，均宜复脉。"

【临床应用】本方可用于心肌炎、心律失常等病属真阴耗损者。根据本证临床上常见的虚风内动、肝肾阴亏等不同临床表现的轻重而随症加减。若下之不当而兼见大便溏者，去麻仁加生牡蛎，成一甲复脉汤以滋阴固摄。如虚风将起而见手指蠕动者，加生牡蛎、生鳖甲，成二甲复脉汤以防痉厥。如虚衰至极而见脉虚大欲散者，更加人参以补益元气，增加固脱之力。加减复脉汤是针对真阴损伤而设，若邪热尚盛者，不得与之，以防滋腻恋邪难解，必致真阴更伤；热由虚生者方可用之。如肝肾阴液亏耗严重，可配合麦味地黄口服液、生脉注射液等以加强滋补肝肾真阴之功。

9. 虚风内动

【症状】低热，手指蠕动，甚或瘛疭，心悸或心中憺憺大动，甚则心中作痛，时时欲脱，形消神倦，齿黑唇裂，舌干绛或光绛无苔，脉虚细无力。

辨证要点：手指蠕动，甚或瘛疭，舌质干绛，脉虚。

【病机】本证为肝肾真阴耗损，水不涵木，以致虚风内动之证，多见于春温后期。肝肾阴虚，虚热内生则低热；肝为风木之脏，赖肾水以滋养，邪热深入下焦，灼烁肝肾阴血，筋脉失于濡养，致见手指蠕动，甚或瘛疭；阴虚水亏，心失所养，故见心悸或心中憺憺大动，甚则心中作痛；时时欲脱，为真阴虚极，不能维系阳气，随时可出现阴阳离决之危候；阴液枯涸，不能养形充神，故见形消神倦；齿黑唇裂，舌干绛少苔或光绛无苔，脉象虚细为肝肾阴亏之象。

【治法】滋阴养血，潜阳息风。

【方药】三甲复脉汤或大定风珠。

三甲复脉汤（《温病条辨》）

炙甘草 15g　干地黄 18g　生白芍 15g　麦冬 15g　阿胶 9g　麻仁 9g　生牡蛎（先

煎）15g　生鳖甲（先煎）20g　生龟板（先煎）30g

水煎服。

本方为加减复脉汤加生牡蛎、生鳖甲、生龟板而成，在滋养肝肾的基础上，同时加三甲以潜阳息风。如果误治导致阴竭至极而出现时时欲脱，纯虚无邪者，则用大定风珠以敛阴留阳，以防虚脱之虞。

大定风珠

干地黄 15g　生白芍 18g　阿胶（烊化）9g　麦冬（连心）18g　炙甘草 15g
麻仁 6g　生牡蛎（先煎）15g　生鳖甲（先煎）15g　生龟板（先煎）30g　五味子 6g
鸡子黄（冲服）2 枚

水煎服。

本方系三甲复脉汤加鸡子黄、五味子而成，为治疗肝肾阴虚，虚风内动重证之主方。鸡子黄为血肉有情之品，滋补心肾，以增强滋阴息风之效，五味子补阴敛阳以防厥脱之变，合加减复脉汤滋补肝肾之阴、三甲滋阴潜阳息风。本方为救阴重剂，其用药味厚滋腻，使用不当，有恋邪之弊。故只适用于纯虚无邪，阴虚至极，阴阳时时欲脱之虚风内动重证。

【临床应用】三甲复脉汤可用于治疗流行性乙型脑炎、阳痿等病属阴虚风动者；大定风珠可用于流行性乙型脑炎恢复期、严重精神障碍等病属阴虚风动者。根据本证临床上常见的肝肾阴亏、肺气欲竭、阴阳两脱等不同临床表现的轻重而随症加减。

10. 阴虚火炽

【症状】身热，心烦不得卧，口燥咽干，舌红苔黄或薄黑而干，脉细数。

辨证要点：身热，心烦不寐，舌红，脉细数。

【病机】本证为春温后期，邪热久羁而灼伤肾阴，心火亢盛之证。水亏火旺，水火不能相济，火愈亢而阴愈伤，阴愈亏而火愈炽，相互影响，其病益甚。阴虚火炽则身热，但因邪热已衰，故热势不甚。心火炎上则心烦不得卧，此即吴鞠通所言："阳亢不入于阴，阴虚不受阳纳。"肾水亏于下，则口燥咽干，舌苔薄黑而干，脉细。舌红苔黄，脉细数亦是阴虚火炽之征。

温病过程中因热郁胸膈也可发生心烦不寐，与本证相似，但二者的症状表现与病机有别。热郁胸膈为膈热扰心所致，可见于温病后期余热未净者，也可见于温病初起，但无肾阴耗伤之象；本证则系春温后期，水火失济所致，有肾阴耗伤的表现。

【治法】育阴清热。

【**方药**】黄连阿胶汤（引《温病条辨》）

黄连6g　黄芩9g　白芍15g　阿胶9g　鸡子黄（冲服）2枚

水煎服。

本方即《伤寒论》中黄连阿胶汤，仅在用量进行了缩减。其中黄连、黄芩泻心火，坚真阴；鸡子黄安中焦，补精血，通心肾；阿胶、白芍滋肝肾，抑亢阳。诸药配伍，上泄心火，下滋肾水，为泄火育阴，攻补兼施之方。正如吴鞠通所说："以黄芩从黄连，外泻壮火而内坚真阴；以芍药从阿胶，内护真阴而外捍亢阳。名黄连阿胶汤者，取一刚以御外侮，一柔以护内主之义也。"

【**临床应用**】本方可用于失眠、痢疾、支气管扩张、口疮、血精症等病属阴虚火炽者。根据本证临床上常见的邪热、阴伤等不同临床表现的轻重而随症加减。

11. 邪留阴分

【**症状**】夜热早凉，热退无汗，能食形瘦，舌红苔少，脉沉细略数。

辨证要点：夜热早凉，热退无汗，舌红少苔。

【**病机**】本证多见于春温后期，为阴液亏损，余邪留伏阴分之证。卫气日行于阳，夜行于阴，卫气行于阴则与阴分之留邪相搏，故夜热；至晨卫气从阴分出于阳，不与阴分之邪相争，故早凉。留伏之余邪未能随卫气外出，故热虽退而身无汗。邪留阴分，病不在胃肠，故能进食；余邪久留，营阴耗损，肌肤失于充养则见形瘦。舌红苔少，脉沉细略数为余热耗损阴液之象。

真阴耗损证、阴虚火炽证与本证均属温热类温病后期重证，但三者病机不同，证候有异。真阴耗损证属肾阴亏损，虚热内生，邪少虚多之候，以低热、咽燥、齿黑、舌干绛，脉虚细或结代为主证；阴虚火炽证乃阴伤而邪火仍盛之证，以身热，心烦不寐，舌红，脉细数为主证；本证为肾阴亏损，余邪深伏阴分，亦属邪少虚多之候，以夜热早凉，热退无汗，舌红少苔为主证。

【**治法**】滋阴清热，搜邪透络。

【**方药**】青蒿鳖甲汤（《温病条辨》）

青蒿（后下）9g　鳖甲（先煎）15g　细生地12g　知母9g　牡丹皮6g

水煎服。

本证纯用养阴恐滋腻恋邪，单用清热又惧苦燥伤阴，只宜养阴透热并举。方中鳖甲咸寒滋阴，入络搜邪，青蒿芳香，透络清热；两药相配，导邪从阴分而出。本方之用，妙在青蒿与鳖甲的配伍，吴鞠通指出"此方有先入后出之妙，青蒿不能直入阴分，有鳖甲领之入也；鳖甲不能独出阳分，有青蒿领之出也"。生地黄滋阴养液；牡丹皮凉血散血中余热；知母清热生津润燥，合为养阴透热之方，以达阴分邪热得以透解之效。

本方出自《温病条辨》下焦篇，但在《温病条辨》的中焦篇亦有青蒿鳖甲汤一方，用于治疗疟病，方中有桑叶、天花粉，而无生地黄，与载于下焦篇之本方，名虽同而适应病证各异，当辨之。

【临床应用】本方可用于肺结核、小儿夏季热、术后低热、麻疹后肺炎等病属邪留阴分者，根据本证临床上常见的咳嗽、口渴、五心烦热等不同临床表现的轻重而随症加减。

第三节　暑温

一、概念及病因病机

暑温是感受暑热病邪引起，初起以阳明暑热亢盛证候为主要临床特征的一种新感温病。仅发于夏至至立秋之间。由于暑邪有夹湿与不夹湿之别，故又将其中夹湿者称为暑湿。

暑为火热之气，其性炎热酷烈，致病传变迅速，故侵犯人体后大多直接犯气分，而较少经历卫分过程，初起即见壮热、汗多、口渴、脉洪等阳明气分热盛证候。叶天士所说："夏暑发自阳明。"即明确指出了暑温初起的发病特点。由于暑性炎热，故致病极易耗伤人体正气，尤多耗伤津气，因而在本病热盛气分阶段，常伴有津气耗伤之征，甚至出现津气欲脱的严重证候。病变过程中气分邪热不能及时清解，最易化火，深入心营，生痰生风，迅速出现闭窍、动风等危重证候，故有"暑气通于心"之说。同时，暑热亢盛还易于内迫血分，损伤血络而致斑疹、出血等危重见症。由于暑热酷烈，传变迅速，因而临床亦有起病之初即见到内陷营血、厥阴而见神昏、痉厥等症。这些危重见症尤其在暑热病邪猖獗，又恰值人体正气不足，或小儿稚嫩之体时，则更易发生。

如感受暑热兼夹湿邪者，其初起则以热盛阳明，兼湿邪困阻太阴为主要病机。若在夏暑之季，贪凉饮冷太过而夹湿兼寒者，则又可有暑湿内阻而寒邪外束的病机变化。暑热为病虽有兼湿与不兼湿之分，兼湿邪较明显者称为暑湿，但暑湿在病变发展过程中，随着湿邪化热、化燥，其病机演变与暑温无异，故暑温与暑湿不是两种完全不同的温病。

暑温后期，暑热渐退而津气未复，多表现为正虚邪恋之证。若偏于气阴亏损者，可见低热不退，心悸，烦躁，甚或虚风内动而见手指蠕动等症。如病程中曾出现闭窍、动风，而昏痉时间较长者，其瘥后每因痰热留伏包络，机窍不灵可见神情呆钝，甚或痴呆、失语、耳聋等症；若痰瘀阻滞经络，筋脉不利，则可见手足拘挛、肢体强直或瘫痪等后遗症。

二、常见证型诊治

1. 暑伤津气

【症状】身热心烦，小溲色黄，口渴自汗，气短而促，肢倦神疲，苔黄干燥，脉虚无力。

辨证要点：身热，汗多，体倦少气，脉虚无力。

【病机】本证为暑热亢盛、津气耗伤之证。暑热郁蒸，故身热，心烦，小溲色黄；暑为阳邪，主升主散，迫津外泄，故汗多。汗泄太过，伤津耗气，故口渴，苔燥，气短而促，肢倦神疲，脉虚无力。

暑温气分热炽之白虎加人参汤证可见发热、汗出、脉数，与本证相似。虽同属气分暑热，津气两伤，但前证以暑热炽盛为主，兼有津气耗伤见症，以高热不退、多汗、烦渴、脉洪大为主；本证热势减退，但气津耗伤突出，以身热、体倦少气、脉虚无力为鉴别要点。

【治法】清热涤暑，益气生津。

【方药】王氏清暑益气汤（《温热经纬》）

西洋参10g 石斛10g 麦冬6g 黄连3g 竹叶10g 知母10g 荷梗10g 甘草3g 粳米10g 西瓜翠衣12g

水煎服。

本证属暑热仍盛而津气两伤，故治疗时清热涤暑与益气生津并施。方中西瓜翠衣、黄连、竹叶、知母、荷梗清热涤暑；西洋参、石斛、麦冬、甘草、粳米益气生津，方中西洋参亦可用沙参代之。津气耗伤重者，当加重益气生津药的用量，并酌减黄连或不用，防其化燥伤阴。

本方与白虎加人参汤均为清热解暑、益气生津之剂，临床运用时应注意区别其适应证候。白虎加人参汤证适用于暑入阳明、暑热较盛而津气耗伤较轻之证，清暑泄热之力较强；本方则适用于暑热稍轻，津气耗伤较甚之证，其清泄暑热之力不及前方，但养阴生津益气之力较强。

【临床应用】本方可用于小儿夏季热、老人夏季热、急性感染性多发性神经根炎等病属暑伤津气者。根据本证临床上常见的暑热亢盛、津气耗伤、久热不退等不同临床表现的轻重而随症加减。

2. 热结肠腑

【症状】身体灼热，日晡为甚，腹胀满硬痛，谵语狂乱，大便秘结或热结旁流，循衣摸床，舌卷囊缩，舌红，苔黄燥或起芒刺，脉沉数有力。

辨证要点：日晡潮热，腹满硬痛，便秘，苔黄燥起刺，脉沉实有力。

【病机】本证为暑热伤津，热结阳明腑实之证。暑热与糟粕郁蒸肠腑，不能透达于外，故身热日晡为甚；肠中热结，传导失司，腑气不通，故大便秘结而腹满硬痛；若大便虽结，热迫于中，津液下夺，从旁而出，则见大便稀水、色黄臭秽等"热结旁流"之证；邪热循经上扰心神，神不守舍则谵语狂乱，循衣摸床；热邪炽盛，淫于厥阴，则舌卷囊缩；舌红苔黄燥甚或起刺，脉沉数有力，为暑热灼伤津液，热结肠腑之象。

本证除具有痞、满、燥、实、坚外，尚有上、中、下三焦火毒之证，病情较为深重。

【治法】通腑泄热，热毒盛者伍以清热解毒。

【方药】调胃承气汤（见风温一节），解毒承气汤。

解毒承气汤（《伤寒温疫条辨》）

黄连 3g　黄芩 3g　黄柏 3g　栀子 3g　枳实（麸炒）8g　厚朴（姜汁炒）15g 大黄（酒洗）15g　芒硝（冲服）9g　白僵蚕（酒炒）9g　蝉蜕（全）10 个

水煎服。

本方为黄连解毒汤、升降散合大承气汤加减而成，适用于腑实而热毒盛者。方中以大承气汤通腑泄热，荡涤肠腑热结，使邪热随攻下而外泄；用黄连解毒汤既能透邪外达，又能清暑解毒；升降散中的白僵蚕、蝉蜕入厥阴肝经，有息风镇痉之力，可防热盛动风之患，配合大黄后又有升清降浊之功。诸药合用，使暑热火毒得去，热结肠腑之证可除，津液可保而诸症得愈。

【临床应用】本方可用于急腹症，如肠梗阻、急性阑尾炎、急性胰腺炎、胆道感染等；亦可用于急性感染性疾病证属热结肠腑者。根据本证临床上常见的热毒炽盛、抽搐等不同临床表现的轻重而随症加减。

3. 暑湿弥漫三焦

【症状】身热面赤，耳聋眩晕，咯痰带血，不甚渴饮，胸闷脘痞，恶心呕吐，大便溏臭，小便短赤，舌质红赤，苔黄腻，脉滑数。

辨证要点：身热，耳聋眩晕，咯痰带血，胸闷脘痞，呕恶，便溏，尿赤，苔黄腻。

【病机】本证为暑湿弥漫三焦，邪在气分，暑湿均盛之证。暑湿内盛，故见身热不退。暑湿蒸腾，上蒙清窍则面赤耳聋；暑热侵袭于肺，肺气不利，肺络受损，则见胸闷、咯痰带血；暑湿困阻中焦，脾胃升降失司，则脘腹痞闷而不甚渴饮；湿热蕴结下焦，肠道失于分清泌浊，则见小便短赤，下利稀水。舌红赤、苔黄腻为暑湿之象。

本证病位涉及上、中、下三焦，即除中焦有暑湿证外，还有上焦与下焦见症，故与暑湿困阻中焦证之病位在脾胃有别。

本证耳聋应与少阳耳聋区别。少阳耳聋为胆热上冲所致，必伴有寒热往来，口苦咽干，脉弦等症，故叶天士说："湿乃重浊之邪，热为熏蒸之气，热处湿中，蒸淫之气上迫清窍，耳为失聪，不与少阳耳聋同例。"提示少阳耳聋与暑湿郁蒸之耳聋者明显有别。本证下利稀水应与热结旁流相鉴别，后者的特点是下利秽臭稀水，并有腹部按之硬痛等症，可资鉴别。

【治法】清热利湿，宣通三焦。

【方药】三石汤（《温病条辨》）

滑石9g　生石膏15g　寒水石15g　杏仁9g　竹茹（炒）6g　金银花9g
金汁（冲）1酒杯　白通草6g

水煎服。

方中杏仁宣开上焦肺气，气化则暑湿易化；石膏、竹茹清泄中焦邪热；滑石、寒水石、通草清利下焦湿热；金银花、金汁涤暑解毒。诸药配合，共奏清宣上中下三焦暑湿之功。

【临床应用】本方可用于斑疹伤寒、肠炎等病属暑湿弥漫三焦者。根据本证临床上常见的暑湿偏重于上、中、下焦之不同，以及咯痰带血、心胸烦闷、小便色赤热痛等不同临床表现的轻重而随症加减。

4. 暑伤肺络

【症状】灼热烦渴，咳嗽气粗或喘促，咯血或痰中带血丝，烦躁，舌质红，苔黄而干，脉细数。

辨证要点：灼热，烦渴，咳嗽，骤然咯血。

【病机】本证为暑热犯肺，损伤阳络所致之证。由于本证以骤然咯血、咳嗽等为特征，与痨瘵相似，故又有"暑瘵"之称。暑热内盛，消灼津液，则灼热烦渴；暑热迫肺，肺气失于宣降则咳嗽气粗或喘促；暑热损伤肺络，血从上溢，故见咯血或痰中带血丝，甚则可出现口鼻鲜血外涌；暑热上扰心神则烦躁。舌质红，苔黄而干，脉象细数，均为暑热内盛而气阴受伤之象。

【治法】凉血解毒，清暑宁络。

【方药】犀角地黄汤合黄连解毒汤。

犀角地黄汤（《温病条辨》）

干地黄10g　芍药12g　牡丹皮9g　犀角（水牛角代）30g

黄连解毒汤（《外台秘要》）

黄连9g　黄柏6g　黄芩6g　栀子6g

水煎服。

本证由暑热化火生毒，灼伤肺络所致，治疗当清暑凉血解毒以安肺络而止血。故方选犀角地黄汤以凉血止血，黄连解毒汤以清暑解毒。若肺热尚轻，亦可用金银翘散去淡豆豉、荆芥穗、薄荷，合犀角地黄汤清肺宁络止血。

【临床应用】本方可用于肺结核、支气管扩张等病属暑伤肺络者。根据本证临床上常见的邪热、出血、气脱等不同临床表现的轻重而随症加减。

5. 暑伤心肾

【症状】心热烦躁，消渴不已，肢体麻痹，舌红，苔薄黄或薄黑而干，脉细数。

辨证要点：心烦，消渴，舌红，脉细数。

【病机】本证为暑热久羁，耗伤肾阴，致水火不济之证，多见于暑温的后期。余热扰心，心火亢炽，心神不安，则心热烦躁；暑热灼耗肾水，肾水不能上济，则见消渴不已；肾阴耗伤，肝阴失养，不能濡养筋脉，则肢体麻痹；舌红、苔薄干为阴虚里热之征。

春温病后期阴虚火炽而见身热、心烦、口渴、舌红苔黄、脉细数，与本证相似，同为水亏火旺，水火失济，但彼证以心烦不寐之心神症状为主，本证则以心烦、消渴不已之津伤症状为著。另外，阳明热盛证亦可见心烦、口渴、舌红、苔黄，与本证相似。但阳明热盛证见于暑温初期，属气分热盛，以邪实为主，故伴见壮热、汗多、脉洪大等症；本证则见于暑温后期，属暑伤心肾，水亏火旺，故见低热、舌红、脉细数等症。

【治法】 清心泻火，滋肾养阴。

【方药】 连梅汤（《温病条辨》）

黄连6g　乌梅（去核）10g　麦冬（连心）15g　生地黄10g　阿胶（烊）6g

水煎服。

本证以肾水亏、心火旺为主要病机。两者可互为影响。肾水不足，不能上济于心，则心火愈亢；心火亢炽，则下劫肾水，致肾水愈虚。故投连梅汤清心火，滋肾水。本方由《伤寒论》黄连阿胶汤去黄芩、芍药、鸡子黄加乌梅、生地黄、麦冬而成。方中以黄连苦寒清心火，阿胶、生地黄、麦冬滋养肾阴。乌梅与黄连合用，有酸苦泄热之效；乌梅与生地黄、麦冬相合，有酸甘化阴之功；充分体现了暑温后期"再用酸泄酸敛"的治疗大法。诸药合用，可使心火清而肾水复，即所谓"泻南补北"之法。

【临床应用】 本方可用于各种高热性疾病、中暑、脑血管疾病的恢复期证属暑伤心肾者。根据本证临床上常见的头晕、口渴、心烦、便秘等不同临床表现的轻重而随症加减。

6. 暑湿伤气

【症状】 身热自汗，心烦口渴，胸闷气短，四肢困倦，神疲乏力，小便短赤，大便溏薄，舌苔腻，脉大无力或濡滑带数。

辨证要点：身热自汗，神疲肢倦，便溏，苔腻，脉大无力。

【病机】 本证为暑温夹湿证后期，暑湿犹盛，元气已耗之证。暑热迫津外泄，则身热自汗；暑热扰心，津液受损，故心烦口渴；暑热伤中，元气亏损，则胸闷气短，四肢困倦，神疲乏力；暑湿下迫，水道清浊不分，大肠传导失司，则小便短赤，大便溏薄；苔腻、脉大无力或濡滑带数为暑湿内蕴兼有气虚之象。

【治法】 清暑化湿，培元和中。

【方药】 东垣清暑益气汤（《脾胃论》）

黄芪12g　苍术6g　人参5g　升麻3g　橘皮5g　白术9g　泽泻12g　黄柏9g
麦冬9g　青皮5g　葛根6g　当归身9g　炒曲9g　五味子3g　炙甘草3g

水煎服。

本证的特点是既有暑湿之邪，又有元气耗伤。一般见于病之后期，此时暑湿病邪渐去，暑邪耗气之象渐显。故方中用人参、黄芪、甘草益气固表，扶正敛汗；苍、白术健脾燥湿；泽泻利水渗湿；麦冬、五味子养肺生津；黄柏清热泻火以存阴；当归养血而和阴；升麻、葛根升举清气；青、陈皮理气和中；炒曲和胃消食。全方药味精当，药力平和，在清化暑湿的同时，又助运和中、补益气阴以治本。

本方与王孟英之清暑益气汤同治暑病气阴两伤之证。后者清暑热之力较强，并在益气的同时，注重养阴生津，宜于暑热亢盛而伤津耗气之证；而本方清暑生津之力较逊，在益气培中的同时，侧重于健脾燥湿，治暑湿伤气或元气本虚，又感暑湿者。

【临床应用】本方可用于小儿夏季热、老人夏季热、慢性疲劳综合征、急性感染性多发性神经根炎等病属暑湿伤气者。根据本证临床上常见的暑热、湿邪、津气耗伤等不同临床表现的轻重而随症加减。

第四节　湿温

一、概念及病因病机

湿温是感受湿热病邪引起，初起以湿热郁阻卫表及脾胃湿热见证为主要临床证候特征，多发于夏秋雨湿较盛季节的一种新感温病。

湿温病以脾胃为病变中心，脾为湿土之脏，胃为水谷之海，故湿温病多以脾胃为病变中心。初期湿热由口鼻、肌表直入中道，犯及脾胃，邪遏卫气，亦可邪阻膜原；薛生白《湿热病篇》："邪从上受，直驱中道，多归膜原。"中期以脾胃病变为主；恢复期可见余湿未尽，脾胃气机未复之证候。

湿热致病传变较慢，病势缠绵，病邪流连气分阶段较长，湿为阴邪，其性重浊黏腻，湿与热合，胶着难解，化热较慢，故湿温病较一般温病起病较缓，传变较慢，病势缠绵。湿热病邪流连气分，有湿偏盛或热偏盛两种表现，初期阶段湿中蕴热，多见湿重于热的证候，以后湿邪渐化可转变为湿热并重或热重于湿。湿热的转化取决于中气的盛衰，章虚谷说："人身阳气旺，即随火化而归阳明；阳气虚，即随湿化而归太阴。"薛生白亦说："中气实则病在阳明，中气虚则病在太阴。"病在阳明者，湿轻热重；病在太阴者，湿重热轻。湿温病若病程经过顺利，邪气可在气分阶段逐渐解除。

湿温病后期有化燥伤阴和寒化伤阳两种转归，若热重湿轻，湿热化燥伤阴，则进入营血，可出现动血、闭窍、动风等危重证候。湿热化燥入营血，临床除有营血分一般见症外，较多见的是损伤肠络的便血，出血多者可致气随血脱。若湿困日久，其从湿化者，可进一步湿从寒化，甚则耗伤肾阳，水湿内停，则出现"湿胜阳微"之变证。

二、常见证型诊治

1. 湿遏卫气

【症状】恶寒少汗，身热不扬，午后热象明显，头重如裹，身重肢倦，胸闷脘痞，口不渴饮，苔白腻，脉濡缓。

辨证要点：恶寒，身热不扬，苔白腻，脉濡缓。

【病机】本证为湿温病初起，卫气同病之证。既有湿郁卫分的表证，又有湿阻脾胃气机的里证，属卫气同病。湿遏卫阳，腠理开阖失司，则恶寒而少汗；湿热内蕴，热处湿中，不得泄越，则身热不扬；午后阳气较盛，湿遏阳郁更甚，故热象明显；湿困清阳，故头重如裹；湿滞经络，则身重肢倦；湿阻气机，清阳不升，浊阴不降，故胸闷脘痞。苔白腻，脉濡缓为湿阻之象。

本证恶寒发热，少汗头痛，似伤寒太阳表证，但有脘痞、苔白腻、脉缓可区别；脘痞胸闷不饥，似饮食积滞，但无嗳腐吞酸，也可区别；午后热甚，似阴虚发热，但无五心烦热，舌红少苔，亦可鉴别。

【治法】芳香辛散，宣气化湿。

【方药】藿朴夏苓汤，三仁汤。

藿朴夏苓汤（《医原》）

藿香 6g　半夏 5g　赤苓 9g　杏仁 9g　生薏苡仁 12g　白蔻仁 2g　猪苓 6g　泽泻 6g　淡豆豉 9g　厚朴 3g

水煎服。

方中淡豆豉、藿香芳香宣透，疏表祛湿；杏仁开肺气，肺主一身之气，肺气畅则脾湿亦化；白蔻仁、厚朴、半夏理气燥湿，疏运中焦；赤苓、生薏苡仁、猪苓、泽泻渗利下焦，使湿邪从小便外出。全方辛香、苦温、淡渗同用，外宣卫表之郁，内通三焦气机，使表里之湿分解而得以祛除。

三仁汤（《温病条辨》）

杏仁 15g　飞滑石 18g　白通草 6g　白蔻仁 6g　竹叶 6g　厚朴 6g　生薏苡仁 18g

半夏 15g

水煎服。

本方以杏仁宣肺气；白蔻仁、厚朴、半夏芳香化浊，理气燥湿；滑石、通草、生薏苡仁利湿泄热；竹叶轻宣透热。诸药合用，疏通三焦气机，其中宣开上焦肺气对于湿邪的祛除尤有重要意义，吴鞠通说："惟以三仁汤轻开上焦肺气，盖肺主一身之气，气化则湿亦化也。"

【临床应用】以上二方对于防治夏日重症感冒、急性胃肠炎、肾盂肾炎急性发作、肠伤寒初期及波浪热等属于湿遏卫气者，均可运用。临床上如有头痛、身痛、寒热往来、呕吐等可随症加减。

以上二方中的杏仁、蔻仁、薏苡仁，开上、畅中、渗下，宣化表里，分消上下。其中藿朴夏苓汤中有淡豆豉、藿香辛透疏表，故邪气偏于卫表而热象不显时宜用；三仁汤中有竹叶、滑石透泄湿中之热，故湿邪渐化热而卫表湿郁较轻者宜用。

2. 湿困中焦

【症状】身热不扬，脘痞腹胀，恶心欲吐，口不渴或渴不欲饮或渴喜热饮，大便溏泄，小便浑浊，苔白腻，脉濡缓。

辨证要点：身热不扬，脘痞腹胀，苔白腻，脉濡缓。

【病机】本证为湿邪蕴阻中焦脾胃，气机升降失常之证。由湿热病邪直犯中焦，或膜原湿浊转归脾胃而致。后者即章虚谷所谓"始受膜原，终归脾胃"。湿中蕴热，热为湿遏，故身热不扬；脾为湿困，气机郁阻，则脘痞腹胀；湿阻清阳，脾不布津则口渴，但多渴不欲饮或喜热饮；湿浊下注则大便溏泄；浊气上逆，胃失和降，则恶心呕吐。苔白腻，脉濡缓为湿邪偏重之象。

【治法】燥湿化浊，疏利中焦。

【方药】雷氏芳香化浊法（《时病论》）

藿香叶 3g　佩兰叶 3g　陈皮 5g　半夏 5g　大腹皮 3g　厚朴 2g

加鲜荷叶 9g 为引，水煎服。

湿浊偏盛，当以温运化湿为主，不可早投寒凉。方中藿香、佩兰芳香化湿；陈皮、半夏、大腹皮、厚朴理气燥湿，散满除胀，降逆止呕；荷叶升脾中清气且又透泄郁热，清升则浊自降。章虚谷说："虽有热邪，其内湿盛，而舌苔不燥，当先开泄其湿，而后清热，不可投寒凉，以闭其湿也。"

【临床应用】本方可用于夏季流行性感冒、伤寒、副伤寒、斑疹伤寒、急性胃肠炎、细菌性痢疾等证属湿困中焦者。根据本证临床上常见的恶心、身痛、腹泻等不同的症状的轻重随症加减。原方药量较少，临证可酌加。此方雷氏治芒种后霉湿之证。湿浊之邪壅阻上中焦气分，非香燥之剂不能除，本方燥湿化浊，升运脾气，使气机得通而湿浊得去。

3. 湿热困阻中焦

【症状】发热汗出不解，口渴不欲多饮，脘痞呕恶，心中烦闷，小便短赤，便溏色黄，苔黄滑腻，脉濡数。

辨证要点：发热汗出不解，脘痞呕恶，心中烦闷，苔黄滑腻，脉濡数。

【病机】本证为湿温病湿热俱盛，互结于中焦，郁阻脾胃之证。多出现在湿温病湿渐化热的过程中。热邪内蕴，热蒸湿动则发热汗出，但湿性胶滞，故虽有汗而热势不退；势盛伤津则口渴，但因湿邪内留又饮不多；湿热下注故小便短赤；湿热扰乱心神故心中烦闷；湿热郁阻中焦，脾胃升降失常则同时见到脘痞、呕恶、便溏。苔黄腻，脉濡数为湿热交蒸之征。

湿热困阻中焦与湿困中焦证病位都在中焦，前者脘痞呕恶、便溏与发热汗出、心烦溺赤并见，说明已成湿热并重之势；后者身热不扬，口不渴或渴不欲饮，苔白腻，脉缓，为湿邪偏重。

【治法】辛开苦降，清热化湿。

【方药】王氏连朴饮（《霍乱论》）

川连(姜汁炒) 3g　厚朴 6g　石菖蒲 3g　制半夏 3g　炒香豉 9g　焦山栀 9g　芦根 60g

水煎服。

方中黄连清热燥湿；焦山栀、炒香豉清宣郁热；厚朴、半夏理气燥湿；石菖蒲芳香化湿；芦根清热化湿，生津止渴。全方苦辛并进，寒温并调，分解湿热，共成辛开苦降、燥湿清热之功。

【临床应用】本方可用于黄疸型传染性肝炎、伤寒、副伤寒、脊髓灰质炎瘫痪前期、湿疹、急性胃肠炎等证属湿热困阻中焦者。根据本证临床上常见的白痞、腹满闷不舒、呕恶等不同的症状的轻重随症加减。

4. 余湿未尽

【症状】身热已退，脘中微闷，知饥不食，苔薄腻。

【病机】本证见于湿温病恢复期。为湿温病邪热渐衰，余湿未尽之证。邪热已退，故不发热；余湿未尽，胃气不舒，脾气未醒，则脘中微闷，知饥不食。苔薄腻为湿未尽之征。

【治法】轻清芳化，清涤余湿。

【方药】薛氏五叶芦根汤（《温热经纬》）

藿香叶 薄荷叶 鲜荷叶 枇杷叶 佩兰叶 芦根 冬瓜仁

水煎服。原方无用量，临证可酌用。

方中藿香叶、佩兰叶、鲜荷叶、薄荷叶、枇杷叶芳香化浊，轻清宣透，醒脾舒胃以畅中；芦根、冬瓜仁配五叶宣畅气机，还可清除余湿。

【临床应用】本方可用于伤寒、副伤寒、钩端螺旋体病、慢性肾炎、消化性溃疡、胃肠神经官能症等证，属余湿未尽，胃气不舒，脾气未醒者。根据本证临床上常见的脘闷、纳呆、便溏等不同的症状的轻重随症加减。

本证邪气已衰，不宜重剂克伐，更不宜用苦寒药，以免伤中焦之气。薛生白说："此湿热已解，余邪蒙蔽清阳，胃气不舒，宜用极轻清之品，以宣上焦阳气。若投味重之剂，是与病情不相涉矣。"亦不可因病情表现轻微，而予忽视，因湿邪黏滞，在一定条件下极易复聚。

第五节　秋燥

一、概念及病因病机

秋燥是感受燥热病邪引起，初起以肺卫表热见证伴津液干燥见证为主要临床证候特征，多发于秋季的一种新感温病。本病发生于秋季燥气主令之时，尤以秋分后小雪前为多见。

秋日燥金主令，内合于肺，肺亦属金，其气燥，同气相求，故燥气入内，首先犯肺。正如喻嘉言所谓"燥气先伤上焦华盖"，肺主气属卫，燥与热皆可损伤人体津气，故本病初起即见肺卫津气干燥之候；肺卫燥热之邪不解，则可由卫分顺传于气分，以肺气燥热为主，邪干上、中二焦，出现燥干清窍；燥热伤肺；肺燥肠热，络伤咯血；肺燥肠闭等证。在气分证的后期，燥热渐退，津气未复，则多见肺胃阴伤之候。由此可见，病程中主要以燥干阴液为基本病理改变。本病一般很少内陷营血或深入下焦肝肾，较少出现危重证候，大多病在卫、气分阶段或上、中二焦即可痊愈。但若感邪较重，或素体较弱，或治疗失当，也可出现气血两燔或下焦肝肾真阴亏损之证。

二、常见证型诊治

1. 邪在肺卫证治

【症状】发热，微恶风寒，头痛，少汗，咳嗽少痰或少而黏，咽干鼻燥，口渴，舌边尖红，苔薄白欠润，脉右寸数大。

辨证要点：发热，微恶风寒，干咳，咽干鼻燥，苔薄白而欠润。

【病机】本证为温燥初起，肺卫失调之证。因邪在卫表，卫气被郁，肺气失宣，故见有发热，微恶风寒，头痛，少汗，咳嗽等表现，证同风温初起。由于燥热易伤肺津，故见咳嗽少痰，咽干鼻燥，口渴等为津液干燥表现，此乃与风温初起不同之处。舌边尖红，苔薄白欠润，脉右寸数大，均为燥热伤于肺卫之象。

【治法】辛凉甘润，轻透肺卫。

【方药】桑杏汤（《温病条辨》）

桑叶 3g　杏仁 5g　沙参 6g　象贝 3g　淡豆豉 3g　栀皮 5g　梨皮 3g

水煎顿服，重者再服。

桑叶、淡豆豉辛散在表之邪；栀皮清热，与桑叶、淡豆豉合成辛凉之剂；杏仁、象贝宣肺止咳；沙参、梨皮养肺阴润燥。全方辛透不伤津，润燥不碍表。

【临床运用】本方对于治疗上呼吸道感染、急性支气管炎、肺炎、百日咳、支气管扩张和矽肺等属外感温燥，灼伤肺津者均可运用。根据本病临床上常见的咽喉红肿干痛、咳嗽少痰、发热等不同症状的轻重随症加减。

2. 燥热伤肺

【症状】身热，干咳无痰或咳唾少量泡沫痰，气逆而喘，气短乏力，咽喉干燥，鼻燥，齿燥，胸满胁痛，心烦口渴，舌苔薄白干燥或薄黄干燥，舌边尖红赤，脉数。

辨证要点：身热，干咳无痰或少痰，鼻咽干燥，苔燥脉数。

【病机】本证为肺经燥热化火，耗伤气阴之证。肺为热灼，肺气失于清肃，故见身热，干咳无痰，气逆而喘；气机壅滞则胸满胁痛，燥热伤气则气短乏力；燥热伤津则见咽喉干燥，鼻燥，齿燥；燥热化火扰心，损伤肺阴，则见心烦口渴。以上皆说明本证里热明显且伤阴亦较卫分证重。本证舌苔薄白而燥，是因燥热迅速由卫转气，化火伤阴所致，故舌面干燥而苔色未及转变，待邪留气分稍久，苔色必由白转黄，舌面进一步干燥，对此证苔薄白而干，舌边尖红赤切不可以误认为是卫分表热未解之证，应结合其他症状综合全面分析。

【治法】清肺泄热，养阴润燥。

【方药】清燥救肺汤（《医门法律》）

霜桑叶9g　生石膏7.5g　人参2g　甘草3g　胡麻仁3g　阿胶2g　麦冬5g　杏仁（泥）3g　枇杷叶（去净毛，炙）2g

水煎，分2~3次频服。

燥热化火伤肺，气阴两伤，气机失畅，治疗既不能用苦寒泻火药，也不能用辛香利气药，前者恐伤津，后者恐耗气。方中石膏、桑叶清肺泄热；胡麻仁、阿胶、麦冬润燥养阴；杏仁、枇杷叶宣肃肺气以开气机壅滞；甘草、人参之用，正如《难经·十四难》所说："损其肺者，益其气。"使之益肺气以生津，但要掌握用量，不能过大，以防壅气。

【临床运用】本方对于治疗肺炎、支气管哮喘、急性支气管炎、慢性支气管炎、支气管扩张、肺癌等属燥热犯肺，气阴两伤者均可运用。根据本病临床上常见的痰滞难咯、咯痰带血、胸满胁痛、热重津伤等不同症状的轻重随症加减。

3. 肺燥肠闭

【症状】咳嗽不爽而多痰，脘腹胀满，大便秘结，苔白而干，舌红。

辨证要点：咳嗽不爽，脘腹胀满，便秘，苔白而干。

【病机】本证为肺燥伤津，秘结大肠之证。燥热伤肺，气机失畅，故咳嗽不爽；肺气输布失职，一方面可致津液停聚而多痰，另一方面由于津液不能布散，使大肠失于濡润，可见脘腹胀满、大便秘结。苔白干，舌红为燥热之象。

本证脘腹胀满，便秘，但无脐腹疼痛拒按，无舌苔焦老燥裂起刺且身热不著，神志清楚，见有咳嗽多痰等肺经病变，所以不是阳明腑实证。同时本证与腑实阴伤亦不相同，本证便秘由肺燥不能布散阴液所致，腑实阴伤之便秘为燥热结于阳明，阴液耗伤而致，故有口唇干燥、谵语、苔黑燥等症，无肺燥咳嗽表现，两者在病位上有肺肠同病与单纯在肠之异，病情轻重有差异。

【治法】肃肺化痰，润肠通便。

【方药】五仁橘皮汤（《通俗伤寒论》）

甜杏仁（研细）9g　松子仁3g　郁李仁（杵）12g　桃仁（杵）6g　柏子仁（杵）6g　橘皮（蜜炙）5g

水煎服，日1剂。

五仁均富含油脂，具有润肠通便之效，其中杏仁即能润肺化痰，又可开肺气。橘皮化痰行气；蜜炙后取其润而不燥之意，全方意取肃肺润肠之功。本证肺与大肠同病，而且肺愈燥，大肠之秘就愈重，反之大肠之秘愈重，肺气愈失于宣畅。五仁橘皮汤使肺燥得润而肺气得畅，大便得通而腹满得除。何秀山说此方为"润燥滑肠，体虚便秘之良方"。

【临床运用】 本方主要用于肺系疾病伴有便秘属肺燥肠闭者。根据本病临床上常见的便秘、咳嗽咯痰、脘腹胀满等不同症状的轻重随症加减。

本方是以润肠通便为主，清热润肺之力较弱，适用于肺经燥热渐衰而肺阴不足，肺气失于宣降，肠燥便秘者，若肺经燥热较重，尚需加入清肺之品。

第六节　大头瘟

一、概念及病因病机

大头瘟是感受风热时毒而引起，初起以起病急剧，憎寒发热，头面焮赤肿痛为主要临床特征的多发生于冬春二季的一种温毒。属于温毒病的范畴。因其除全身证候外，还有明显的局部肿毒特征，所以古代医家将其纳入温毒范畴。

《诸病源候论·诸肿候》说："肿之生也，皆由风邪、寒热、毒气客于经络，使血涩不通，壅结皆成肿也。"风热时毒自口鼻而入，初起邪毒犯卫，上攻头面，则见憎寒发热，头面红肿等。进而热毒蒸迫，毒盛肺胃，则见气分里热炽盛，头面红肿热痛，甚则溃烂等。若热毒与肠中糟粕相结，则见毒壅肺胃，热结肠腑证。如邪毒内陷亦可深入营血，而见动血耗血等病理变化，但临床很少见，因此本病预后较好。总之本病以邪在肺胃气分为主，热毒蒸迫为基本病理变化为病机特点。

二、常见证型诊治

毒盛肺胃

【症状】 壮热口渴，烦躁不安，头面焮肿疼痛，咽喉疼痛加剧，舌红苔黄，脉数实。

【病机】 本证为气分热毒，充斥肺胃，上攻头面之证。病至气分，热毒炽盛，充斥肺胃则壮热口渴，烦躁不安，咽喉疼痛加剧；头为诸阳之会，风热时毒上窜，壅结头面脉络，则头面焮赤肿痛；舌红苔黄，脉数实，皆为里热炽盛之征。

辨证要点：壮热、苔黄；头面焮赤肿痛。

【治法】清热解毒，疏风消肿。

【方药】内服普济消毒饮，外敷三黄二香散。

普济消毒饮（《东垣试效方》）

黄芩、黄连各15g　人参9g　橘红、玄参、生甘草各6g　连翘、牛蒡子、板蓝根、马勃、薄荷各3g　白僵蚕（炒）、升麻各2.1g　柴胡、桔梗各6g

普济消毒饮是治疗大头瘟的著名方剂。方中黄芩、黄连苦寒直折气分火热，并清热解毒；薄荷、牛蒡子、僵蚕透泄肺胃热毒；连翘、板蓝根、马勃解毒消肿止痛；玄参咸寒滋阴降火，又能制约诸药之燥；橘红疏利中焦；甘草和中，并配桔梗清热利咽。人参补虚扶正；升麻、柴胡、桔梗载诸药上行，直达病所；并寓"火郁发之"之意。诸药配伍，共收清热解毒、疏散消肿之功。

三黄二香散（《温病条辨》）

黄连30g　黄柏30g　生大黄30g　乳香15g　没药15g

研极细末，初用细茶汁调敷，干则易之，继用香油调敷。

本方用黄连、黄柏、生大黄泻火解毒；用乳香、没药活血散瘀、消肿止痛。共奏清火解毒、消肿止痛之效。

【临床运用】本方对于防治腮腺炎、颜面丹毒、急性扁桃体炎、痤疮、颈痈、扁平疣、带状疱疹等病属热毒侵犯肺胃证候者均可运用。根据本证临床常见发热、局部肿毒等不同症状的轻重随症加减。

吴鞠通《温病条辨》指出："温毒咽痛喉肿、耳前耳后肿、颊肿、面正赤，或喉不痛，但外肿，甚则耳聋，俗名大头温、虾蟆温者，普济消毒饮去柴胡、升麻主之，初起一二日，再去芩、连，三四日加之佳。"并认为："其方之妙，妙在以凉膈散为主，而加化清气之马勃、僵蚕、银花，得轻可去实之妙；再加元参、牛蒡、板蓝根，败毒而利肺气，补肾水以上济邪火；去柴胡、升麻者，以升腾飞越太过之病，不当再用升也……去黄芩、黄连者，芩、连里药也，病初起未至中焦，不得先用里药故犯中焦也。"上述见解，可供临床参考。